DER BESTE RAT IST VORRAT

WIE MAN BESTENS AUF **KRISEN, KATASTROPHEN** UND **KRIEGE** VORBEREITET IST

CARSTEN BOTHE

HEEL

IMPRESSUM

HEEL Verlag GmbH
Gut Pottscheidt
53639 Königswinter
Tel.: 02223 9230-0
Fax: 02223 9230-13
E-Mail: info@heel-verlag.de
www.heel-verlag.de

Autor: Carsten Bothe
Satz und Gestaltung: Axel Mertens, Königswinter
Coverdesign: Axel Mertens, Königswinter
Lektorat: Helge Wittkopp

Fotos:
© Carsten Bothe
Mit Ausnahme von:
© Sandra Then-Friedrich, Bonn www.then-fotografie.de (S. 7)
© Adobe Stock: mtmmarek (U1, U4, nachfolgend oben & unten); Udo Kruse (S. 8, S. 33), Gerhard Seybert (S.9), Ronald Rampsch (S.10), Daniel Jędzura (S.11), JJ Gouin (S.12), rawpixel.com (S.12), Soonthorn (S.13), Artsiom P (S.14), Алексей Кравчук (S.14), Apchanel (S.15), blackday (S.15), guruXOX (S.16), Andrey Popov (S.18), mpix-foto (S.18), Christian (S.19, S. 21), Кирилл Рыжов (S.20), New Africa (S.22, S. 119), LegusPic (S.23), Paylessimages (S.23), „hlxandr (S.25)," Wirestock Creators (S.26), „NickMo (S.27)," christian aslund/EyeEm (S.28), pundapanda (S.29), Harald Walker (S.34), Hanoi Photography (S.35), bit24 (S.37), wideeyes (S.38), Chalabala (S.39), nerudol (S.40), Oleksii (S.41), jpimage (S.42), Kirill Gorlov (S.47), SpeedShutter (S.48), tinyakov (S.49), Brinja (S.50), BublikHaus (S.51), Amelia (S.52), surasak (S.52), lusyaya (S.53), Алексей Желтухин (S.53), Mikhailov Studio (S.54), mescioglu (S.57), Pixel-Shot (S.61), Sebastian Duda (S.63), Evgenii (S.70), Oliver (S.74), vvoe (S.77), Inna (S.81), Klaus Eppele (S.81), Robert Petrovic (S.84), „norikko (S.85)," stopabox (S.86), Hussmann (S.87), Vera NewSib (S.87), Fabiano (S.88), Fiedels (S.89), Mikhail (S.93), kristina rütten (S.94), michelle arnold/EyeEm (S.96), OlegDoroshin (S.97), framarzo (S.99), Christin Klose (S.104, S. 107), Kathleen (S.104), pbd Studio (S.113), Ildi (S.114), Flora Panzner (S.115), Carey (S.117), MissesJones (S.118), HLPhoto (S.120, S. 127), myviewpoint (S.121), Odu Mazza (S.123), Mara Zemgaliete (S.124), fkruger (S.125), Pretti (S.126), 9parusnikov (S.128), sonyakamoz (S.129), FomaA (S.130), juefraphoto (S.131), Brent Hofacker (S.133), Yulia Furman (S.135), smspsy (S.137), Andy Chisholm (S.139)

Die Rezepte wurden nach bestem Wissen und Gewissen verfasst. Weder der Verlag noch der Autor tragen die Verantwortung für ungewollte Reaktionen oder Beeinträchtigungen, die aus der Verarbeitung der Zutaten entstehen.

Warnhinweis
Dieses Buch soll Hilfe zur Selbsthilfe sein. Die hierin veröffentlichten Ratschläge entsprechen nicht immer den üblichen Sicherheitsstandards.
Etliche Ratschläge können bei fehlerhafter Ausführung unter bestimmten Umständen zu erheblichen Folgeschäden führen. Autor und Verlag lehnen daher ausdrücklich jede Haftung für die veröffentlichten Arbeitsanweisungen und daraus gefolgerte Schlüsse ab. Für alle anhand dieses Buches ausgeführten Arbeiten übernimmt der Durchführende das alleinige und uneingeschränkte Risiko. Ebenso ist die Haftung des Autors und Verlags für Druckfehler, Schreibfehler und sachliche Fehler jeder Art ausdrücklich ausgeschlossen.

Printed in Slovakia

ISBN 978-3-96664-550-8

CARSTEN BOTHE

DER BESTE RAT IST VORRAT

WIE MAN BESTENS AUF KRISEN, KATASTROPHEN UND KRIEGE VORBEREITET IST

HEEL

INHALTSVERZEICHNIS

VORWORT

LIEBE LESER,

wenn Sie dieses Buch wirklich brauchen, dann ist Holland in Not, wie man so schön sagt. Aus heutiger Sicht kommt Ihnen daher einiges vielleicht überzogen und abwegig vor, aber es ist immer besser mit dem Schlimmsten zu rechnen und das Beste zu hoffen, dann wird man nicht enttäuscht.

Viele Menschen bereiten kaum noch, oder eher selten, komplette Mahlzeiten zu Hause zu. Dementsprechend fehlen dann die Übung und die Erfahrung – und auch der Fundus an Rezepten. Meist beschränkt sich das Repertoire auf weniger als zehn „Standardgerichte“, die immer wieder gekocht werden. Vorwiegend handelt sich dabei aber nicht um Alltagsverpflegung, sondern man kocht mit oder für Freunde und Familie für einen besonderen Anlass. Dafür wird dann extra eingekauft und es ist auch alles in den Supermärkten verfügbar.

Wie die aktuelle Corona-Pandemie zeigt, kann sich die Versorgungslage durch angeordnete Ausgangssperren auch in vermeintlich sicheren Zeiten schlagartig ändern. Dann ist es sehr hilfreich, wenn man auf Vorräte zurückgreifen kann und sich nicht in der ersten Chaos-Phase auch noch um Nahrung kümmern muss. Über mehrere Tage mit wenigen Zutaten auszukommen und auch nicht täglich frisch einkaufen zu können, diese Situation stellt viele aber vor scheinbar unlösbare Aufgaben. Mehr noch: die schlechte Verpflegung und das Eingesperrtsein in der eigenen Wohnung schlagen aufs Gemüt. Schlachten werden mit dem Magen gewonnen, weiß ein alter Heerführer zu berichten. Demzufolge sollten Sie in unsicheren Zeiten wenigstens irgendwie angenehm satt werden. Dieses Buch soll Ihnen dabei helfen.

Neben einem Kapitel über die Anforderungen und Mengen des Vorrats werden viele Tipps und Tricks erläutert, die Ihnen einen Vorsprung gegenüber der Masse der Unvorbereiteten verschaffen. So müssen

Sie in unsicheren Zeiten nicht auch noch mit anderen Hungrigen vor einem leeren Supermarkt anstehen oder sich, wie jüngst in der Coronakrise zu beobachten, um so etwas Triviales wie Toilettenpapier schlagen. Die nächste Revolution ist immer nur zwei Mahlzeiten entfernt.

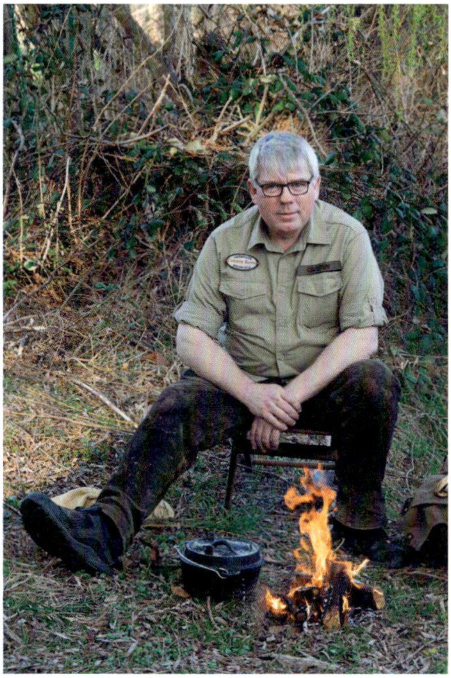

Wie lange eine Krise dauert kann im Vorfeld niemand sagen. Sie ist aber ganz sicher nicht nach genau zehn Tagen vorbei, nur weil das Bundesamt für Bevölkerungsschutz und Katastrophenhilfe eine Vorratsliste für zehn Tage herausgegeben hat. In meinen Listen werden Sie Dinge finden, die Ihnen helfen, Ihren Vorrat zu strecken und beispielsweise einen Überfluss an Wildfrüchten zu konservieren. Aus diesem Grunde werden Sie auch einige Rezepte zum Haltbarmachen finden.

Denken Sie daran: Ungefähr richtig vorbereitet reicht schon. Ansonsten wünsche ich Ihnen, dass Sie gut durch die schwere Zeit kommen und wie der brave Soldat Schwejk sagt: „Wir sehen uns nach dem Krieg um halb sechs im Kelch“.

HERZLICHST, IHR

WAS IST EINE KRISE UND WIE KÖNNTE SIE AUSSEHEN?

Wie die nächste Krise aussieht kann ich leider nicht vorhersagen. Aber wie heißt es doch so schön? Aus der Vergangenheit lernen heißt Zukunft gewinnen. Die Zeitzeugen der letzten richtig schlechten Zeit in Deutschland, die Kriegsgeneration, stirbt gerade aus. Außerdem lassen sich die Verhältnisse von damals nicht so einfach auf heute übertragen. Früher lebten 70 % der Bevölkerung von der Landwirtschaft, heute sind es unter 3 %. Nach dem Zweiten Weltkrieg hatte jeder Haushalt einen eigenen Garten, jede Krume Land war unter dem Pflug und die Kaninchenzüchter mähten die Wegränder und Grabenkanten mit der Sichel, um Futter für die Langohren zu bekommen. Die Menschen waren damals aber auch sehr viel bescheidener und hatten „Askese-Erfahrung"; was in der heutigen Zeit vielerorts komplett fehlt.

Ein chronologisch näher an der heutigen Zeit liegender Konflikt ist der Jugoslawien-Krieg in den 1990er-Jahren. Während die

Lebensmittelmarken

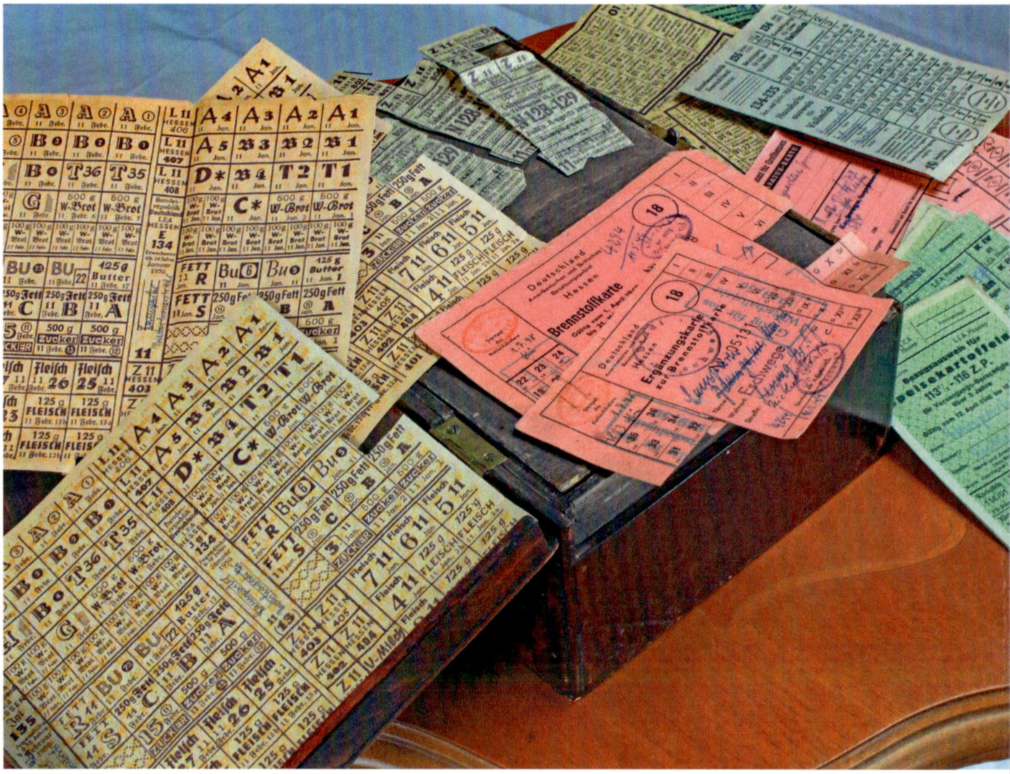

Bevölkerung auf dem Land relativ gut mit der Versorgung klar kam, war bei der Belagerung von Sarajevo die Versorgungslage katastrophal. Die Menschen lebten dort in Hochhäusern und konnten ihre Nahrung nicht selbst herstellen. Die Heizmaterialien wurden recht schnell knapp, dennoch bestanden noch ein gewisser Grad an Autarkie und vor allem Übung und Kenntnisse in der Zubereitung von einfachen Mahlzeiten.

Es fehlte schnell an Dingen, die im Vorfeld niemand in Betracht zog. So waren Einwegfeuerzeuge ein begehrter Tauschartikel. Eigentlich drehte sich das Leben komplett und ausschließlich um die Beschaffung von Wasser, Nahrung und Brennholz. Schon bald waren sämtliche Bäume in der Stadt gefällt und verheizt. Auch bei der Blockade von Berlin waren fehlende Heizmaterialien ein großes Problem. Die „Rosinenbomber" brachten über die Luftbrücke zu einem Großteil Kohlen in die belagerte Stadt. Sie sollten daher immer mehrere Möglichkeiten vorsehen, wie Sie einerseits Ihre Wohnung heizen und andererseits Nahrung zubereiten oder Wasser abkochen können.

Während jeder größeren Krise erinnern sich die Menschen an die Möglichkeit, sich aus der Natur mit Nahrung zu versorgen. Daher sollten Sie sich nicht darauf versteifen, Ihren Vorrat mit selbst Gesammeltem aufzubessern. Auch Jäger und Angler werden Schwierigkeiten haben, genug Wildbret zu erlegen und Fisch zu fangen, um die eigene Versorgung sicherzustellen. Jagd ist aufwendig und bei weitem ist nicht jeder Jagdtag auch ein Fangtag.

Nachfolgend betrachten wir ein paar mögliche Szenarien etwas genauer:

PANDEMIEN UND HAMSTERKÄUFE

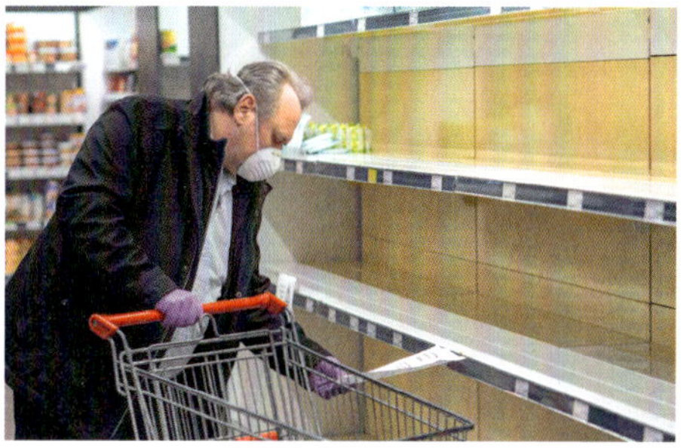

Das, was wir 2020 mit der Corona-Pandemie erlebten, war ein Stück aus dem Lehrbuch. Das Virus verbreitet sich in Windeseile über die ganze Welt und bringt alles durcheinander. Das Leben der Menschen, die gesamte Arbeitswelt, einfach alles. Zusätzlich belastet es das Gesundheitssystem. Und das bei einem Virus, das sich nur schleppend verbreitet, nicht besonders infektiös und tödlich ist.

Die weltweiten Lieferketten können durch Einreisebeschränkungen nicht mehr aufrechterhalten werden und viele Menschen geraten durch ihre unvorbereitete Lage in Panik und kaufen die Supermärkte leer. In einigen Ländern durfte man nur noch stundenweise die Wohnung verlassen. Beim Einkaufen ergaben sich zum Teil stundenlange Schlangen, und es durften von bestimmten Artikeln nur wenige gekauft werden, an Vorratshaltung ist dann nicht mehr zu denken. Dieses Szenario war jahrzehntelang unvorstellbar und hat die Welt auf dem falschen Fuß erwischt. Es mag ja genug für jeden vorhanden sein, aber es ist eben falsch und ungleichmäßig verteilt. Was nutzt es Ihnen, dass Ihr Nachbar zwei Packungen Nudeln hat und Sie keine? Statistisch gesehen haben

Sie ja ein Paket, nur von den statistisch vorhandenen Nudeln können Sie nicht satt werden.

Anlieferung im Supermarkt

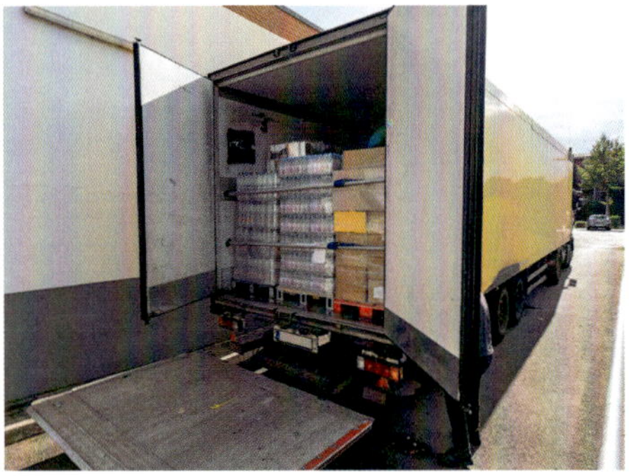

Um zu wissen, warum in den Supermärkten die Regale plötzlich – im eigentlich tiefsten Frieden – leer sind, müssen Sie die Logistik der Supermärkte und das Verhalten der Menschen kennen. In einem normalen Supermarkt wird jeden Tag das angeliefert, was auch verkauft wird. Bei frischen Lebensmitteln und Backwaren wird der Bestand mehrfach täglich aufgefüllt. Bei anderen Dingen wie exotischen Gewürzmischungen ist das natürlich nicht der Fall. Gerade bei Gewürzen oder Süßwaren kommen Vertreter der Firmen und füllen die Regale auf. Es wird aber kaum Hamsterkäufe bei Garam Masala oder Zitronenpfeffer geben.

Die meisten anderen Waren kommen Just-in-Time. Entweder bestellen die Abteilungsleiter jeden Tag nach, oder die Waren werden vom Zentralcomputer zugeteilt. Die Zentrale weiß genau, welches Produkt in welchem Laden wann verkauft wurde und was sich noch in den Regalen befinden müsste. Aus diesem Wissen heraus wird die komplette Lagerhaltung organisiert. In Supermärkten befinden sich meist keine Lager, evtl. ist in der Anlieferungszone Platz für einige Collies/Paletten, aber das war es dann auch schon. Wenn Ware kommt, dann fahren die LKW hinten an den Markt ran und die Ware wird ausgeladen und gleich in dem Markt in die richtigen Gänge vor die Regale geschoben. Dort fangen dann die Mitarbeiter an, diese in die Regale zu füllen. Der Markt hat üblicherweise nur für drei bis vier Tage Ware in den Regalen. Wenn dann nichts nachkommt, leeren sich die Regale – auch im Normalbetrieb. Bei den Frischwaren wie Obst und Gemüse oder Fleisch geht das noch schneller.

Die Zentrallager der Handelsketten sind keine Lager im eigentlichen Sinne, sondern nur Umschlagplätze. Auf der einen Seite liefert der Hersteller einen 40-Tonner mit 34 Europaletten an, die werden eingelagert und auf der anderen Seite entweder nach dem Vereinzeln der Kartons oder als komplette Paletten – je nach Produkt – in die Lieferfahrzeuge für die jeweiligen Märkte geladen. Die Lieferanten bekommen teilweise nur ein Zeitfenster von einer halben Stunde, um die Ware anzuliefern. Kommen sie nur eine Minute zu spät, müssen sie wieder umdrehen, die Ware wird nicht mehr angenommen, weil das den Ablauf der Logistik stören würde.

Auf der anderen Seite der Anlage werden die LKW für die Läden beladen. Diese fahren die einzelnen Niederlassungen an und liefern die Ware aus. Diese ganze Logistik ist in den letzten Jahrzehnten gewachsen und immer feiner aufeinander abgestimmt worden – für den Normalbetrieb, versteht sich. Jahreszeitliche Schwankungen wie Ostereier zu Ostern und Mehl und Backzutaten vor Weihnachten oder mehr Nackensteaks zur Grillsaison – besonders vor langen Wochenenden – werden dabei berücksichtigt. Was heute im Zentrallager angeliefert wird, das wird morgen, spätestens übermorgen in den Märkten in die Regale geräumt – und ist dort nach ein oder zwei Tagen verkauft.

Auf diese Logistik sind die Zulieferer inzwischen auch eingerichtet und planen in Absprache mit den Zentrallagern die Versorgung. Ein Paket Mehl, das heute ins Regal gelegt wird, lag vor einer Woche noch beim Getreidebauern als Korn in der Scheune. Eine Großbäckerei, die ein halbes Bundesland mit Brot versorgt, hält in den eigenen Getreidesilos nur Mehl für 24 Stunden vor. Eine Großmühle produziert gar nicht für die Silos, sondern es wird direkt in die LKWs geladen, die Silos dienen nur als Zwischenlager.

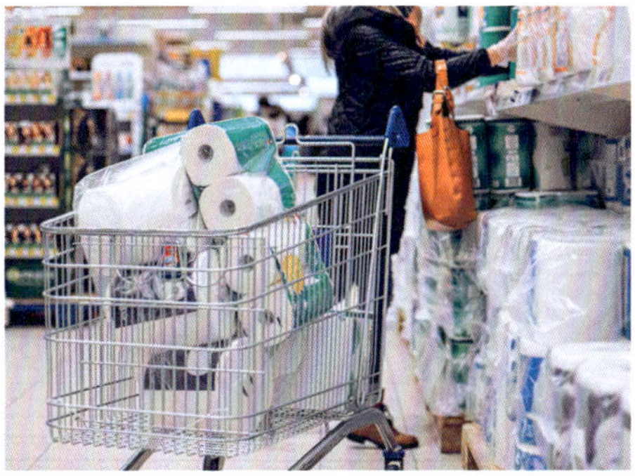

Wie kommt es dann jetzt zu leeren Regalen? Irgendwer fängt an nicht nur den täglichen, akuten Bedarf an einem Produkt – beispielsweise Toilettenpapier, Nudeln oder Mehl – zu kaufen, sondern sich für einige Wochen zu bevorraten. Das leert schnell die Bestände und es braucht nur einige Menschen, um den geringen Vorrat im Markt aufzukaufen. Jetzt kommt jemand und will wie immer zwei Pfund Mehl kaufen, findet das Regal aber fast leer vor. Diese Person wird dann nicht ein Paket kaufen, sondern gleich sechs; einige andere tun es ihr gleich und schon ist das Regal leer. Das bemerken etliche andere Kunden. Diese brauchen zwar aktuell kein Mehl, aber es ist für sie, die es gewohnt sind, dass immer alles täglich verfügbar ist, ungewöhnlich.

Am nächsten oder übernächsten Tag ist wieder Mehl verfügbar und jene Kunden, die den Mangel bemerkt haben, kaufen Mehl, obwohl sie es nicht brauchen, weil es ja knapp ist bzw. zumindest knapp scheint. Das merken dann noch mehr Kunden und überfordern damit die Logistikkette, die vor Ostern die Transportkapazitäten eigentlich für Osterhasen braucht und nicht für große Mehlmengen, wie sie sonst in der Zeit des weihnachtlichen Plätzchenbackens benötigt werden.

Bei solch relativ voluminösen und dabei billigen Produkten wie Toilettenpapier fällt das noch mehr auf. Für sehr viel zusätzliches Toilettenpapier ist einfach kein Platz in den Fahrzeugen. Abgesehen davon, dass die Produzenten nicht einfach so die Produktion hochfahren können. Die Firmen produzieren am Tag so viel Toilettenpapier, wie an einem Tag verbraucht wird – mit einem geringen Sicherheitsaufschlag. Wenn jetzt an einem Tag für drei zusätzliche Wochen Toilettenpapier gekauft wird, dann dauert es drei Wochen, bis diese Menge wieder verfügbar ist. Das bemerken die Kunden und wollen bei anderen Produkten nicht wieder in die Verlegenheit kommen – sie fangen an zu hamstern. Dieser Effekt verstärkt sich selbst.

Kommt dann noch ein Problem bei der Verfügbarkeit von LKW-Fahrern dazu, weil

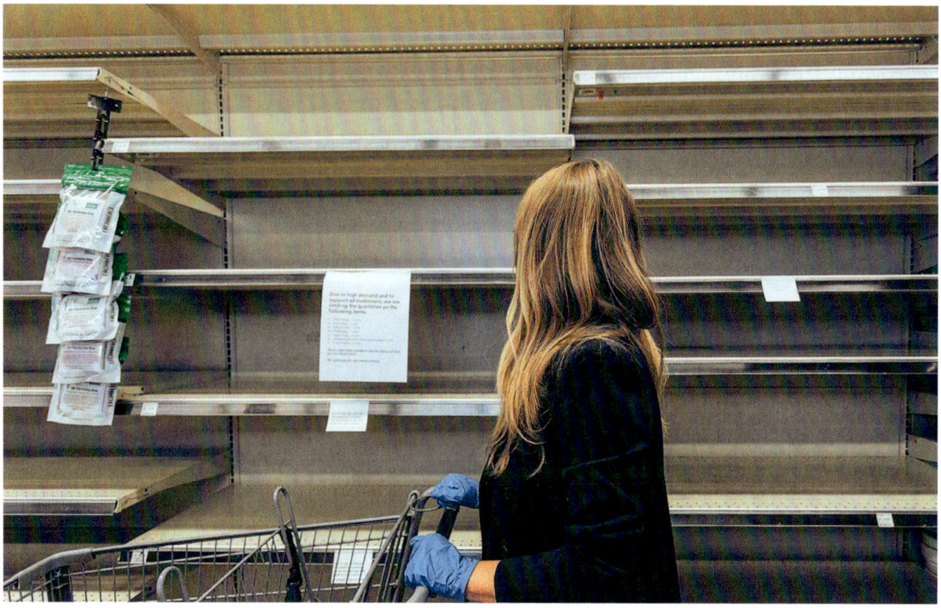

diese krank oder aus Sicherheitsgründen in Quarantäne sind, kommt es zu einem Versorgungsengpass und zu Rationierungen in den Läden. Es gibt immer noch von allem genug, aber die Verteilung ist ungleichmäßig: einige haben Toilettenpapier für drei Monate und die meisten anderen nicht mal mehr für drei Tage.

Anhand der Hamsterkäufe sieht man, dass der Mensch noch besonders triebgesteuert ist. Der Futterneid sorgt dafür, dass, wenn die Dosen mit Fertigmahlzeiten ausverkauft sind, dieser auf Tiefkühlkost ausweicht. So waren in vielen Geschäften schnell auch die Tiefkühltruhen leer. Das zeigt, wie Futterneid, Gier und Panik die Menschen fehlleiten. Was nutzt in einer Krise mit Stromausfall eine Truhe mit 100 Tiefkühlpizzen? Oder ein Vorrat von 100 Rollen Toilettenpapier, wenn man nichts zu essen hat?

STROMAUSFALL

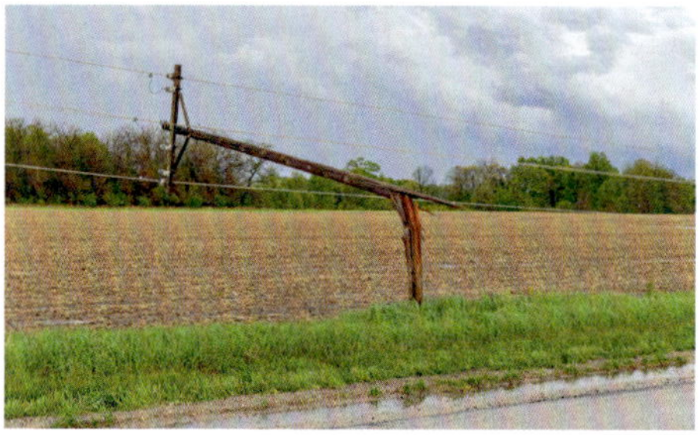

Strom ist das Blut in den Adern der modernen Gesellschaft. Ohne Strom läuft nichts! Ein sogenannter Blackout – ein landes- oder bundesweiter Stromausfall über längere Zeit – ist mit fortschreitender Integration von Wind- und Solarstrom immer wahrscheinlicher. Zusätzlich hat die Ampel-Koalition inzwischen jede Menge grundlastfähiger Kohle- und Atomkraftwerke abgeschaltet, fördert aber gleichzeitig stromintensive E-Autos.

Wir brauchen Strom, um das Land, so wie wir es kennen, am Laufen zu halten. Sämtliche Bereiche des heutigen Lebens hängen von sicherem und günstigem Strom ab. Daran hängt auch die Informationsverarbeitung, das inzwischen existenzielle Internet. Betrachten wir nur die Logistikkette Supermarkt: Ohne Strom geht dort keine Tür auf, leuchtet keine Lampe im Geschäft, funktioniert keine Kasse, keine Waage, keine Kühlung und keine Nachbestellung. Selbst wenn unter Militäraufsicht alle Vorräte des Supermarkts an die Bevölkerung verschenkt werden würden, dann würde das nur für zwei bis drei Tage reichen. Danach ist Schluss.

Kein Fahrzeug kann mehr betankt werden, keine Ampel geht, kein Zug fährt, kein Radio oder Fernseher funktioniert, kein Telefon, kein Internet und am wichtigsten, kein Frischwasser und kein Abwasser. Das Büro für Technikfolgenabschätzung beim Deutschen Bundestag geht davon aus, dass bei einem zweiwöchigen Stromausfall in Deutschland hundertausende Menschen sterben werden.

Flatterstrom

Eine Ursache ergibt sich aus dem reichlich eingespeisten „Flatterstrom" aus Wind- und Solaranlagen, der dafür sorgt, dass das Stromnetz ständig nachgeregelt werden muss. Die Eingriffe in das Stromnetz sind in den letzten Jahren dadurch immens angestiegen. Wenn jetzt bei einem geringen Strombedarf die Sonne scheint und der Wind weht, dann wird viel Strom ins Netz abgegeben und die für die Grundlast zuständigen und leicht zu regelnden Gas- und Kohlekraftwerke werden abgeschaltet. Zieht jetzt eine Wolkenfront über Deutschland hinweg und der Wind lässt nach, dann dauert es, bis die konventionellen Kraftwerke wieder zugeschaltet werden können. In der Zwischenzeit kann es sein, dass das Stromnetz zu viel oder zu wenig Strom liefert – ganz einfach gesagt. Dann schalten viele Verbraucher ab, aber auch einige Kernkraftwerke werfen Last ab, um nicht selbst beschädigt zu werden. Das sorgt für noch mehr Durcheinander, so dass noch mehr Produzenten oder Verbraucher abschalten. So etwas nennt man Kaskadenabschaltung und der Strom ist nun flächendeckend weg. Alles ist dunkel.

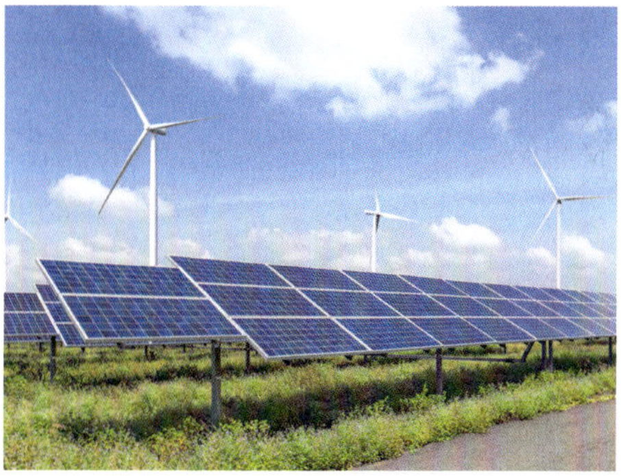

Ein erneutes Anfahren der Stromversorgung ist nicht so einfach durchzuführen, da einige Kraftwerkstypen durch externen Strom gestartet werden müssen. Weiterhin wollen dann ja alle Verbraucher gleichzeitig wieder Strom haben. Gleichzeitig darf nur so viel Strom produziert werden, wie auch abgenommen wird. Also entweder wird zu viel produziert, weil die Verbraucher noch nicht wissen, dass der Strom wieder da ist, dann schaltet sich das Netz erneut ab. Oder es wollen zu viele Menschen Strom haben und das Netz schaltet sich ab, weil nicht genug geliefert werden kann. Richten Sie sich darauf ein, dass es nach einem großflächigen Stromausfall einige Tage dauert, bis das Netz wieder stabil läuft. Beispielsweise war an meinem

Wohnort der Strom für 10.000 Haushalte weg und es hat über 24 Stunden gedauert, bis das Netz wieder stabil lief.

Beschädigte Transformatoren

Eine andere Ursache könnte ein Anschlag auf kritische Infrastrukturen sein. Am verwundbarsten sind die Transformatoren, die den als Hochspannung gelieferten Strom in die Haushaltsspannung umwandeln. Schon einige wenige zu zerstören, was mit einfachen Mitteln möglich wäre, sorgt durch die Kaskadenabschaltung für einen großflächigen Stromausfall.

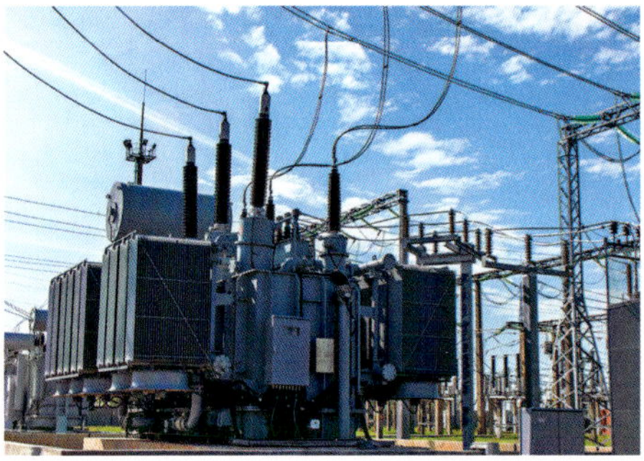

Transformatoren

Auch natürliche Phänomene können den Transformatoren gefährlich werden: In den letzten Jahren ist es immer wieder zu Ausbrüchen und Massenauswürfen auf der Sonne gekommen, die eine Gefahr für das Stromnetz darstellen. So ein Sonnensturm sorgt für Nordlichter, aber auch für Probleme bei der Stromversorgung. Die großen Freileitungen funktionieren wie Antennen und nehmen den Sonnensturm auf, was entweder sofort zu Schäden an den Leitungen oder den Transformatoren führt, oder durch die Schwankungen in Stromstärke oder Frequenz kommt es zu den oben angesprochenen Kaskadenabschaltungen. Je nachdem, wie viele der schwierig zu ersetzenden Transformatoren beschädigt oder komplett zerstört sind, kann es Jahre dauern, bis die Schäden behoben sind. Sonnenstürme betreffen einen Großteil der Welt, aber durch die Neigung der Erdachse vor allem die nördliche Hemisphäre.

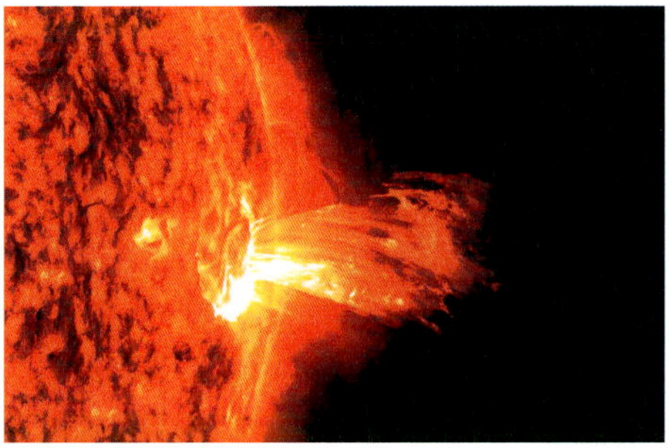

Sonnensturm

Elektromagnetischer Puls

Eine dem Sonnensturm ähnliche Wirkung kann eine in großer Höhe gezündete Atombombe haben, die einen Elektromagnetischen Puls (EMP) auslöst. Dieser trifft nicht nur das Stromnetz, sondern auch noch alle elektrischen Geräte mit Schaltkreisen, die sofort zerstört werden und ausfallen. Alle Computer, Autos, das Internet und andere wichtige Infrastrukturen sind dann dauerhaft zerstört. Nur einige

WISSEN:

WAS TUN BEI STROMAUSFALL?

Schalten Sie zunächst alle Verbraucher ab. Ziehen Sie also alle Stecker bis auf eine Lampe oder ein Radio, damit Sie mitbekommen, wann der Strom wieder da ist.
Sobald der Strom wieder da ist, schalten Sie nach und nach alle Verbraucher wieder zu, damit das Stromnetz nicht gleich wieder zusammenbricht, wenn alle Verbraucher im Haus den hohen Anlaufstrom ziehen. Erklären Sie dieses Vorgehen auch Ihren Nachbarn!

Bundeswehreinheiten besitzen Kommunikationsmöglichkeiten, die gegen so einen Schlag gerüstet sind.

ZUSAMMENBRUCH DER WELTWEITEN LOGISTIKKETTEN

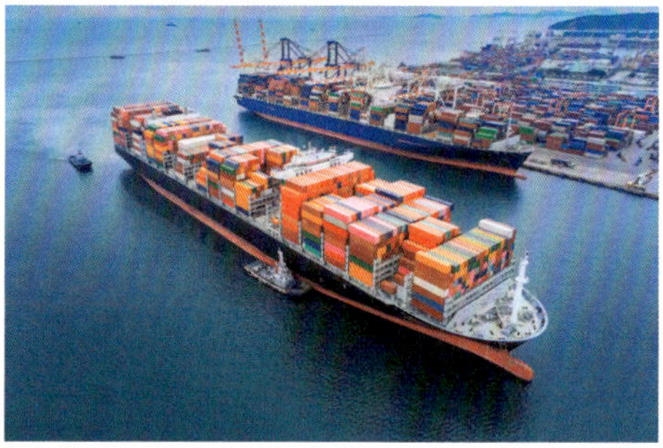

Was bei den meisten Menschen noch gar nicht ins Bewusstsein getreten ist, ist der Zusammenbruch der globalen Lieferketten. Der Welthandel fußt auf einigen Hundert Riesen-Containerschiffen, die einen Rundkurs fahren und dabei verschiedene Häfen anlaufen. Vergleichbar mit einer Straßenbahn, die an verschiedenen Stationen hält und immer Leute ein- und aussteigen. Die Container werden zu- oder ausgeladen. Wegen der Coronakrise stauen sich in China und in anderen Häfen zurzeit jedoch diese Container, weil sie nicht weiter verteilt und ausgeladen werden können. Vergleichbar ist das mit dem Problem der Getränkehersteller in jedem Sommer, wenn die Menschen mehr Getränke kaufen und das Leergut nicht zurückbringen. Kein Leergut bedeutet keine Getränke im Laden. Bei den Containern gibt es einen Engpass wie beim Leergut. Selbst wenn eine Firma jetzt etwas verschiffen will, gibt es keine leeren Container, denn diese stapeln sich in den Häfen und werden nicht befördert oder nicht verzollt oder können aufgrund von LKW-Fahrern in Quarantäne nicht weiterbefördert werden. Aus welchem Grund auch immer, die Warenströme stehen still. Im Normalzustand dauert es etwa sechs Wochen, bis etwas aus China in Deutschland beim Abnehmer ankommt. Der schnell aufgelaufene Überhang braucht nun Monate, um abgebaut zu werden.

Auch sind die Wasserstraßen nicht immer nach Plan befahrbar. So staute sich der Verkehr durch ein querstehendes, havariertes Containerschiff im Suez-Kanal. Dieser ist eine der Engstellen und kann nur sehr vorsichtig durchfahren werden, ein Drehen ist nicht möglich. Der Kanal wird nur einseitig befahren, pro Tag durchfahren ihn lediglich 45 Schiffe. Er ist an der Sohle nur rund 200 Meter breit – und dass bei der Länge eines normalen Containerschiffs von bis zu 400 Metern und über 70 Meter Breite.

CRASH DES FINANZSYSTEMS

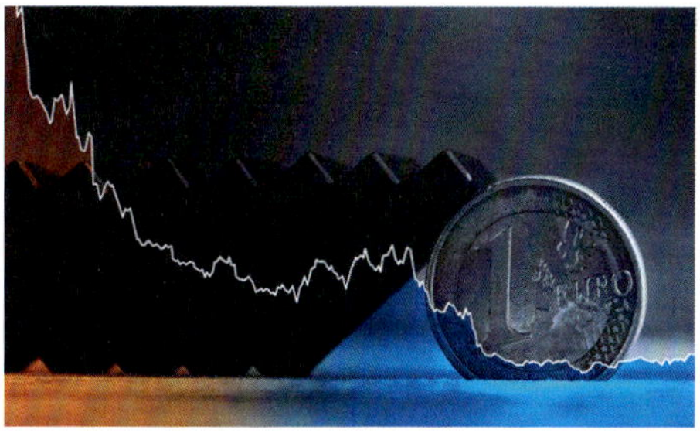

Auch wenn es sich viele Menschen nicht vorstellen können, kann das Finanzsystem, wie wir es kennen, innerhalb von wenigen Stunden komplett zusammenbrechen. Nicht wenige sagen dann: „Was geht mich das an, ich habe keine Aktien?“ Aber es geht nicht um die „Big Player", sondern es geht um die kleinen Sparer. Wir konnten bei der Lehman-Pleite in Amerika beobachten, wie innerhalb von Stunden einige Banken in den Abgrund gerissen wurden. Oder bei der Krise in Zypern, an die sich kaum noch jemand zu erinnern scheint. Eine solche Bankenkrise kommt aus dem Nichts, und geht rasend schnell.

Irgendwann merken die Menschen, dass mit den Banken etwas nicht stimmt und wollen schnell ihr Geld abheben. Komischerweise kommen in solch einem Fall sehr viele Menschen auf dieselbe Idee. Es müssen nicht mal alle auf die Idee kommen, es reicht, wenn 5 % der Sparer Ihr Geld abheben wollen, dann ist nichts mehr für die anderen da. Wenn der Staat in diesem Moment keinen Banken-Feiertag ausruft, schließen die Filialen von sich aus. Die Bank ist dann einfach zu. So soll verhindert werden, dass die Menschen das Geld abheben, das die Bank selbst braucht.

Dazu muss man das Bankensystem verstehen. Wir haben ein sogenanntes Reserve-Bankensystem: Wenn die Bank einen Kredit von 100 Euro vergibt, braucht sie dafür nur 4–6 Euro an eigenem Kapital (= Spareinlagen) als Reserve. Wenn jetzt alle Sparer ihr Geld sofort abheben, dann ist die Bank pleite und müsste alle Kredite sofort fällig stellen. Sie ist sogar pleite, wenn nur wenige Prozent der Sparer Ihr Geld zurückhaben wollen. Das reißt auch die Unternehmen mit in den Abgrund, die bei der Bank verschuldet sind. Der Geldverkehr kommt kaskadenartig zum Stehen. Und die Leute draußen vor der Tür fangen an zu revoltieren. Genau so ist es in Zypern passiert. Dann wurden Teile der Spareinlagen einfach eingezogen und die Auszahlung von Geldern begrenzt, auf wenige

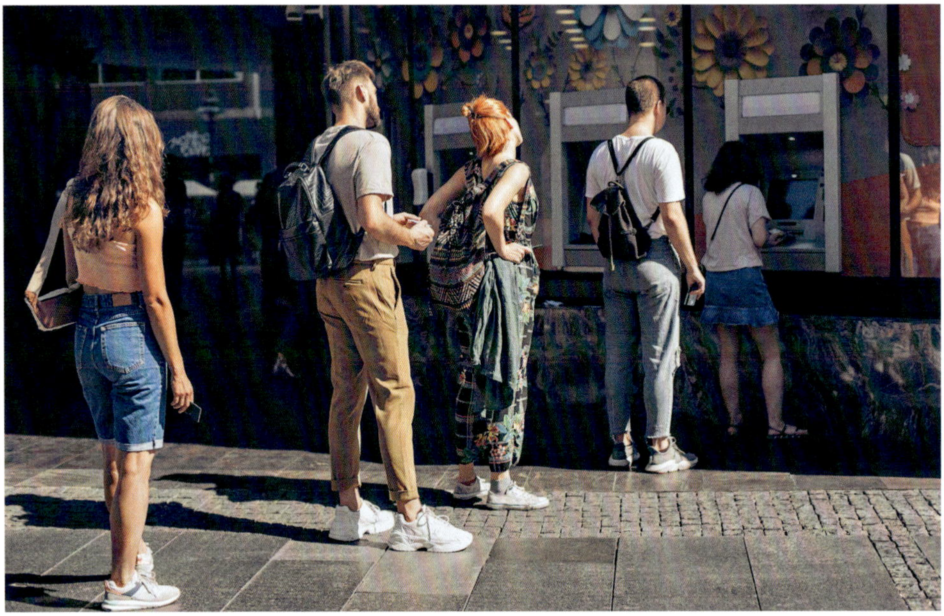

Euro pro Person und Tag. Gewinner waren diejenigen, die kein Geld auf der Bank, sondern Bargeld im Haus hatten.

Wenn die Banken nicht mehr funktionieren, dann geht nur noch Tauschhandel oder eben Bargeld, was aber dank EC-, Kreditkarten und bargeldlosem Zahlen per Handy immer weniger Menschen in Deutschland haben. Das frei verfügbare (also wirklich zirkulierende) Bargeld liegt nur bei 150–180 Euro pro Person, und davon kann man die Hälfte getrost als bei den Firmen und Läden liegend betrachten. Es steht also zum Einkauf nicht zur Verfügung. So wird die große Masse des Volkes nicht mehr an Bargeld kommen und hat auch keins im Portemonnaie. Dafür eine Handvoll Kreditkarten, die nicht mehr funktionieren.

Die Panik bei den Menschen, die plötzlich nichts mehr kaufen können und die mit ansehen müssen, wie sich ihre Ersparnisse in Luft auflösen, wird gigantisch sein.

Mit einem Vorrat müssen Sie sich nicht mit den anderen unvorbereiteten Menschen an den leeren Bankautomaten anstellen und sich auch nicht mit ihnen im Supermarkt auseinandersetzen.

HYPERINFLATION

Bei einer Hyperinflation galoppieren die Preise und das Geld wird immer weniger wert. In Deutschland kam das schon mehrfach vor. In Argentinien war es vor einigen Jahren der Fall, dass eine Inflation von mehreren zehntausend Prozent im Monat die Preise nach oben getrieben hat. Die Arbeitslöhne, so jemand überhaupt noch Arbeit hat, kommen mit dem rasanten Anstieg nicht mit. In der Folge kaufen die Menschen, sobald sie Geld bekommen, alles, was sie kriegen können. Das wird dann später auf dem Schwarzmarkt gegen das getauscht, was sie wirklich benötigen. In der Folge verknappt sich die Ware in den Läden, weil die Ladenbesitzer das Geld nicht mehr haben wollen. Sie tauschen dann lieber gegen andere Waren oder Dienstleistungen.

Die Folge einer Hyperinflation ist in der Regel eine Währungsreform. Irgendwann bekommen die Ladenbesitzer das mit und verkaufen überhaupt nichts mehr, weil sie nicht ohne Ware und mit Unmengen wertlosen Geldes dasitzen wollen. Das war in Deutschland bei der Währungsreform 1948 der Fall. Vorher gab es kaum Waren und Lebensmittel, weil die Händler diese zurückhielten – und wenn, dann nur auf Bezugsschein. Nach der

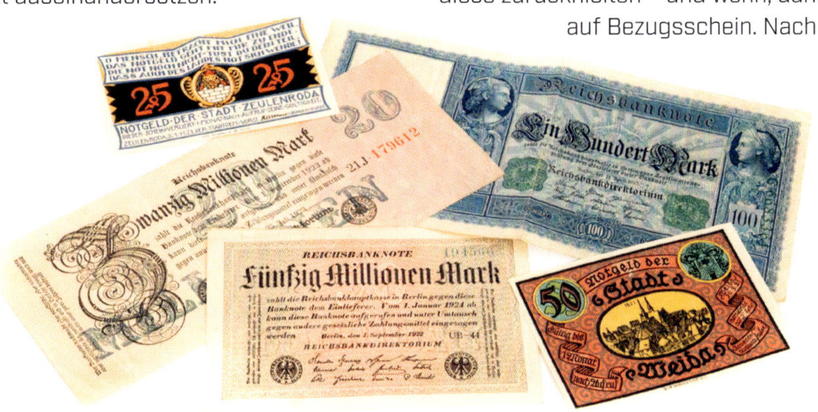

Notgeld aus der Zeit der Hyperinflation

Umstellung waren die Geschäfte schlagartig voll und der Wirtschaftsaufschwung konnte beginnen.

MASSEN-ARBEITSLOSIGKEIT

Eine Wirtschaftskrise hat in der Regel eine Massenarbeitslosigkeit zur Folge. Meist steigen dann auch die Preise an. Massenarbeitslosigkeit hat aber nicht nur Auswirkungen auf die unmittelbar Betroffenen.

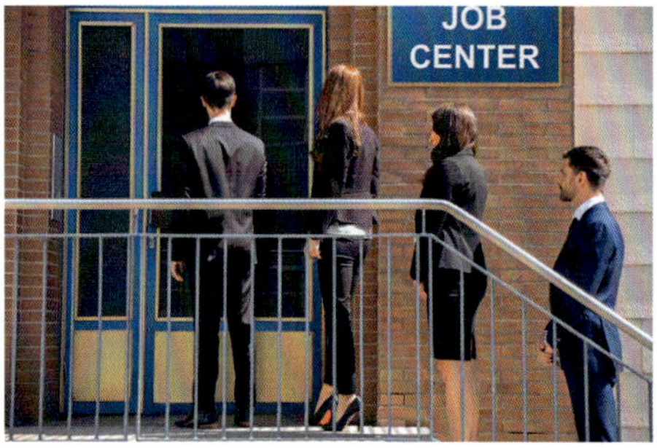

Zuerst werden die Menschen entlassen, die etwas Produktives erwirtschaften und Steuern bezahlen. Diese fallen als Leistungserbringer weg und kommen als Leistungsbezieher dazu. Das ist volkswirtschaftlich ein doppeltes Minus. Die Firmen, die entlassen müssen, können keine Steuern mehr zahlen, so dass dem Staat auch hier die Einnahmen wegbrechen. Unser Sozialsystem ist aber darauf ausgelegt, dass Firmen viele Steuern zahlen, Arbeitnehmer viele Steuern zahlen und nur wenige die Leistungen in Anspruch nehmen. Das kehrt sich dann in ein Missverhältnis und der Staat bekommt nur noch einen Bruchteil der Steuereinnahmen bei gleichzeitig explodierenden Kosten.

Steuererhöhungen helfen dann nicht mehr weiter und es kommt zu massiven Ausgabenkürzungen, sowohl bei den Arbeitslosen, als auch bei den eigenen Angestellten und allen anderen, die noch von den sozialen Netzen getragen werden. Viele Firmen sehen sich dann mit dem Problem konfrontiert, dass niemand mehr in der Lage ist, sich die produzierten Waren leisten zu können. So gehen noch mehr Firmen pleite, was die Abwärtsspirale beschleunigt.

In solch einer Situation werden Sie froh sein, bei der einen oder anderen Mahlzeit auf Ihre Vorräte zurückgreifen zu können. Hier kommen auch die Vorbereitungen für die Haltbarmachung von Früchten und anderen Dingen ins Spiel. Die Zeiten sind dann hart und wer jetzt weiß wie man die Äpfel vom Straßenrand einkocht und wie man mit gesammeltem Holz die Wohnung heizt, der wird besser durch diese Zeit kommen.

NATURKATASTROPHEN

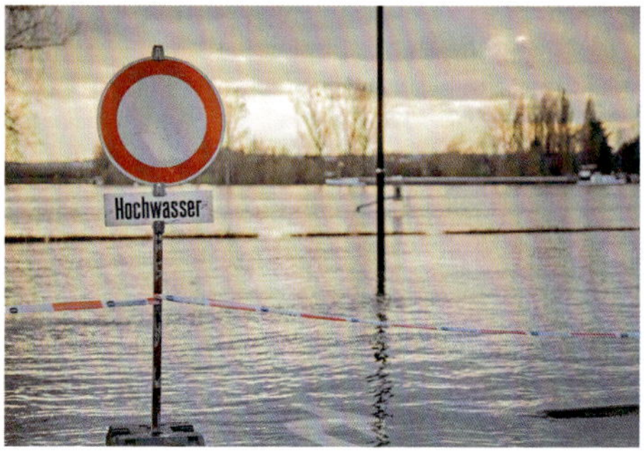

In unserer Gegend gab es in den letzten Jahren einige Überschwemmungen im Sommer, mit denen so niemand gerechnet hätte. Ein paar Tage Regen haben gereicht, um das Erdreich zu sättigen. Da es noch früh im Jahr war, stand der Mais erst etwa 20 cm hoch. Der nächste Starkregen sorgte dann dafür, dass das Wasser von den Feldern, die leicht hügelig um die Dörfer liegen, direkt in die Dörfer floss. Schon bald waren die Dörfer abgeschnitten und wurden von dutzenden, wenn nicht gar hunderten Feuerwehrleuten und anderen Helfern bevölkert, die mit Sandsäcken und Pumpen versuchten, die Häuser zu schützen.

Die Feuerwehrleute waren zwar gut ausgerüstet, aber die Versorgung war nicht so einfach. Niemand konnte seinen Privat-PKW bewegen, nur die Landwirte kamen mit ihren Treckern durch. Die Hausbewohner wollten Ihre Häuser nicht verlassen, es war auch keine Notwendigkeit, da keine direkte Lebensgefahr bestand. Jetzt war jeder im Vorteil, der bei den Rettungsarbeiten nur eine kurze Pause einzulegen brauchte, um sich aus seinen Vorräten etwas zu Essen zu holen. Schon im Vorfeld wurde Gas, Wasser und vor allem der Strom abgestellt.

Bei vielen Naturkatastrophen wird es Ihnen ähnlich gehen und Sie werden nicht in der Lage sein, den Ort des Geschehens mit dem Privat-PKW zu verlassen, und falls doch, dann kommen Sie nicht wieder zurück. Die Straßen müssen für die Rettungsfahrzeuge freigehalten werden. Wasser, Strom und Gas sind abgestellt und nach 24 Stunden ist die Kühltruhe auch am Ende und taut auf.

Je nach Art der Katastrophe ist das Oberflächenwasser und damit auch die Brunnen mit Heizöl, Giften und Fäkalien verseucht. Genau für diese Zeiten brauchen Sie einen Wasservorrat und Nahrung, die auch kalt verzehrt werden kann. Die Rettungskräfte kommen meist schnell, aber die Versorgung hinkt immer hinterher. Sie müssen sich also darauf einstellen, auch die Retter aus Ihrem Vorrat mit zu

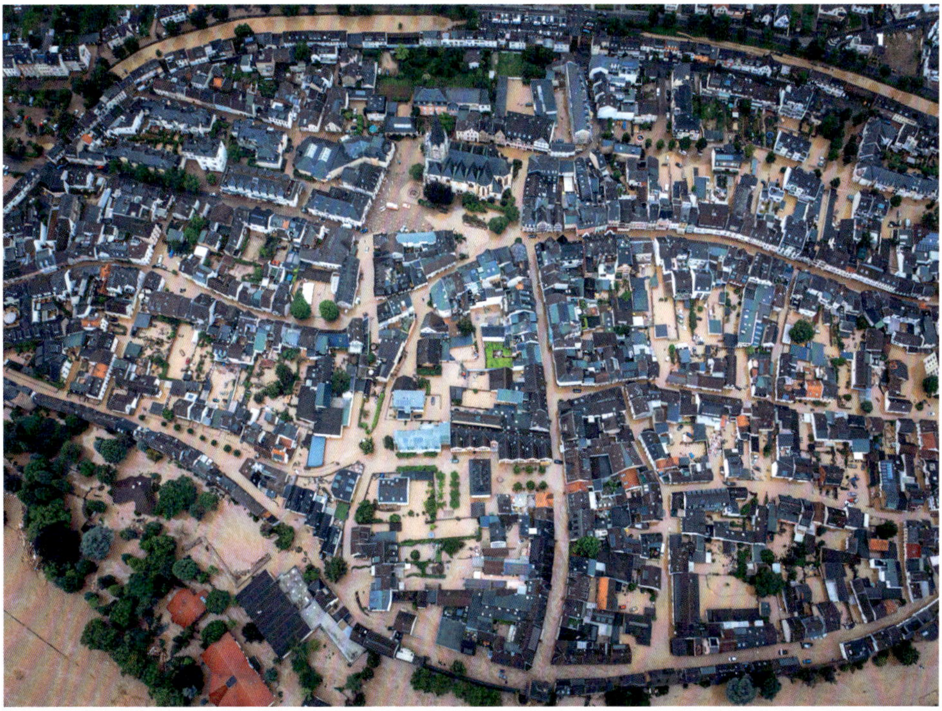

versorgen, denn Sie wollen nicht, dass diese lange fahren müssen, um sich irgendwo etwas zu Essen zu suchen. Die Rettungskräfte wollen nur schnell ein paar kalte Würstchen essen und eine Flasche Wasser trinken und dann weiterarbeiten. Das ist ja auch in Ihrem Sinne.

Bei den großen Waldbränden im Osten ist es lange nicht klar gewesen, ob die Bewohner evakuiert werden müssen oder nicht. In diesen Fällen ist es wichtig, sich auf eine Flucht mit dem PKW oder nur mit Handgepäck einzustellen. Gehen Sie bei etlichen Katastrophenszenarien davon aus, dass Sie mit Treckern, Booten, Hubschraubern oder Kettenfahrzeugen gerettet werden müssen, weil die Wege nicht mehr von normalen Fahrzeugen befahren werden können.

Bereiten Sie sich auf solche Situationen vor und halten Sie einen Notvorrat für drei Tage bereit, den Sie schnell mitnehmen können, weil er schon in einer Tasche zusammengepackt wartet. Als Trinkwasser haben sich die 0,5-Liter-Plastikflaschen bewährt, denn diese können Sie entweder im verschweißten Sechserpack greifen und mitführen, oder die einzelnen Flaschen in Manteltaschen und im Rucksack verteilt tragen. Im Sommer werden Sie mehr Wasser brauchen als im Winter – und was Sie nicht brauchen verschenken Sie an Rettungskräfte. Denken Sie daran, dass wenn Ihr Haus schon nicht zu retten ist, Sie Ihre Vorräte den Rettern zugänglich machen sollten, diese werden es Ihnen danken.

Gehen Sie auch bei räumlich begrenzten Katastrophen wie dem Oder- und Elbehochwasser oder den Waldbränden davon aus, dass die Einkaufsmöglichkeiten in der Nähe auch betroffen sind und Geschäfte in der Umgebung schnell leergekauft sein werden. Gehen Sie auch nicht davon aus, dass Sie überall einfach tanken können, und wenn, dann erhalten Sie nur einen Notvorrat, denn der Sprit ist in solchen Fällen für Einsatzfahrzeuge reserviert.

Verseuchung nach Überschwemmungen

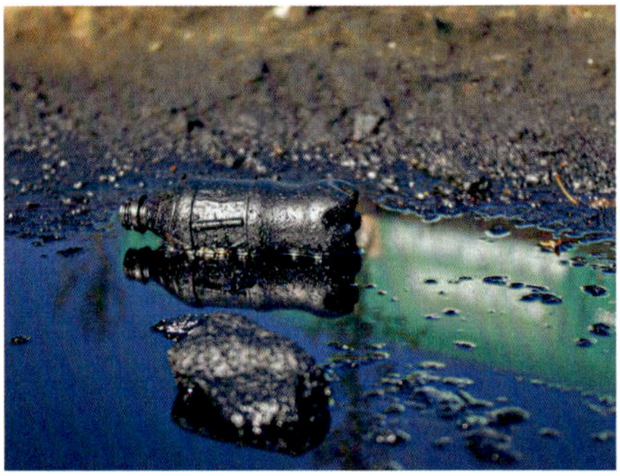

Bei Überschwemmungen werden meist größere Landstriche durch ausgelaufenes Heizöl und übergelaufene Kläranlagen verseucht. Die Feldfrüchte sind dann nicht mehr für den menschlichen Verzehr geeignet. Da meist nicht das gesamte Land betroffen ist, können die Verluste ausgeglichen werden. Wer sich aber darauf eingerichtet hat, einen Teil seiner Nahrung selbst anzubauen, der wird ein Problem bekommen, gerade, wenn die Überschwemmung zu einer anderen kritischen Lage dazukommt. In solch einem Fall kommt es auf die Solidarität der Menschen untereinander an. Schaffen Sie schon in ruhigen Zeiten Netzwerke, so dass Sie Feldfrüchte tauschen oder Überschuss abgeben können. Als Selbstversorger werden Sie immer mehr anbauen, als Sie verwerten können. Zumindest theoretisch, denn nicht jedes Jahr wachsen alle Früchte gleich gut. So gibt es Kartoffeljahre oder Apfeljahre und meist ist das auch je nach Landstrich unterschiedlich, so dass man sich über den Landkreis gut mit Waren aushelfen kann.

Hochwasser im Ahrtal 2021

Im Ahrtal hat sich am 14. und 15. Juli 2021 eine der schlimmsten Naturkatastrophen der letzten Jahrzehnte in Deutschland ereignet. Es starben 134 Menschen und 766 wurden verletzt und teilweise schwer traumatisiert. Rund 500 Gebäude sind zerstört und weitere 3.000 beschädigt, somit etwa 70 % der Gebäude in dem betroffenen Gebiet. Insgesamt sind 17.000 Menschen geschädigt und weitere 25.000 betroffen. Dazu sind die Straßen, Schienenwege und Brücken in einem nie dagewesenen Umfang beschädigt worden, so dass dort ein Fortkommen nur mit geländegängigen Fahrzeugen möglich war, wenn die Wege nicht durch Schwemmgut versperrt waren. Ohne jetzt auf das Behördenversagen im Vorfeld bei der Warnung der Bevölkerung näher einzugehen ist wohl allgemein bekannt, dass komplette Inkompetenz, fehlende Alarmierungsmöglichkeiten und Kompetenzgerangel eine Menge Menschenleben gekostet haben. Die Situation wurde nicht besser, als das Ausmaß der Schäden am nächsten Tag sichtbar wurde.

Besonders auffällig war die Tatsache, dass die staatlich organisierte Hilfe nur einen Bruchteil dessen ausmachte, was privat von Landwirten, Bauunternehmern und anderen Freiwilligen mit schwerem Gerät geleistet wurde. Die überschwemmte Fläche beträgt lediglich 200 Hektar, was erst einmal wenig klingt, aber dabei handelt es sich um den dicht besiedelten Uferbereich der Ahr. Die staatlichen Stellen brauchten Tage, um das Großgerät aus der gesamten Bundesrepublik zusammenzuführen, und dann war es nur ein Bruchteil dessen, was bereits am nächsten Tag von Privatleuten bereitgestellt wurde. Daraus lässt sich schließen, dass dieses räumlich eng begrenzte Schadensereignis die Kapazitäten der staatlichen Hilfsstellen bereits überfordert.

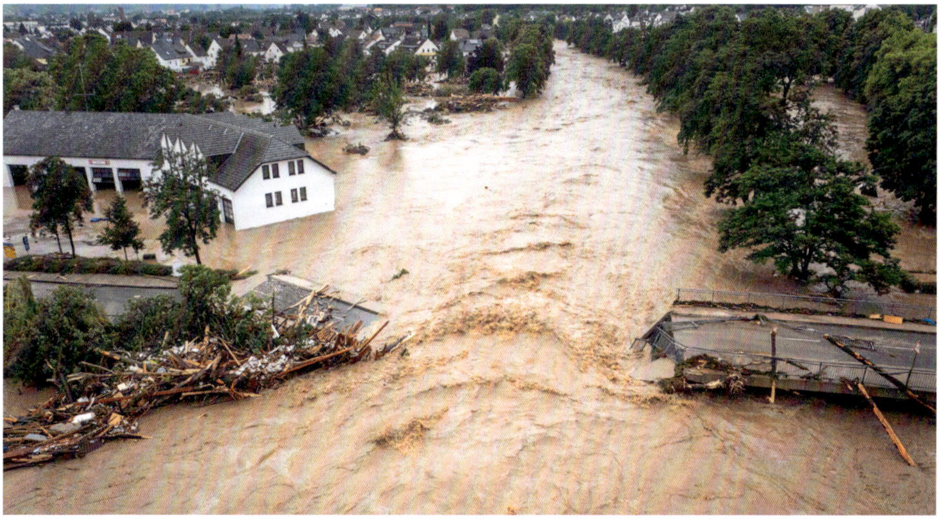

Die Infrastruktur war komplett zerstört: Es gab nicht nur kein Strom, Telefon, Frisch- oder Abwasser, es gab nicht mal mehr die Leitungen dafür. Nicht nur die Straßen waren komplett weggespült, die Brücken teilweise mitsamt den Fundamenten weggerissen, in den Straßen der Innenstadt-Bereiche lag das Geröll meterhoch und machte ein Durchkommen unmöglich. Die Menschen hatten alles verloren bis auf das, was sie am Leib trugen. 42.000 Menschen waren obdach- und mittellos. Sie hatten nicht nur nichts zu essen, sondern nicht mal mehr einen Teller und Besteck, um es zu essen.

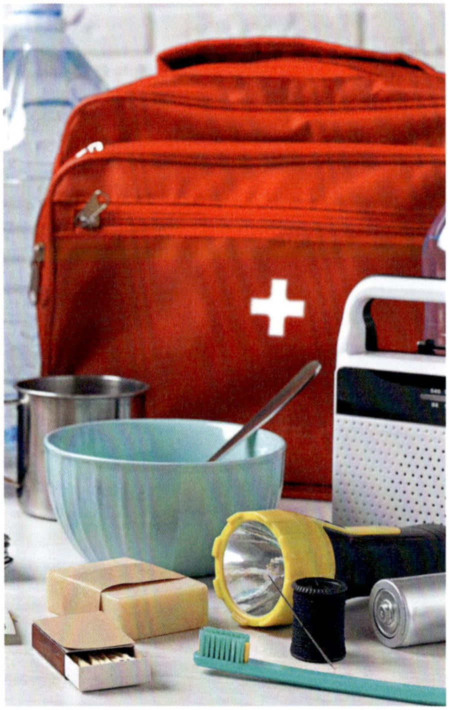

Hier eine Liste, die im Internet von Betroffenen veröffentlicht wurde, und die einen guten Anhalt bietet, was man braucht, um eine solche Situation zu bewältigen:

LISTE AHRTAL

- **Besen, Schaufel, Schneeschieber**
- **Gummistiefel in allen Größen**
- **Lebensmittel wie Baby-Nahrung, Konserven, Nudeln, Reis, Mehl, Zucker, Kekse, Schokolade, Salz, H-Milch**
- **Hygieneartikel wie Binden/Tampons, Duschgel, Seife, Zahnbürsten, Zahnpasta**
- **Getränke aller Art, vor allem Wasser (es war Sommer)**
- **Wasserkanister**
- **batteriebetriebene Radios**
- **Powerbanks**
- **Gaskocher und Kartuschen - keine großen Gasflaschen**
- **Pfannen, Töpfe, Teller, Besteck, Tassen**
- **Haushaltstextilien wie Decken, Bettwäsche, Handtücher (gewaschen und einsatzfähig)**
- **Stromaggregate (Hinweis: Diese werden nicht zurückgeliefert)**
- **Buggies, Kinderwagen**
- **Verbands- und Erste Hilfe-Material**
- **Tiernahrung für Hunde und Katzen, Halsbänder und Leinen, Näpfe**
- **Putzmittel**

Auf einem Foto einer Zeitung war ein Anschlag zu sehen, was sich die Betroffenen darüber hinaus wünschten:

- **Helfer**
- **Wasser**
- **zuckerhaltige Getränke**
- **Essen**
- **Hygieneartikel**
- **Bier**
- **Gummistiefel**
- **Schokolade**
- **Tiernahrung**
- **Handschuhe**
- **Mülltüten**

Aus der Lage kann man einige Lehren für Dinge ziehen, die Sie für den Vorrat zusätzlich anschaffen sollten, um vernünftig aufräumen zu können:
- zunächst die persönliche Schutzausrüstung: Gummistiefel, Schutzbrille, Handschuhe, Erste Hilfe für kleine Wunden oder eingetretene Nägel (Wunddesinfektionsmittel)
- Schaufel, Besen, Eimer, Müllsäcke, Putzmittel

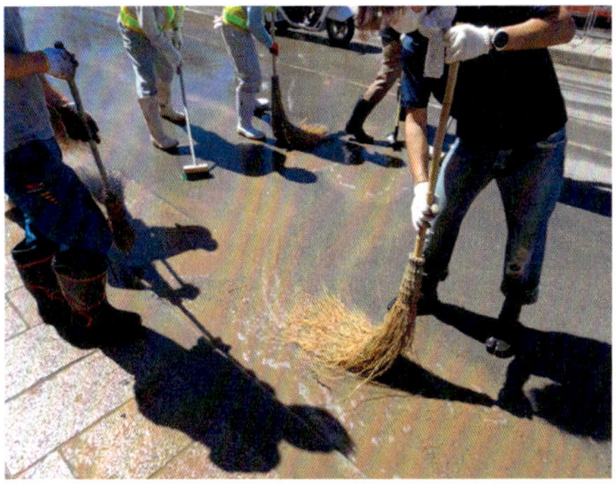

Weiterhin das, was auch in anderen Listen hier vorgeschlagen wird. Die Katastrophe zeigt aber, wie wichtig es ist und dass Sie von diesen, im Moment noch billigen Dingen, genug bereithalten. Hier werden Hygieneartikel und Duschgel, Seife und Zahnbürsten immer wieder genannt. Weiterhin Getränke mit Zucker, die auch Kalorien liefern, und offensichtlich ganz wichtig, eine Möglichkeit, die Mobiltelefone zu laden, um in Kontakt zu bleiben.
Die Hilfe von außen wurde in ganz Deutschland von Ehrenamtlichen organisiert und dafür Spenden gesammelt. Das führte dazu, dass Bekleidung in unvorstellbaren Mengen gespendet wurde. Aber gut gemeint ist nicht immer gut gemacht; und so nutzten viele Menschen die Möglichkeit, sich ihrer alten, abgetragenen und ungewaschenen Bekleidung zu entledigen. So verstopften unbrauchbare Altkleider, vor allem Winterbekleidung, im Hochsommer die Spendenzelte.

Hier hätte der Staat eigentlich vorsorgen können und palettenweise Erstausstattungen vorhalten können. Das kostet nicht viel Geld und ist einfacher zu verteilen. Eine Sporttasche in rot oder blau für Männer und Frauen, außen mit der Konfektionsgröße beschriftet, darin ein Sportanzug, Unterwäsche, Schuhe (Badelatschen), eine Decke, zwei Handtücher, Essbesteck und ein gefüllter Waschzeugbeutel. Im Fall der Fälle hätte man dann die vorgepackten Big-Packs mit einer Auswahl an Konfektionsgrößen einfach an den Hubschrauber gehängt und abgesetzt. Dafür hätte ich mein Steuergeld gerne angelegt gesehen.

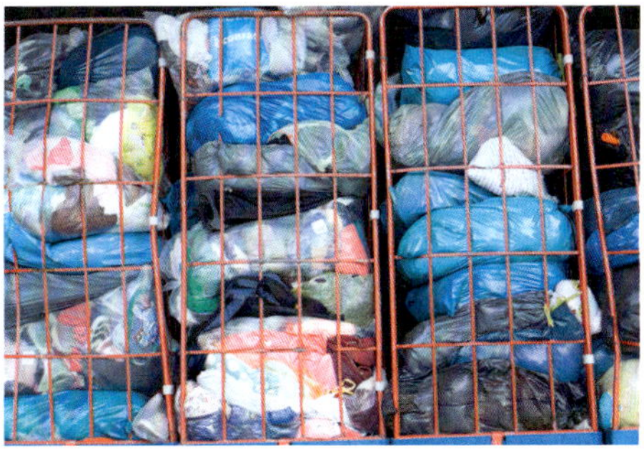

Da solch ein Szenario wohl nicht vorgesehen ist, sollten Sie für jedes Familienmitglied eine Tasche mit Ersatzkleidung und ein paar anderen Dingen, wie oben beschrieben, packen. In einen dicken Müllsack legen, mit dem Staubsauger möglichst viel Luft raussaugen und dann zubinden, so ist der Inhalt wasserdicht und relativ kompakt. Und wenn Sie diesen Beutel in einem Notfall nicht selbst brauchen, kann es ja sein, dass Sie Freunde oder Familie aufnehmen müssen, die schlechter vorbereitet sind als Sie selbst.

ABC-LAGEN

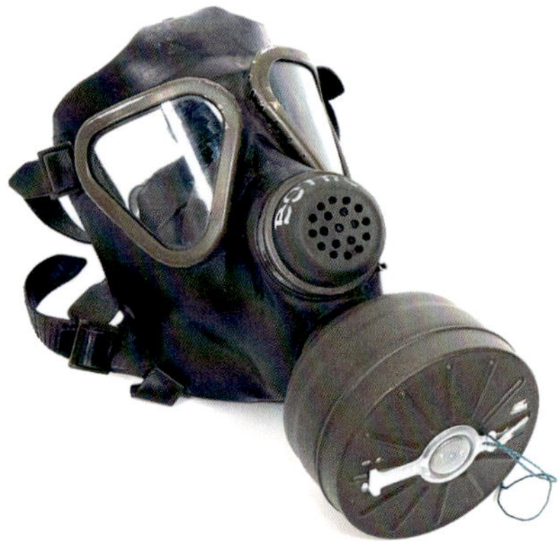

Zu den möglichen, aber seltenen, und wenn dann folgenschweren Lagen gehören die Freisetzung von atomaren, biologischen und chemischen Substanzen. Der Begriff wird altgedienten Soldaten noch unter ABC-Alarm bekannt sein. Die Welt hat sich aber weiterentwickelt und nun wird das Ganze unter CBRNE zusammengefasst. Eine weit weniger griffige Abkürzung, die sich auch nicht so gut schreien lässt, um andere zu warnen. Ausgeschrieben heißt es chemische, biologische, radiologische, nukleare und explosive Gefahren.

Diese können natürlichen Ursprungs sein, wie giftige Gase bei Vulkanausbrüchen, bei Unfällen freigesetzte Gase wie beim Reaktorunfall in Tschernobyl, oder willentlich zur Kriegsführung oder im Rahmen eines Terroranschlags verbreitet werden. Die Auswirkungen können räumlich und zeitlich begrenzt sein, wie ein Unfall eines Tanklasters mit giftigen Gasen, oder große Landstriche beeinträchtigen und lange anhalten, wie der radioaktive Niederschlag nach dem Reaktorunfall in der Ukraine. Auf einige dieser Gefahren können Sie sich einstellen, auf andere nur schlecht oder gar nicht. Es gibt eben keine hundertprozentige Sicherheit. Auf die Hilfe des Staates brauchen Sie bei einem großen Unglück nicht zu hoffen, denn Schutzausrüstung ist in ausreichender Anzahl mit an Sicherheit grenzender Wahrscheinlichkeit nicht vorhanden. Wir haben bei der Corona-Pandemie ja leider bereits erlebt, dass im Vorfeld trotz bekannter Risikoanalysen nicht ausreichend vorgesorgt wurde.

Ganz gleich, welche der vielen möglichen Szenarien eintreten, entweder bringt es Sie recht schnell um, dann brauchen Sie hier nicht weiterzulesen, oder Sie können sich vor den ersten Auswirkungen schützen und müssen mit langfristigen Problemen klarkommen. Der Unfall in Tschernobyl hat gezeigt, dass große Landstriche betroffen waren und die Lebensmittel nicht mehr verwendet werden konnten. Das ist auch ab und zu der Fall, wenn in einer Chemiefabrik etwas Giftiges entweicht und rundum die Kleingärten ausgeräumt werden.

In all diesen Fällen ist es gut, wenn Sie einen Lebensmittelvorrat so eingelagert haben, dass die Nahrung geschützt ist und Sie diese weiterverwenden können, ggfs. nach Dekontamination der Verpackung. Um Ihnen einen Einblick in die möglichen Szenarien zu geben, hier nur ein paar denkbare Fälle. Ich ziele dabei auf die Notwendigkeit eines Vorrats ab, das Thema Schutzkleidung oder Bunkerbau würde den Rahmen dieses Buches sprengen.

Milzbrand

Milzbrand oder Anthrax ist eine hoch ansteckende und gefährliche Krankheit, die in Deutschland nur noch sehr selten auftritt. Die Sporen der Bakterien sind sehr stabil, lange lagerfähig und hochinfektiös, dabei leicht zu vermehren und zu handhaben, und aus diesen Gründen so gut als biologische Waffe geeignet. Sie können auch von Staaten mit nicht so gut ausgestatteten Laboren hergestellt werden. So gelangen sie in die Hände von Terroristen, wie es im Jahr 2000 in den USA der Fall war, als mit Milzbrand präparierte Briefe verschickt wurden. Der eigentliche Schaden war eher gering, die Kollateralschäden durch die Panik und Abwehrmaßnahmen aber gewaltig. In Nutztierbeständen kann Milzbrand großen Schaden anrichten, so dass die Versorgung mit Fleisch und tierischen Produkten leiden kann.

Nuklearer Angriff

Das Schlimmste, was einem Land passieren kann, ist ein Angriff mit einer Atombombe. Die genaue Anzahl der weltweit gelagerten nuklearen Gefechtsköpfe ist unklar und kann nur geschätzt werden.

Unfall in einem Chemiewerk. Die Nähe zum bewohnten Gebiet macht einen ABC-Alarm notwendig.

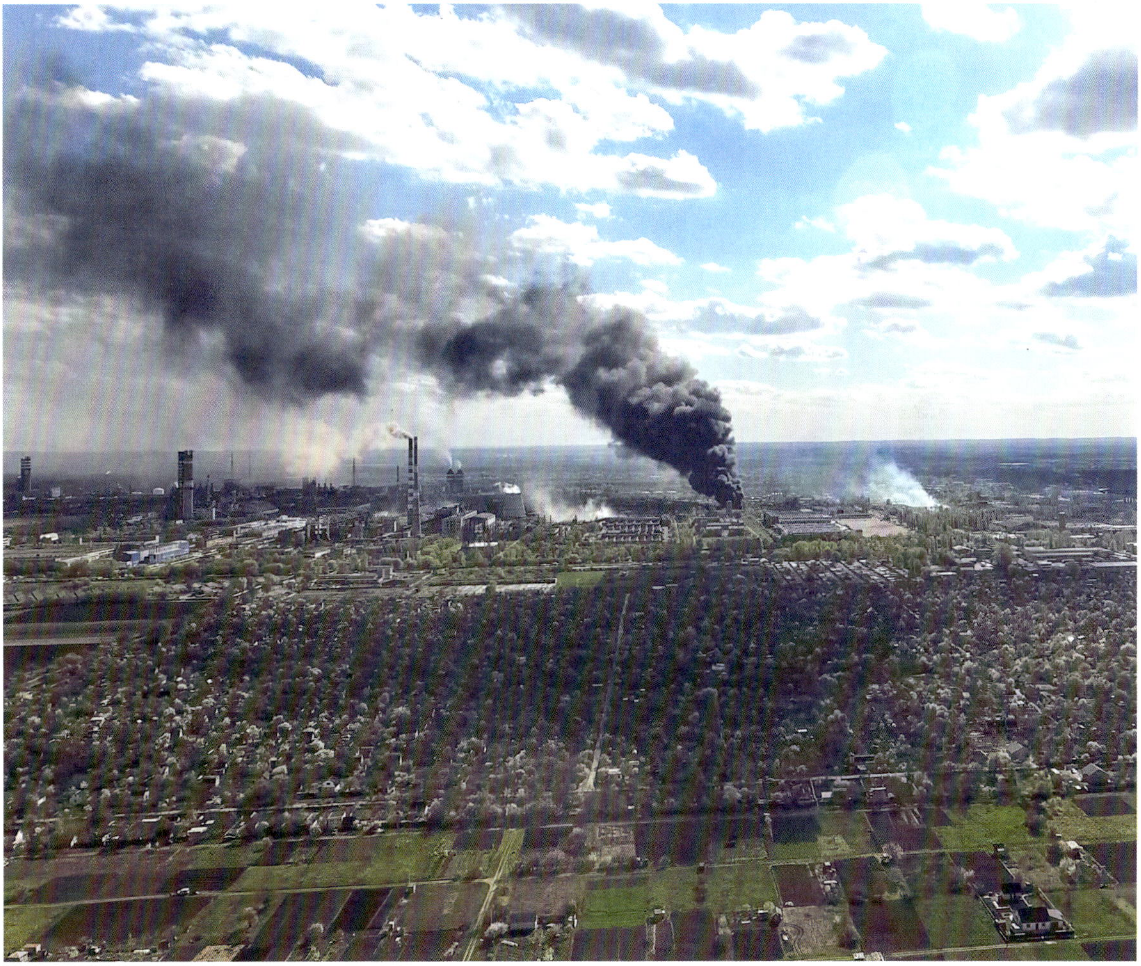

Aufbewahrungsorte befinden sich unter anderem in ganz Europa, darunter auch in Deutschland.

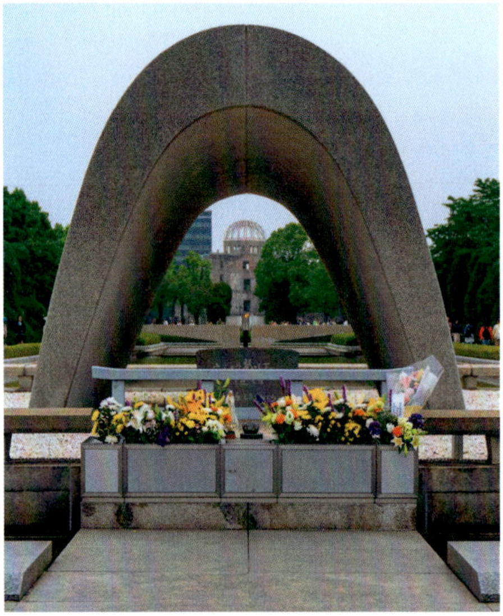

Kenotaph im Friedenspark von Hiroshima, zum Gedenken an die Opfer der Atombombe von 1945.

Die Wirkung kennt jeder aus den Schilderungen von Hiroshima und Nagasaki, die etlichen hunderttausend Menschen das Leben gekostet hat. Zuerst kommt ein Blitz, der alles in der Nähe durch die Strahlungshitze in Flammen aufgehen lässt. Danach kommt die Druckwelle, die noch in einigen Kilometern Entfernung Gebäude einstürzen lässt. Nach einer gewissen Zeit, je nach Entfernung zum Detonationspunkt, gibt es eine gewaltige Sogwelle, die dann die bereits beschädigten Gebäude, die noch stehen, einstürzen lässt. Direkt in der Nähe des Detonationspunktes verglast die Oberfläche, weil Steine schmelzen. Durch die Detonation wird jede Menge Material nach oben gerissen und bildet den bekannten Atompilz. Dieses staubfeine Material wird radioaktiv verseucht und treibt als radioaktive Wolke übers Land und regnet ab. Dies wird als radioaktiver Fallout bezeichnet und verseucht große Landstriche.

Wird die Bombe in großer Höhe gezündet, kommt noch der EMP dazu, der Elektromagnetische Puls, der sämtliche elektronische Geräte zerstört.

Die einzige Überlebenschance haben Sie entweder in einem dafür gebauten Bunker, oder so weit weg von der Bombe, dass Sie „nur“ von dem radioaktiven Niederschlag betroffen sind. Hier ist gut verpackte Nahrung der Schlüssel zum Überleben.

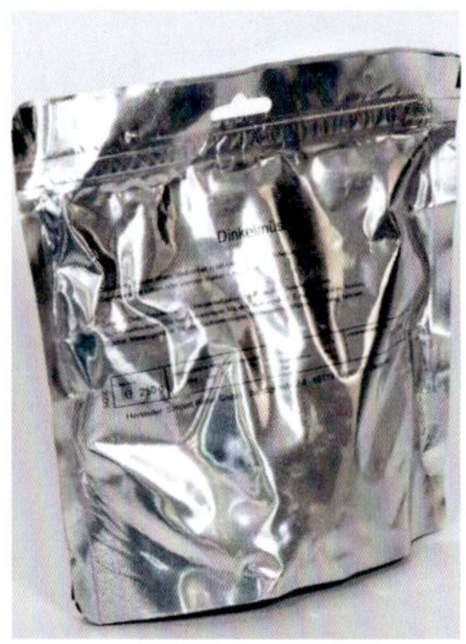

Strapazierfähige Verpackung, die man auch dekontaminieren kann

Schmutzige Bombe

Eine schmutzige Bombe ist keine Kernwaffe, da weder eine Kernspaltung noch eine Kernfusion stattfindet. Bei dieser Massenvernichtungswaffe benötigen Terroristen lediglich Zugriff auf radioaktives Material. Dieses ist recht billig auf dem Schwarzmarkt zu bekommen, denn es ist eigentlich Abfall oder wird für medizinische oder industrielle Zwecke verwendet. Der Einsatz erfolgt, indem eine Ladung konventionellen Sprengstoffs das radioaktive Material fein zerstäubt und über eine größere Fläche verteilt. Die Menschen nehmen das Material auf und erleiden Strahlenschäden und erkranken evtl. später als Langzeitfolge an Krebs. Außerdem ist die Panik enorm, weil die Mehrheit nicht zwischen einer radiologischen Waffe bzw. Schmutzigen Bombe und einer richtigen Atombombe mit Kernspaltung unterscheiden kann. Trotzdem wird die Dekontamination der Bereiche viel Zeit und Geld verschlingen und die Besiedlung durch Menschen für längere Zeit unmöglich machen.

Das BBK rät zum Aufenthalt in Häusern und warnt vor einer unkoordinierten Flucht aus dem betroffenen Bereich, da sich gerade in der Anfangszeit noch viel radioaktives Material in der Luft befinden kann. Auch bei dieser Lage ist es also wichtig, einen Vorrat so eingelagert zu haben, dass Sie die Nahrung nach Dekontamination der Verpackung essen können.

Atomunfall

Bei einem Atomunfall kommt es ebenfalls zur Freisetzung von Radioaktivität. Diese Lage gab es vor Jahren in Tschernobyl und in Fukushima. Einige Gebiete sind auf Jahrzehnte nicht bewohnbar.

Für solche Lagen haben die Behörden aber zumindest insoweit vorgesorgt, dass Jodtabletten vorrätig gehalten und bei Bedarf an die Bevölkerung ausgegeben werden. Diese Tabletten sind nicht zu verwechseln mit den Jod-Tabletten, die Schwangeren und stillenden Müttern empfohlen werden. Sie enthalten hochdosiertes Jod, das von der Schilddrüse eingelagert wird und dafür sorgt, dass das radioaktive Jod, welches bei einem Atomunfall freigesetzt wird, vom Körper wieder ausgeschieden und nicht in der Schilddrüse eingelagert wird, weil diese schon gesättigt ist. Sie sollten die Tabletten nur auf Weisung der Gesundheitsämter einnehmen und nicht nach eigenem Gutdünken oder prophylaktisch benutzen.

Die Funktionsweise ist so, dass Sie nur eine einzige Dosis nehmen und dann die Wirkung nach einigen Tagen verpufft. Sind Sie über 45 Jahre alt, ist aus verschiede-

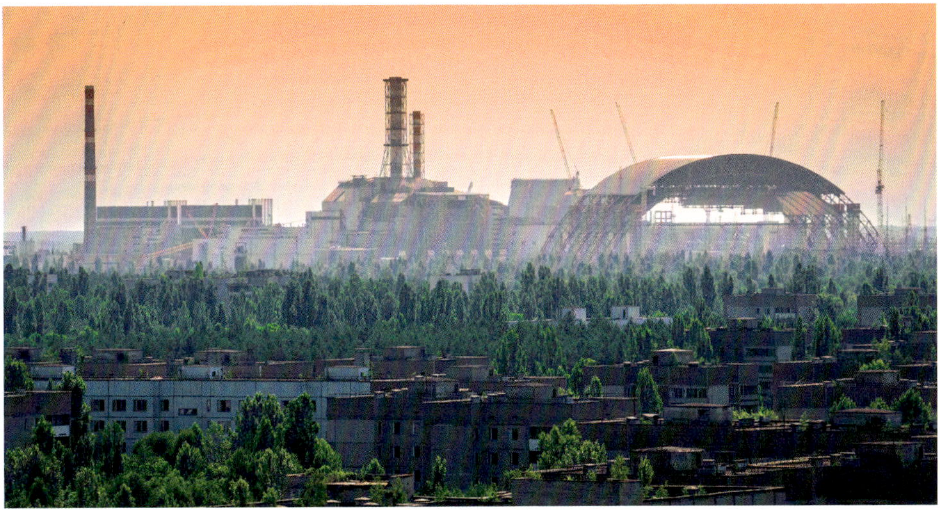

Das Kraftwerksgelände von Tschernobyl und der Neubau des Sarkophages

nen medizinischen Gründen eine Jod-Prophylaxe nicht mehr empfehlenswert, denn es treten häufiger Stoffwechselstörungen der Schilddrüse auf, die durch die Jodeinnahme verschlimmert werden. Außerdem nimmt ab diesem Alter die Wahrscheinlichkeit ab, an durch ionisierende Strahlung verursachtem Schilddrüsenkrebs zu erkranken. Kurzum die Strahlenschutzkommission rät von der Einnahme ab und Sie sollten Ihre Dosis an Menschen abgeben, die diese wirklich brauchen.
Hier noch ein Hinweis: Die empfohlene Dosis für einen Erwachsenen beträgt einmalig 100 mg, eine Tablette enthält 65 mg Kaliumjodid, das entspricht 50 mg Jodid. Die Jod-Tabletten zur Nahrungsergänzung erhalten hingegen nur 0,2 mg. Um die empfohlene Dosis von 100 mg aufzunehmen, müssten Sie von den frei erhältlichen Tabletten 500 Stück einnehmen.

Wer sich im Zweifel nicht auf die staatliche Ausgabe verlassen möchte, der kann sich Tabletten mit der richtigen Menge an Wirkstoff einfach im Internet bestellen. Für Kinder wird je nach Alter ¼, ½ oder ganze Tablette empfohlen.

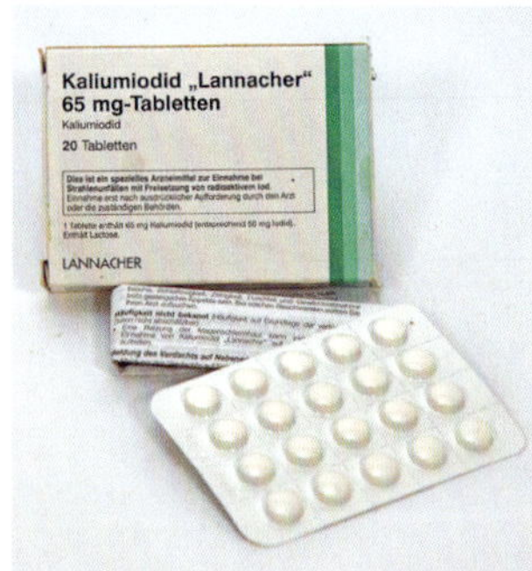

Jod-Tabletten zum Schilddrüsenschutz

Das Kernkraftwerk Fukushima Daiichi wurde im März 2011 nach einem Erdbeben von 13–15 Meter hohen Tsunamiwellen getroffen. In der Folge wurden radioaktive Substanzen freigesetzt.

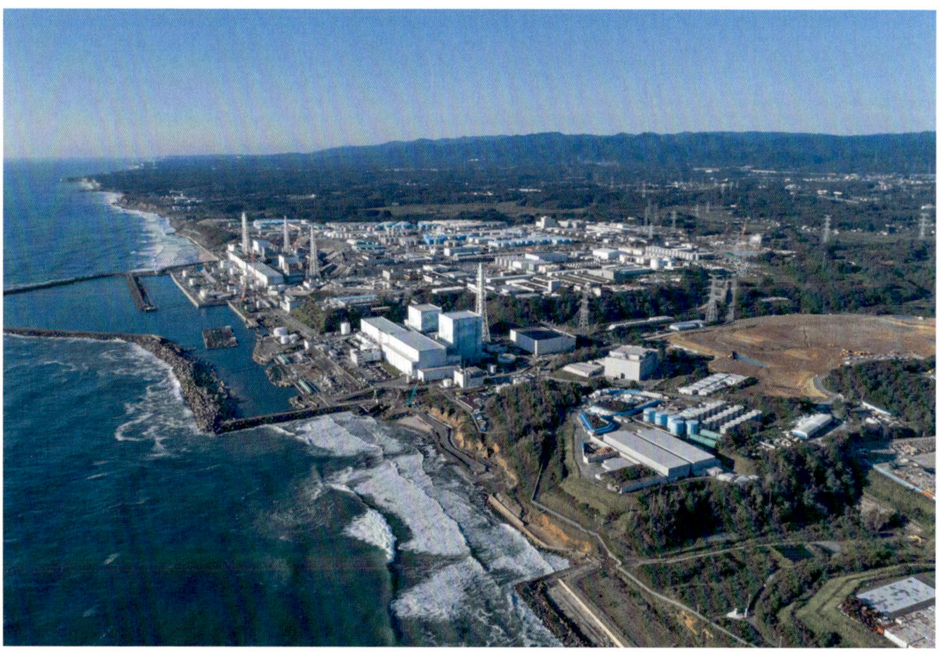

EINEN NOTVORRAT ANLEGEN

Bei einem Vorrat geht es nicht darum, einfach nur das zusammenzukaufen, was Ihnen gerade so spontan in den Sinn kommt. Dann landen Sie bei einem Regal voll mit Mehl, Nudeln und Toilettenpapier für drei Jahre, aber ohne Nudelsauce oder Hefe für das Mehl.

Erstellen Sie eine Liste mit Dingen, die Sie auch sonst einkaufen und arbeiten Sie diese Liste ab. Differenzieren Sie dabei in drei Kategorien: „Lebensnotwendig“, „wichtig“ und „nett zu haben“.

Fangen Sie mit dem Lebensnotwendigen an, also Wasser und Nahrung, die Sie satt macht. Kein Luxus, eher Nudeln und Reis oder Babynahrung für die Kinder. Setzen Sie sich ein Ziel von zunächst 14 Tagen, die der Vorrat reichen muss.

Wenn Sie das haben, kaufen Sie die Dinge, die wichtig sind, wie Nudelsauce, Kaffee und was Sie sonst noch als wichtig erachten. Dazu dann noch ein paar Dosen Fertignahrung oder Fruchtkonserven, eben das, was man auch kalt verzehren kann.

Die dritte Priorität haben Dinge, die nett zu haben, aber nicht wichtig sind. Ketchup, eine Flasche Rum oder die Lieblingsschokolade. Diese Kategorie kann auch einfach erst mal entfallen, denn 14 Tage werden Sie wohl auch ohne Schokolade auskommen.

Bei der nächsten Beschaffungsrunde erweitern Sie den Vorrat, um eine längere Zeit unabhängig zu sein, also beispielsweise auf zwei Monate. Auch hier beginnen Sie wieder mit den lebensnotwendigen Dingen, dann mit den wichtigen und zum Schluss mit den Nettigkeiten oder auch mit Waren zum Tauschen. Durch dieses Vorgehen können Sie der Krise auch begegnen, wenn Sie ihre Vorbereitungen noch nicht komplett abgeschlossen haben.

Parallel sollten Sie Ihre Infrastruktur aufrüsten: Kochmöglichkeiten, Wasserkanister, Brennstoff-Vorrat, Wasserfilter, Licht, Hygiene, Sanitätsmaterial und Streichhölzer. So geht es nun immer weiter, stocken Sie alles weiter auf, bis Sie sich mit Ihrem Vorrat wohlfühlen und rotieren Sie die Nahrungsmittel nach und nach durch.

EIN GELAGERTER VORRAT FÜR 14 TAGE IST BESSER ALS EINEN VORRAT FÜR EIN JAHR NIE GEKAUFT ZU HABEN.

DAS RICHTIGE MINDSET

Einen Vorrat anzulegen bedeutet nicht, einen Großeinkauf zu tätigen und alles ist gut, sondern es ist eine Lebenseinstellung. Sie verlassen sich ab jetzt nicht mehr auf Hilfe von außerhalb, denn selbst bei den Hochwasserlagen waren viele Einsatzkräfte nicht mal in der Lage, sich selbst zu versorgen – und das bei einer räumlich eng begrenzten Naturkatastrophe, bei der der Rest des Landes ganz normal weiter arbeitet. Wie soll das erst funktionieren, falls bundesweit der Strom ausfällt?

Die Entscheidung, dass man sich vorbereiten möchte, heißt aber auch, die eigene Komfortzone zu verlassen und einzusehen, dass bei einer Katastrophe nicht gleich ein Retter vor Ihrer Haustür steht und Sie mit allem versorgt. Übernehmen Sie selbst die Verantwortung für Ihr Leben und sorgen Sie für sich und Ihre Liebsten.

Angenommen Sie sind einigermaßen vorbereitet – und das reicht schon –, dann ist mit Ihnen noch viel mehr passiert. In den USA nennt man das „Situation Awareness“, was man mit Situationsbewusstsein übersetzen kann, aber der Begriff „Leben in der Lage“ umschreibt es besser. Sie achten nun mehr auf das, was um Sie herum passiert, hinterfragen mehr und machen sich Ihr eigenes Bild, das dann in eigene Entscheidungen und Handlungen mündet.

Darum erkennen Sie eine Krise im Vorfeld, während Politiker immer noch verlautbaren, dass sie alles im Griff hätten und kein Grund zur Beunruhigung bestünde. Während dadurch wichtige Zeit vergeudet wird, können Sie schon handeln und letzte Einkäufe tätigen, die Wasservorräte auffüllen, das Geld vom Bankkonto abheben und das Auto auftanken.

Sie werden wissen, wann der Tag gekommen ist, in den Krisenmodus umzuschalten. Dann haben Sie nicht nur einen Vorrat angelegt, sondern beginnen den Vorrat zu verwalten.

„WER ES NICHT SCHAFFT, SICH VORZUBEREITEN, IST VORBEREITET, ES NICHT ZU SCHAFFEN.“

Stefan von Outdoor Chiemgau

Sortieren Sie alles noch einmal durch, führen Sie die Vorräte aus dem Küchenschrank mit denen aus dem Vorratsraum zusammen, damit Sie die Übersicht behalten. Setzen Sie sich spätestens jetzt mit Ihrer Familie zusammen, besonders mit Kindern, und erklären Sie, dass nun eine schwere Zeit kommt und ab jetzt beim Essen einige andere Regeln gelten: Niemand isst außerhalb der Mahlzeiten. So können Sie sicherstellen, dass jeder genug, aber auch nicht zu viel isst. So vermeiden Sie auch, dass Kinder eine Dose Würstchen aus Langeweile aufessen und dass das für sie vorgesehene Essen schlecht wird, weil sie zu der Mahlzeit keinen Hunger mehr haben.

Sie werden auch anfangen, nach Alternativen für die Lebensmittel im Vorrat zu schauen, um diesen zu schonen. Sie können Wildpflanzen sammeln, Marmelade einkochen oder Apfelmus kochen, auch wenn die Regale sich unter der Last der Dosen biegen. Sie sollten jede Gelegenheit nutzen, den Speiseplan mit frischen Sachen aufzulockern und so dafür sorgen, dass der eigene Vorrat länger hält. Denn Sie können meist schlecht abschätzen, wie lange eine Krise noch dauert. Im besten Fall gehen Sie mit etlichen Gläsern Marmelade nach zwei Tagen wieder in den Normalzustand zurück.

Genau aus diesem Grund habe ich in den Listen auch einige Dinge dabei, die nicht für den sofortigen Verzehr geeignet sind, aber für das Konservieren von Überschuss. Nebenbei können Ihre Kinder lernen, wie man vorsorgt und wie hart es ist Nahrung zu erarbeiten. Das schult die Achtsamkeit gegenüber Lebensmitteln. Mit dieser Einstellung werden Sie die Krise nicht nur überleben, sondern gestärkt und gereift daraus hervorgehen.

MANCHE MENSCHEN ZAHLEN 300 EURO IM MONAT IN EINE LEBENSVERSICHERUNG EIN, DIE IN 30 JAHREN FÄLLIG WIRD, ABER 300 EURO FÜR EINEN NOTVORRAT SIND IHNEN ZU TEUER.

VERSCHIEDENE KATEGORIEN VON NOTVORRÄTEN

Einen einfachen Notvorrat anzulegen kostet fast nichts, schon für unter 100 Euro sind Sie mit 200 Mahlzeiten dabei. Nichts Besonderes, aber eben 200-mal satt. Jeweils zehn Kilo Reis, Nudeln und Zucker, dazu einige Liter Speiseöl und einige Dosen mit Tomaten und Thunfisch, vielleicht noch einige Dosen Fleisch oder Wurst, einige Dosen mit Würstchen und Sie kommen über die ersten Tage Chaos oder Ausgangssperre. Den Rest steuern Sie aus dem normalen Bestand des Kühlschrankes

und des Gewürzregals dazu. Wenn eine Krise kommt, dann brauchen Sie einen kühlen Kopf, um die richtigen Entscheidungen zu treffen. Wenn Ihnen die Sorge um die nächsten Mahlzeiten genommen ist, dann haben Sie schon viel geschafft und der Vorrat hat sich ausgezahlt.
Wenn Sie sich mit dem Thema Krisenvorsorge intensiver beschäftigen, kommen Sie automatisch an den Punkt, an dem Sie einen Vorrat an Lebensmitteln anlegen.

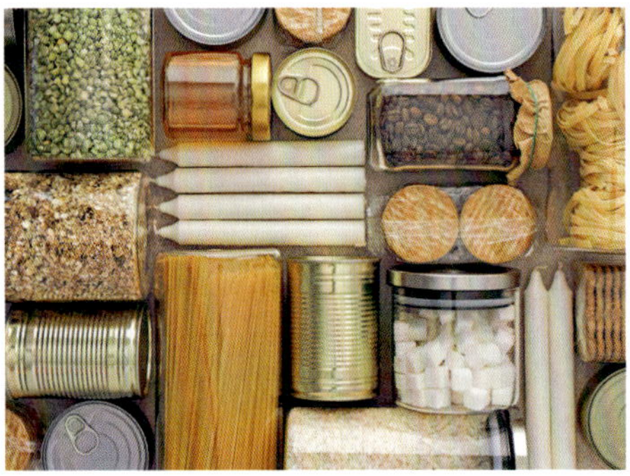

Dieser Vorrat ist aber nicht nur für globale Katastrophen gedacht. Es kann schließlich auch vorkommen, dass Sie wegen einer Erkrankung nicht aus dem Haus gehen können. Oder vll. verlieren Sie Ihren Job und sind dann froh, dass Sie einige Tage auf den Vorrat zurückgreifen können, weil der Bankautomat kein Geld mehr hergibt.

Es gibt mehrere Möglichkeiten, um einen Notvorrat anzulegen: Sie können zum Beispiel von den Sachen, die Sie ohnehin essen, immer mal etwas mehr einkaufen oder Sie nutzen Sonderangebote, was zusätzlich Geld spart. Ich selbst kaufe immer im Angebot Kaffee, von dem ich auch aufgrund meiner Kochkurse 60–80 Pakete im Jahr brauche. Im Angebot spare ich pro Paket locker zwei Euro, was pro Jahr 120–160 Euro Ersparnis ausmacht. Wenn Sie also beim normalen Einkauf immer mal statt eines Paketes drei mitnehmen, dann fällt das gar nicht groß ins Gewicht, aber am Ende des Jahres ist ein satter Vorrat vorhanden, der Sie zwei bis vier Wochen über Wasser hält. Diesen Vorrat rotieren Sie dann regelmäßig durch, so dass Sie auch Waren kaufen können, die nur ein halbes Jahr lagerfähig sind.

Bei der nächsten Möglichkeit bereiten Sie sich auf eine echte Krisensituation vor. Hierbei werden Sie Wert auf die längere Lagerfähigkeit der Waren legen. Es werden Dinge dabei sein, die Sie im Normalfall nicht in der Menge brauchen, wie beispielsweise Salz, das auch für die Konservierung von Nahrung vorgesehen ist.
In dieser Kategorie werden Sie viele Dinge nicht durchrotieren müssen, weil diese entweder so billig sind, dass sich das nicht lohnt, oder weil sie so lange haltbar sind, dass es nicht drauf ankommt. Ein solcher Vorrat ist für 1–6 Monate ausgelegt und schon die hohe Kunst der Vorbereitung. Trotzdem sollten Sie auch hier Nahrung vorhalten, die Sie auch im normalen Leben aufbrauchen und so eine gewisse Rotation sicherstellen.

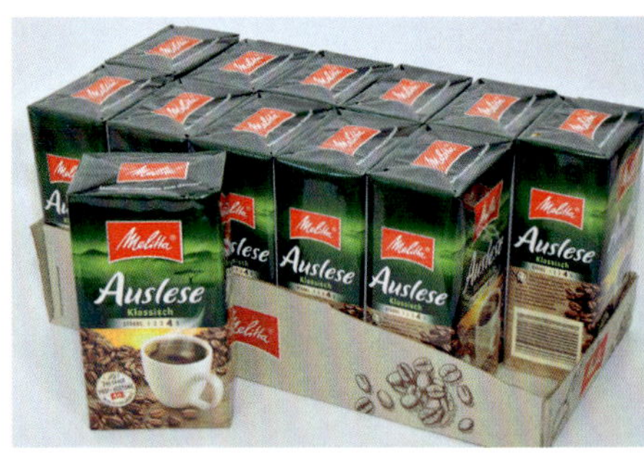

Die dritte Möglichkeit besteht aus einem Vorrat mit spezieller Langzeitnahrung, die je nach Hersteller 10–30 Jahre lagerfähig ist. Diese Lebensmittel sind gefriergetrocknet und in Dosen verschlossen. Meist auch in großen Gebinden. Diese Nahrung ist dazu gedacht in Bunkern eingelagert zu werden und ist quasi die letzte Bastion. Gefriergetrocknete Langzeitnahrung ist sehr teuer und geschmacklich eher flach. Wenn Sie an diesen Vorrat müssen, dann ist aber der Wohlgeschmack der Nahrung Ihr geringstes Problem. Dann sind Sie bereits schon einige Wochen oder Monate auf Ihren anderen Vorrat angewiesen gewesen und die Lage ist wirklich schlecht. Manche nenne einen solchen Vorrat „fire-and-forget“, eine Bezeichnung im Militärjargon für Lenkflugkörper, die man nach dem Abfeuern nicht mehr kontrollieren muss, weil sie das Ziel selbständig finden. Bei dem Vorrat ist das genauso. Sie kaufen diesen einmal und dann brauchen Sie sich nicht weiter darum zu kümmern. Den Vorrat an Langzeitlebensmitteln werden Sie nicht durchrotieren, denn er hält so lange, dass Sie ihn entweder aufbrauchen oder vererben.

Langzeitlebensmittel werden Sie – wenn sich eine Krise ankündigt – auch nicht mehr in ausreichender Menge und mit akzeptablen Lieferzeiten bekommen. Wer bei Aufziehen einer Krise meint sich damit noch bevorraten zu können, der hat das System nicht verstanden, denn bevor der einfache Bürger etwas von der Krise bemerkt, haben die Behörden schon die großen Aufträge platziert und alles an Waren gekauft, was verfügbar war.

Wenn es aber so weit gekommen ist, dann brauchen Sie zunächst einen Vorrat, um die nächsten Wochen zu überstehen, und nicht etwas, das Sie erst in einigen Jahren nutzen wollen.

WAS IST IN EINER KRISE ZUERST NICHT MEHR VERFÜGBAR?

Schauen wir auf die Vergangenheit, was als erstes rationiert wurde, so gab es auf den Lebensmittelkarten Rationen für Brot, Fett, Fleisch, Eier und Zucker. Auf anderen Karten wurden Seife, Kaffee und Genussmittel wie Tabakwaren und Alkohol zugeteilt. Steckrüben gab es immer genug.

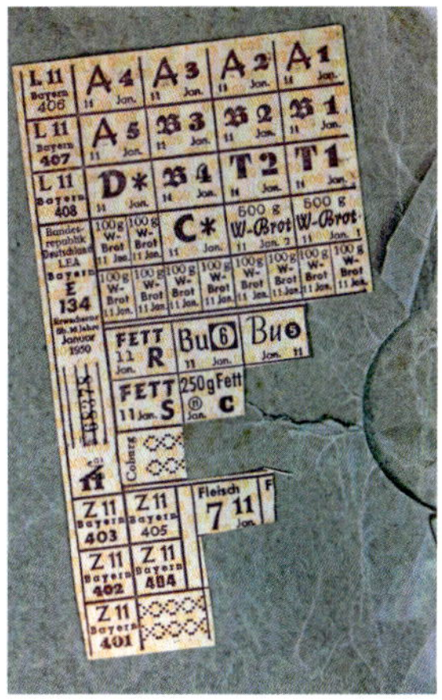

Lebensmittelmarken aus der Nachkriegszeit

Wenn Sie nun danach gehen und Mehl und andere Nährmittel wie Nudeln oder Reis einlagern, dazu genug Öl als Fett, Fleischkonserven und Zucker, sind Sie schon auf dem richtigen Weg. Dazu noch Gewürze und andere Dinge, die dafür sorgen, dass Sie Ihren Vorrat abwechslungsreich auf den Tisch bringen und zusätzlich beschaffte Nahrung auch zubereiten können, weil Sie beispielsweise das Öl oder den Zucker dafür vorgehalten haben, können Sie sich unbeschwert den anderen wichtigen Dingen wie Sicherheit oder Gelderwerb zuwenden. Der Notvorrat soll Sie davor bewahren, einen Großteil Ihrer Zeit und des dann nicht vorhandenen Geldes für die Nahrungsbeschaffung zu verschwenden. Es gibt dann wichtigere Aufgaben zu lösen.

Was gehört in einen Notvorrat?

Ein Notvorrat war für die Generation unserer Großeltern eigentlich nicht notwendig, da sich diese zum Großteil aus dem eigenen Garten versorgt haben und für ein halbes bis ein Jahr Nahrung vorrätig hatten. Vor 30 oder 40 Jahren war in Deutschland Hausschlachtung und Einkochen von Lebensmitteln gang und gäbe. Das hat sich irgendwann mit der ständigen Verfügbarkeit von Lebensmitteln durch die globalen Lieferketten verändert. Kaum jemand findet es heute verwerflich, zu Weihnachten frischen Spargel oder Erdbeeren vom anderen Ende der Welt zu kaufen, und die Preise sind nicht viel höher als bei regionalen Produkten in der Saison. Damit hat sich aber auch unsere Ernährung grundlegend verändert. Viele Menschen kaufen mittlerweile nach Rezept und in der Gemüseabteilung werden dann 600 Gramm Kartoffeln abgewogen, um keine Reste über zu behalten.

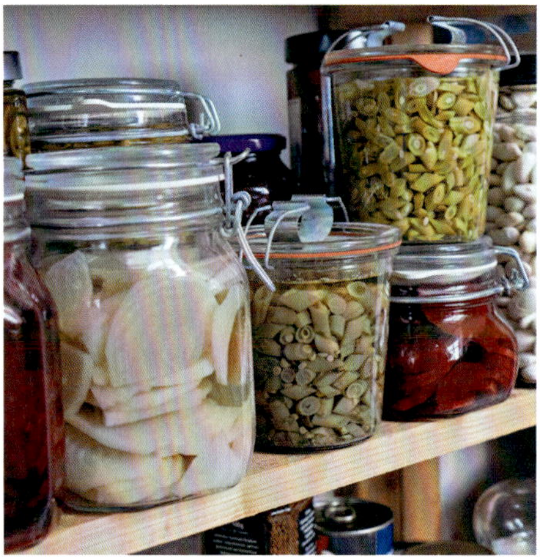

Bei dem Notvorrat, der hier beschrieben ist, handelt es sich um Nahrungsmittel, die Sie nebenher einlagern können. Im Regelfall stehen Ihnen immer noch die Dinge Ihrer normalen Küche zur Verfügung, so dass Sie auf so typische Dinge wie Gewürze, aber auch Ketchup oder Chili-Sauce, zurückgreifen können. Nur die Kochmöglichkeiten ändern sich, wenn der Strom ausfällt (siehe Kapitel „Kochen und Essen in der Krise"). Anders ist es, wenn Sie einen Bunker mit Lebensmitteln komplett neu bestücken müssen. Da müssen Sie an alles denken, im häuslichen Umfeld ist das nicht ganz so entscheidend.

Wasser

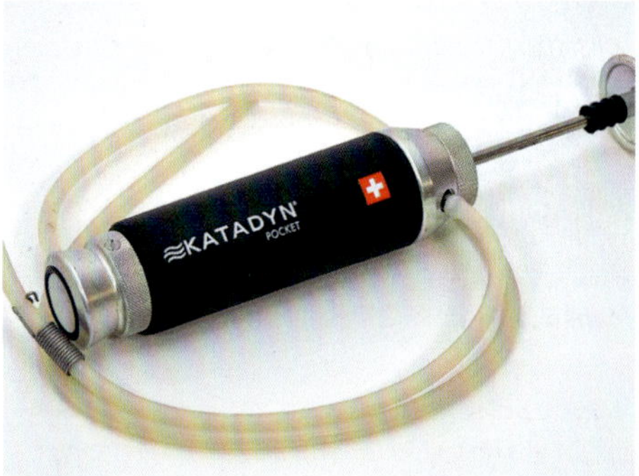

Wasserfilter für bis zu 50.000 Liter

Wasser ist Leben, Sie können nicht ohne Wasser leben. In der Survival-Szene gibt es die so genannte Dreier-Regel. Die besagt:

SIE STERBEN NACH

† 3 Minuten ohne Sauerstoff
† 3 Stunden ohne Wärme
† 3 Tagen ohne Wasser
† 3 Wochen ohne Nahrung
† 3 Monaten ohne soziale Kontakte
† 3 Jahren ohne medizinische Versorgung

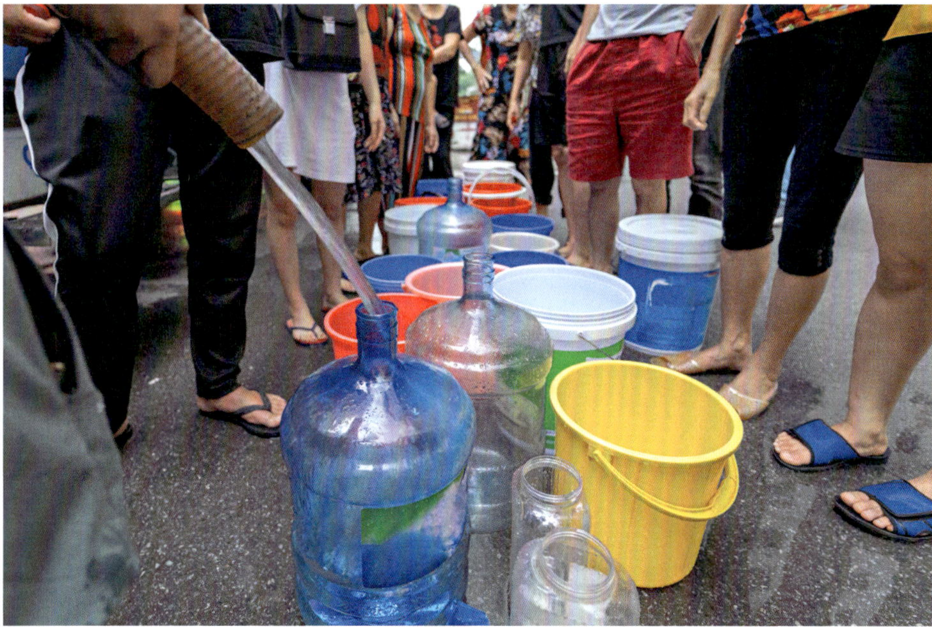

Menschen stehen für Wasser an

Wasser ist immens wichtig und in Krisensituationen ist es immer ein Problem, an genug sauberes Wasser zu kommen. Alleine zum Trinken und zur Zubereitung von Nahrung brauchen Sie wenigstens 1,5 Liter pro Person und Tag. Und das ist schon verdammt knapp bemessen. Wenn durch Konserven bereits Wasser in der Nahrung vorhanden ist, dann mag das reichen, wenn Sie jedoch zusätzliches Wasser zum Kochen von Reis oder Nudeln benötigen, dann müssen Sie das dazurechnen. Mit zwei Litern pro Person und Tag sind Sie minimal aufgestellt. Und sollten Sie einen Mehrbedarf haben, weil der Sommer extrem heiß ist oder Sie an Durchfall leiden, dann wird es schnell eng. Das sollten Sie im Hinterkopf behalten. Wir werden im Folgenden immer von 2 Litern pro Person und Tag ausgehen.

Denken Sie daran, dass in einer Krise der Strom ausfallen kann und damit auch kein sauberes Trinkwasser aus der Leitung kommt. Ebenfalls gibt es dann keine Toilettenspülung, kein Geschirrspüler und keine Waschmaschine. Sie brauchen also nicht nur sauberes Trinkwasser, sondern auch Brauchwasser – zum Waschen, für die Toilettenspülung, zum Tomatengießen und, und, und ...

Wie kommen Sie nun an Trinkwasser? Genug Wasser in Flaschen einzulagern nimmt eine Menge Platz weg, denn für eine vierköpfige Familie und zwei Liter pro Person und Tag für 14 Tage sind das schon 112 Liter oder 12 Kisten mit je 12 Flaschen zu 0,75 Liter. Die 1,5 Liter Plastikflaschen sind kompakter, aber für Langzeitlagerung würde ich auf Glasflaschen zurückgreifen.

Bedenken Sie, wenn hierzulande eine Krise kommt, dann ist es entweder Hochwasser oder eine ähnliche, lokal begrenzte Krise, die nach zwei bis drei Tagen von den Behörden und den Betroffenen so organisiert ist, dass Sie sich in Sicherheit befinden sollten. Dann sind zur Not auch bundesweit Hilfskräfte alarmiert und vor Ort, die Bewohner werden evakuiert und dann von den Behörden versorgt oder Sie hatten die Möglichkeit, bei Verwandten unterzukommen.

Handelt es sich bei der Krise jedoch um eine großflächigere Lage, die ein Bundesland oder gar mehrere betrifft, dann muss jeder mit den Kräften auskommen, die vor Ort verfügbar sind – was nicht sehr viel ist. Demzufolge kann das Beseitigen der Lage weit mehr als zwei Tage in Anspruch nehmen. Bei einem großflächigen Blackout können Sie davon ausgehen, dass die Sache entweder nach zwei Tagen durchgestanden ist oder aber das Anfahren der Elektrizitätsversorgung einige Wochen in Anspruch nimmt. Daraus resultierend ist auch die Versorgung mit sauberem Trinkwasser aus der Leitung wochenlang gestört. Gehen Sie auch immer davon aus, dass dann die Hilfskräfte selbst als Opfer betroffen sind und für Hilfsleistungen nicht zur Verfügung stehen. Ein Blackout ist immer großflächig und langandauernd, so dass keine Hilfe von nicht betroffenen Gebieten in der Nähe, wie beim Ahr-Hochwasser, zu erwarten ist.

Wenn Sie einen eigenen Brunnen besitzen, den Sie mit einer Handpumpe versehen haben oder aus dem Sie mit einem Strick und Eimer Wasser schöpfen können, sind Sie fein raus, aber in einer Stadtwohnung werden Sie schnell Probleme bekommen.

Bedenken Sie, dass sich auch Ihre Nachbarn in derselben Situation befinden und zum Großteil nicht vorbereitet sind.

Vermutlich wird das THW versuchen Sie zu versorgen und mit Tankwagen Wasser zu Ihnen zu bringen – so lange wie es noch Sprit für die Fahrzeuge gibt, was bei einem Stromausfall nicht sicher ist. Sie brauchen aber eine Möglichkeit zum Wassertransport – Kanister und Sackkarre, denn 40 Liter Wasser wiegen bekanntlich 40 kg! Kanister haben den Nachteil besonders sperrig zu sein. Es gibt verschiedene Modelle von Wassersäcken oder faltbaren Kanistern, aber das ist alles nicht so toll wie stabile Kanister, die sich bequem tragen und stapeln lassen. Mit einer Sack- oder Schubkarre oder Ähnlichem können Sie auch zwei Kanister über eine längere Strecke transportieren.

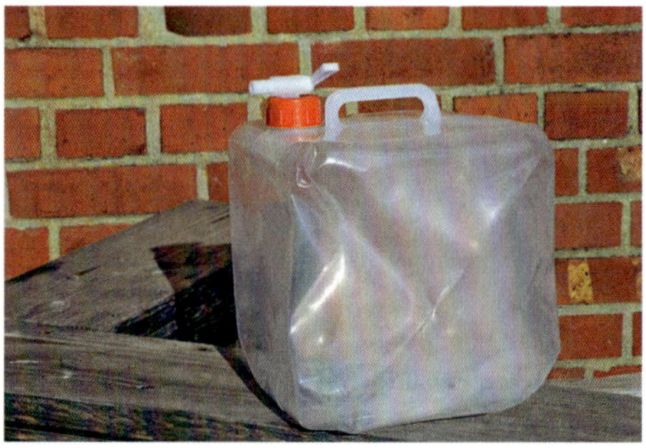

Faltbarer Wasserkanister mit 10 Liter Inhalt

Eine weitere Möglichkeit ist, wenn sich die Krise anbahnt, alle Töpfe und Eimer in der Wohnung mit Wasser zu füllen. Die Badewanne fasst meist um die 120 Liter, sie muss aber rechtzeitig gefüllt werden. So haben Sie zumindest Wasser für die Toilettenspülung. Für Trinkwasser brauchen Sie eine Möglichkeit das Wasser aufzubereiten, damit Sie von schlechtem Wasser nicht krank werden. Also müssen Sie es

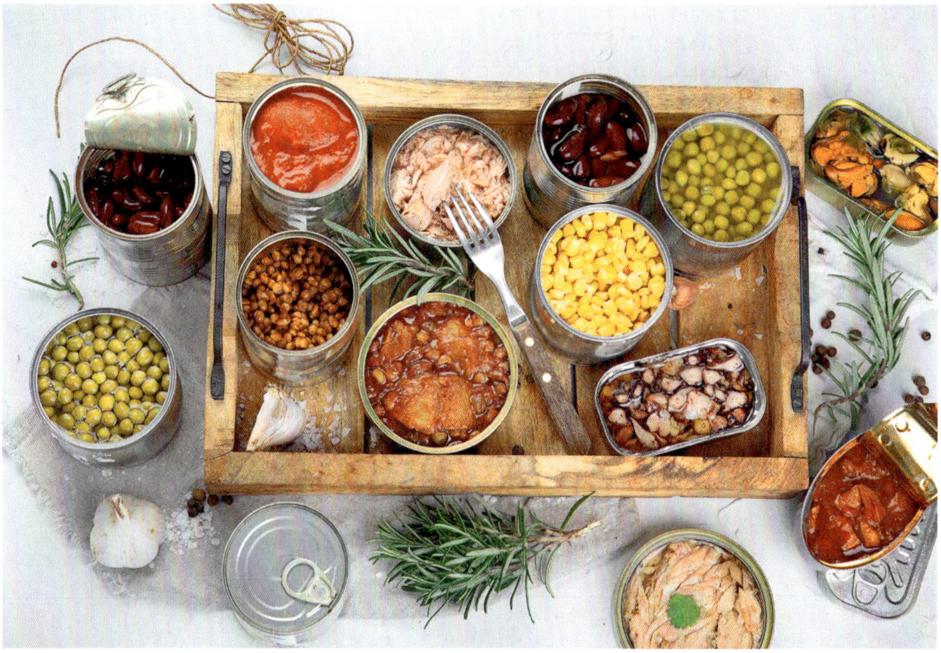

entweder abkochen, was eine Kochmöglichkeit voraussetzt und viel Brennstoff erfordert, oder Sie besitzen einen Filter, der dafür geeignet ist. Der Küchen-Brita-Wasserfilter ist es nicht. Ein guter Wasserfilter, der auch alle Mikroorganismen sicher entfernt, kostet je nach Leistung 100–300 Euro und ist während einer Krise nicht mehr zu bekommen. Wasserfilter gehören neben Generatoren zu den Dingen, die in einer Krise am schnellsten aus den Läden verschwinden. Also haben Sie entweder einen im Vorfeld beschafft oder Sie müssen ohne auskommen. Die dritte Möglichkeit ist mit Tabletten das Wasser aufzubereiten. Diese Tabletten töten alles, was im Wasser vorhanden ist, entfernen aber nicht die Schwebstoffe oder schlechten Geschmack.

WISSEN:

Sie können eine Menge an Abwasch und damit Wasser sparen, wenn Sie genug Einwegteller, Besteck und Einweghandschuhe einlagern. Mit den Einweghandschuhen sparen Sie sich oftmals das Händewaschen. Auch ein großer Vorrat an Küchentüchern hilft Wasser zu sparen, weil Sie dann keinen Lappen hinterher auswaschen müssen.

Beim Brauchwasser ist die Situation nicht besser. Sie können zwar bei einigen Dingen wie der Toilettenspülung auf Regenwasser oder Wasser aus Gewässern zurückgreifen, aber alles, was mit Lebensmitteln in Berührung kommt, sollte sauberes Wasser sein. Und Wasser, in dem Sie Geschirr abgespült haben, können Sie immer noch für die Toilettenspülung nutzen. Mit der Zeit werden Sie aber sehen, mit wie wenig

Wasser man auskommen kann, wenn es denn sein muss. Ein Vorrat an Trink- und Brauchwasser hilft Ihnen erst mal über die Anlaufschwierigkeiten hinweg, und Sie müssen sich nicht gleich in der ersten chaotischen Phase, wenn bei den meisten die Nerven blank liegen, stundenlang am Wasserwagen anstellen.

Nahrung

Mit folgendem „einfachen Vorrat" (siehe Kapitel „Verschiedene Kategorien von Notvorräten") werden Sie satt. Nicht mehr, aber auch nicht weniger und 10 kg Reis entsprechen 100 Portionen, zusammen mit den Nudeln kommen Sie auf 200 Portionen, was bei zwei Portionen pro Tag einem Vorrat für 100 Tage, also vier Monaten entspricht. Ein „Normalverbraucher" hatte im März 1945 pro Woche 1778 g Brot, 222 g Fleisch (weniger als in einer Dose) und 109 g Fett zur Verfügung. Mit der nachfolgenden Liste liegen Sie locker über dieser Hungerration, die es aber auch nur dann ist, wenn Sie alles auf 100 Tage strecken. Bei 50 Tagen liegen Sie schon im Bereich der Friedensversorgung.

Wichtig bei einem Notvorrat ist, nur eine gewisse Mindestanzahl an Kalorien vorzuhalten. Es ist ein Notvorrat, der Sie am Leben erhält. Es nützt Ihnen nichts, sich einen Vorrat nach der Liste des BBK anzulegen und dann nach 14 Tagen festzustellen, dass die Krise noch nicht vorbei, aber Ihr Vorrat bereits aufgebraucht ist. Besser ist es, von einigen Grundnahrungsmitteln, die sich gut variieren lassen, genug einzulagern und dazu einige Gewürze und Zutaten mit einzuplanen. Sie müssen immer davon ausgehen, dass Sie den Vorrat strecken müssen, um länger damit auszukommen, als eigentlich vorgesehen. Wichtig sind Tomatenmark, Pfeffer, Salz und Curry als Geschmacksgeber, Öl oder anderes Fett zum Zubereiten, dann Salz und Zucker, um gesammelte Früchte haltbar zu machen. Vergessen Sie nicht: Zu jeder Kühltruhe gehört ein 25-kg-Sack Salz, um das eingefrorene Fleisch haltbar zu machen, sollte der Strom für eine längere Zeit ausfallen.

- **10 kg Reis**
- **10 kg Nudeln**
- **5 Liter Sonnenblumenöl**
- **10 kg Zucker**
- **10 kg Mehl**
- **Hefe und zusätzlich Backpulver für 10 kg Mehl**
- **1 kg Salz**
- **Brühwürfel**
- **Tomatenmark**
- **10 Fleischdosen (Schmalzfleisch, Rindfleisch im eigenen Saft, Leberwurst oder andere Dosenwurst)**
- **Thunfischdosen**
- **Kaffee, Teebeutel oder Getränkepulver als Getränk**

Medikamente

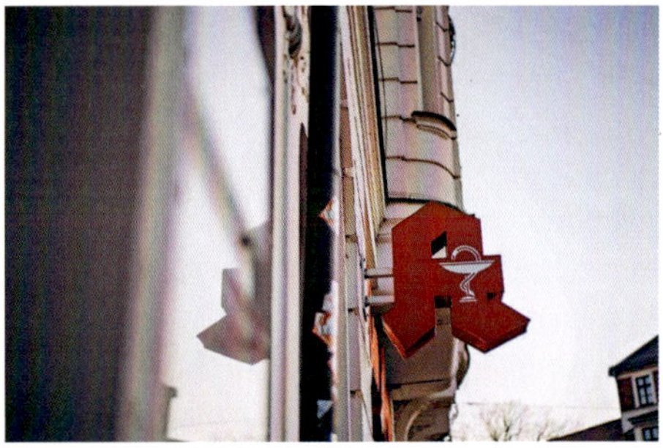

Machen wir uns nichts vor: Medikamente wird es in einer heftigen Krisensituation nicht mehr geben, und wenn, dann nur auf dem Schwarzmarkt. Das hat mehrere Gründe. Zum einen wird alles geplündert, vorzugsweise das, was man zum Party-machen braucht. Also Betäubungsmittel und ähnliche Substanzen. Das, was man nicht braucht – Herzmedikamente, Insulin oder andere lebenswichtige Medikamente – wird dabei mit Sicherheit zum großen Teil vernichtet. Wer plündert, der zerstört all das, was er nicht braucht und/oder tragen kann.

Weiterhin werden die meisten Medikamente oder Vorprodukte nicht mehr im eigenen Land hergestellt, sondern in Billiglohnländern, und wenn die Lieferketten weltweit zusammenbrechen, dann kommt davon auch nichts mehr an. Von dem Zusammenbruch der Produktion hier in Deutschland durch Energiemangel ganz zu schweigen.

Bei einem Zusammenbruch der Stromversorgung ist auch die Kühlkette betroffen. Viele Medikamente müssen gekühlt werden, und wenn das nicht mehr der Fall ist, stehen diese Medikamente eben nicht mehr zur Verfügung. Viele Medikamente sind durch Corona zurzeit bereits knapp, aus eben diesen Gründen. Wenn Sie auf Medikamente angewiesen sind, dann müssen Sie sich selber darum kümmern. Viele lebenswichtige Medikamente sind relativ billig und Sie sollten mit Ihrem Arzt und Apotheker Verbindung aufnehmen und sich rechtzeitig darum kümmern, einen Vorrat anzulegen. Dabei müssen Sie unbedingt das Haltbarkeitsdatum beachten, und wenn es nur ein halbes Jahr beträgt, dann bevorraten Sie es eben ein halbes Jahr und rotieren die Medikamente durch.

Jetzt kommt aber immer wieder das Argument: Das zahlt die Kasse aber nicht. Na und? Dann zahlen Sie das eben selbst. Sie brauchen nur ein Privat-Rezept vom Arzt. Die Tatsache, dass die Kasse das nicht übernimmt, heißt ja nicht, dass es verboten ist, diese Medikamente zu kaufen. Man braucht eben nur ein Privat-Rezept, wenn diese rezeptpflichtig sind. Die Verschreibung und die Bezahlung sind zwei getrennte Vorgänge. Und wenn Ihr Arzt ihr Bedürfnis nicht versteht, dann können Sie den Arzt wechseln. Dieses Vorgehen ist nicht illegal. Viele Privat-Versicherte verfahren so und bezahlen ihre Medikamente zunächst selber, um die dann später ggfs. bei der Kasse einzureichen.

Um es noch mal zusammenzufassen: Nur die Medikamente, die Sie zu Beginn einer Krise in Ihrem Besitz haben, stehen Ihnen auch zur Verfügung. Sie müssen davon ausgehen, dass Sie nach einem Blackout für lange Zeit nicht mehr an Medikamente kommen werden. Und das ist keine Schwarzmalerei, sondern faktenbasierte Erkenntnis. Nach zwei Tagen sind alle Apotheken geplündert.

Vorräte für Haustiere

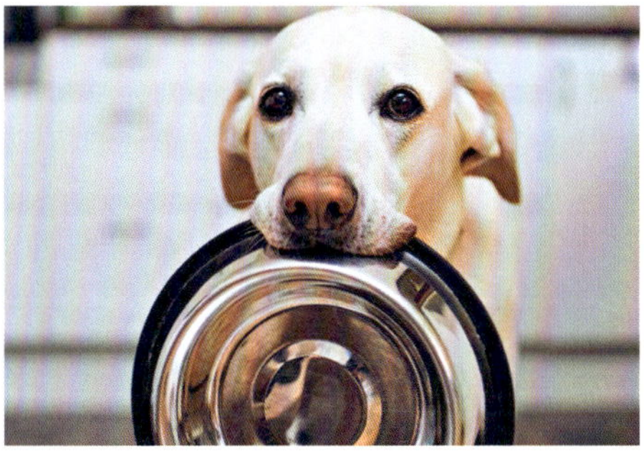

Wer nicht alleine wohnt, sondern ein Haustier hält, der sollte sich auch über deren Nahrung, Wasser und Bedürfnisse in Krisenzeiten Gedanken machen. Vom Goldfisch über den Hamster bis zur 80-kg-Dogge wird so ziemlich alles innerhalb der heimischen vier Wände gehalten, was die Natur so zu bieten hat. Das 200-Liter-Aquarium mit exotischen Salzwasserfischen stellt ganz andere Anforderungen an die Vorräte als eine freilaufende Katze, die sich einen Teil ihrer Nahrung selber beschafft. Ein kleiner Hund ist leichter mit Nahrung zu versorgen als ein Großpferd, das neben dem Futter am Tag bis zu 80 Liter Trinkwasser benötigt. Denken Sie bei Ihren Tieren auch an solche Dinge wie Katzenstreu, Medikamente oder Trinkwasser. Wenn Trinkwasser knapp ist können Hunde durchaus ohne Schaden aus Pfützen oder Bächen trinken.

WISSEN:

Ein Notvorrat gibt Ihnen die Zeit, sich um andere Dinge zu kümmern oder bewahrt Sie davor sich mit anderen Unvorbereiteten um die letzten Reste im Supermarkt zu schlagen.

Setzen Sie sich rechtzeitig mit dieser Situation auseinander, denn plötzlich werden diese Tiere nicht nur zur Belastung, sondern auch zum Sicherheitsrisiko. Wollen Sie in einer unsicheren Lage 3-mal mit dem Hund eine Runde durch den Wald gehen? Oder jeden Tag zum Füttern in den Stall zwei Dörfer weiter fahren? Diese Situation ist ähnlich wie in einer altgriechischen Tragödie: Was man macht, ist moralisch falsch, gilt es doch Leben gegeneinander abzuwägen.

Genussmittel

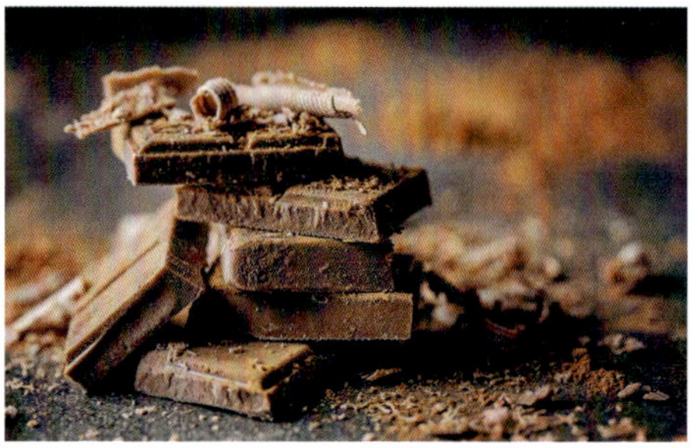

Genussmittel sind auch in einer Krise wichtig, dienen zur Stimmungsaufhellung und Alkohol, Kaffee, Tee, Zigaretten oder Schokolade können als Tauschobjekte dienen. Bei Kaffee in Vakuum-Verpackungen sparen Sie im Angebot locker 30 % des Normalpreises. Kaufen Sie die Sorte, die Sie ohnehin trinken, und halten Sie nur einen gewissen Bestand vor. Das spart auch im realen Leben richtig Geld. Wenn Sie drei Euro pro Paket bezahlen statt fast fünf, macht das bei einem Paket die Woche schon weit über hundert Euro im Jahr aus, die Sie für Reis und Nudeln oder andere Dinge nutzen können.

Alkohol kann eine große Hilfe zur Gemütsaufhellung in schlechten Zeiten sein. Ein einfacher Tee ist einfach nur ein Tee, aber ein heißer Tee nach einem schlechten Tag in der Kälte mit Honig und einem guten Schuss Rum ist eine ganz andere Liga. Kaufen Sie einige Flaschen mit 54 Vol.-% und Sie erhalten viel Geschmack und Wirkung auf kleinem Raum. Darüber hinaus war und wird Alkohol auf dem Schwarzmarkt immer eine Währung sein, mit der sich andere wichtige Dinge eintauschen lassen. Womit wir bei den Zigaretten wären. Zigaretten waren nach dem Krieg eine wichtige Tauschwährung auf dem Schwarzmarkt. Selbst wenn Sie kein

Raucher sind, sollten Sie wenigstens eine Stange Zigaretten bevorraten, denn diese verderben nicht und sind als Tauschmittel Gold wert.

Jeder von uns hat irgendetwas, das für ihn Lebensqualität ausmacht und auf das er ungern verzichtet. Umso wichtiger ist also, dass das in einer Krisensituation auch verfügbar ist. Dann ist auch nicht der richtige Zeitpunkt, sich das Rauchen abzugewöhnen, nur weil Sie nicht an Zigaretten herankommen.

Feuer und Flamme

Um zu kochen und sich warm zu halten brauchen Sie eine Heizquelle. Da in einer Krise eigentlich immer der Strom ausfällt, brauchen Sie eine vom Stromnetz unabhängige Möglichkeit. Egal ob Gas, Holz, Petroleum oder Kohle, es muss angezündet werden.

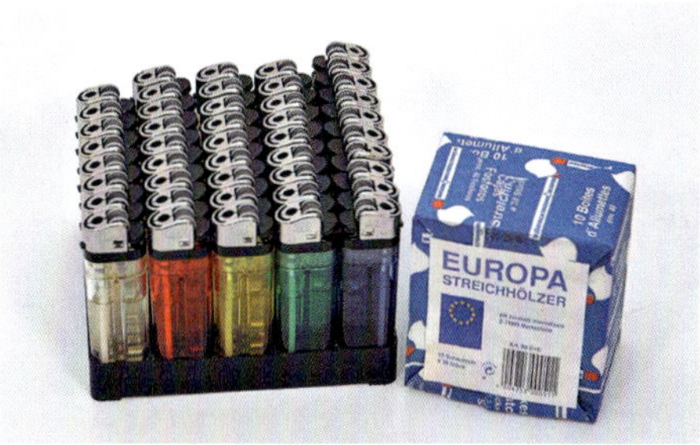

Auf Zeitungspapier können Sie nicht vertrauen, denn Zeitungen, gerade die kostenlosen Anzeigenblätter, leben nur von den Anzeigen, und in einer Krise bricht der Anzeigenmarkt sofort ein. Wer nichts verkaufen kann, der wirbt auch nicht. Sie müssen also Anzünder bevorraten, um Ihren Ofen anzuzünden. Neben den Anzündern brauchen Sie natürlich auch Streichhölzer, Feuerzeuge oder Feuerstähle.

In jeder Krise waren Streichhölzer und Einwegfeuerzeuge ein begehrtes Tauschobjekt, weil heutzutage kaum noch jemand diese Dinge braucht. Von Streichhölzern, in „Friedenszeiten" ein Pfennigartikel, können Sie gar nicht genug bevorraten. Bevor Sie aber größere Mengen kaufen, testen Sie erst einmal eine Schachtel. Es ist leider unglaublich viel Mist auf dem Markt.

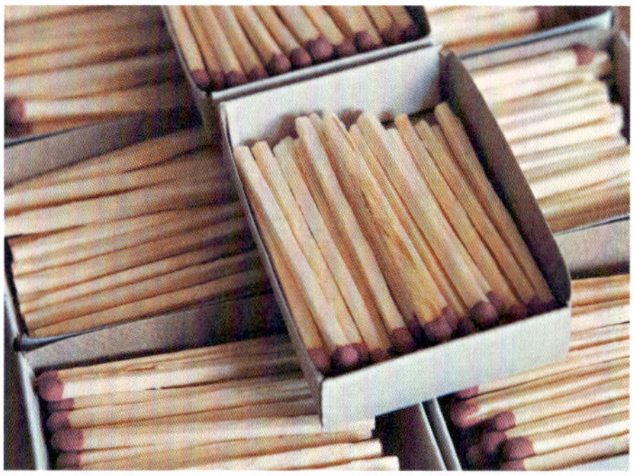

Früher, noch zu Zeiten des Streichholz-Monopols (die Älteren erinnern sich bestimmt noch), war die Qualität durchweg hervorragend. Heute gibt es Hersteller, die bevorzugt Werbestreichhölzer herstellen, wobei die Schachteln zwar schick aussehen, deren Hölzer aber nicht richtig zünden. Entweder bröckelt der Zündkopf ab, oder er ist nicht heiß genug, um das Holz zu entzünden. Auch ist häufig die Reibefläche nicht rau genug oder löst sich ab.
Wenn Sie eine funktionierende Sorte gefunden haben, dann lagern Sie diese trocken und mäusesicher. Die kleinen Nager fressen jede Schachtel an. Warum das so ist, weiß ich auch nicht, aber es ist so. Den Vorrat, den Sie täglich brauchen, legen Sie am besten in ein Einweckglas mit Spanndeckel, dann sind diese immer trocken und einsatzbereit, weil sie keine Luftfeuchtigkeit anziehen können.

Beliebter sind die einfachen Bic-Einwegfeuerzeuge. Durch eine EU-Verordnung müssen inzwischen alle mit einer Kindersicherung ausgestattet sein, dabei handelt es sich um einen Metallstreifen über dem Reibrad. Diesen können Sie einfach mit einem Messer oder Schraubendreher nach oben heraushebeln. Das erleichtert die Bedienung enorm. Denken Sie daran, dass diese Feuerzeuge eigentlich ewig halten, aber in engen Hosentaschen kann es vorkommen, dass der Gashebel durch den Stoff heruntergedrückt wird und das Gas dann ungenutzt ausströmt. Wenn Sie es dann brauchen, ist es leer.

Feuerstähle

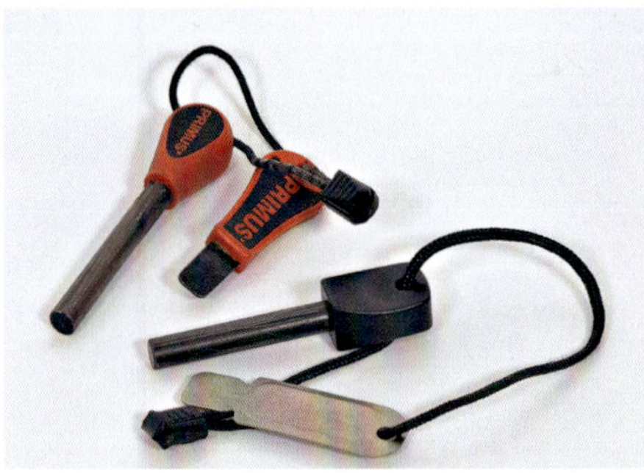

In den letzten Jahren haben sich Feuerstähle zum Anzünden von Feuern immer mehr durchgesetzt. Diese bestehen aus dem Material, das auch für Feuerzeug-Zündsteine verwendet wird, Sie müssen lediglich mit einem Messer oder einer anderen scharfen Kante am dem Metall entlangstreichen und schon sprühen die Funken, die extrem heiß sind. Um damit allerdings ein Feuer zu entzünden, brauchen Sie einen Zunder, der auch in der Lage ist, den Funken zu fangen und eine Flamme zu produzieren. Sie können damit keine Kerze oder Zigarette anzünden. Für Lagerfeuer oder Grills nutze ich einen selbst hergestellten Zunder: Dazu wird ein Schraubglas mit Sägemehl (Räuchermehl) gefüllt und mit Spiritus übergossen, so dass sich das Holzmehl nur gerade feucht anfühlt. So kann der Spiritus nicht verpuffen. Ein Esslöffel voll reicht völlig aus. Geben Sie das Gemisch auf das Anzündholz o. Ä. und reißen Sie die Funken, so dass diese auf das Mehl treffen und schon steht alles in Flammen. Diese Feuerstähle sind strapazierfähig, halten sehr lange und funktionieren auch, wenn sie nass sind. Dafür brauchen Sie mehr Umsicht bei der Vorbereitung des Feuers.

WISSEN:

Denken Sie beim Kochen immer daran, dass die Nachbarn den Feuerschein sehen können und vor allem den Essensduft riechen, was Begehrlichkeiten wecken könnte (siehe auch „Kochen und Essen in der Krise").

Wärme

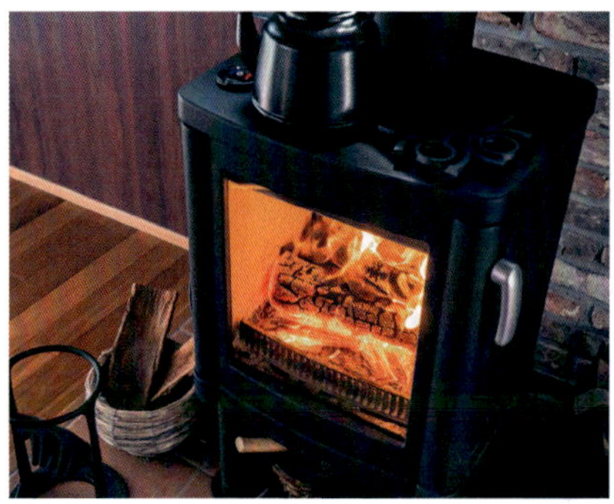

Das Thema Heizung ist im Sommer weniger wichtig als im Winter, die Vorbereitungen sollten Sie aber schon im Sommer treffen. Üblicherweise sind dann Heizmaterialien zu „Sommerpreisen" erhältlich. Auch gibt es oft Angebote in den Kaminstudios und die Handwerker haben Zeit, die Holzöfen einzubauen.

Ein paar Sätze noch zu der Heizleistung von Holzöfen. Die meisten Öfen haben eine Heizleistung von 7 kWh und darüber, um große Räume zu heizen. Das ist für die meisten kleinen Räume viel zu viel. Die „Werkstattöfen" mit geringeren Heizleistungen von 3–4 kWh sind aber so klein, dass Sie diese nur mit sehr kleinen Holzstücken befeuern können. Ein Feuer in einem Ofen brennt erst richtig mit einer Heizleistung von deutlich über 5 kWh, nur dann können Sie auch armdicke Scheite verfeuern, die einige Zeit brennen. Bei den Werkstattöfen müssen Sie dauernd nachlegen, ebenso bei den alten Küchenherden. Auch sind diese meist nicht für Dauerbrand (durchgehend heizen über Tage und Wochen) geeignet.

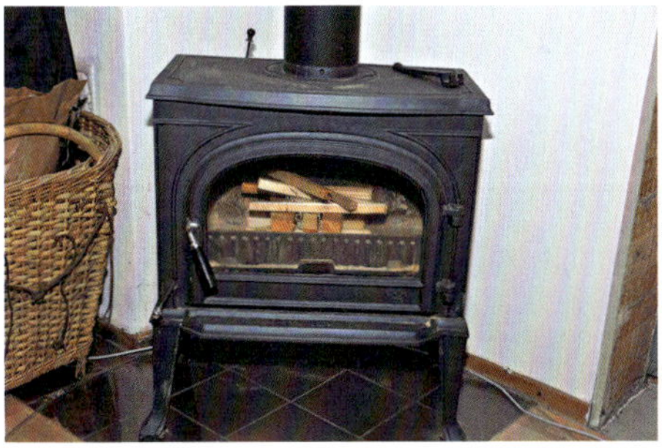

Besonders für lange Scheite und Dauerbrand auch für kleine Räume geeignet

Briketts als Heizmaterial sind sauber, leicht zu stapeln und kommen in handlichen Verpackungen in den Handel. Die Zeiten sind vorbei, als der „Mann mit dem Koks" diese lose in den Keller geschleppt hat. Briketts sind ideal, um in einem großen Ofen nur geringe Wärmemengen zu erzeugen. Nach einigen Scheiten Holz können Sie ein Brikett auflegen und das glüht dann über Stunden und gleicht damit nur den Wärmeverlust aus. Das reicht über Nacht auch locker aus. Sie können auch an ein brennendes Brikett ein weiteres anlegen und so die Zeit verlängern. Ein Briketts um Mitternacht nachgelegt glüht morgens um sieben immer noch.

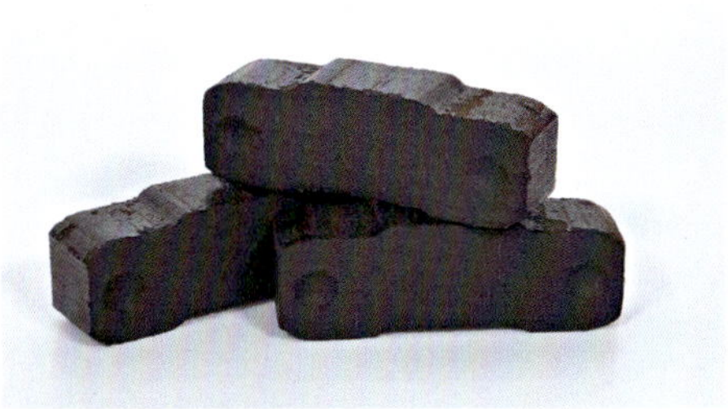

Briketts zum Heizen

TIPP:

Wenn Sie tagsüber einen Ofen anheizen, dann sollten Sie einige Stunden vor dem Zubettgehen Ziegelsteine auf dem Ofen stapeln. Diese nehmen dann die Hitze auf und in ein Handtuch gewickelt kommen sie mit ins Bett.

Eine alternative, vom Strom unabhängige, Heizmöglichkeit ist in ländlichen Gebieten oder älteren Einfamilienhäusern einfacher zu realisieren als in modernen Hochhäusern, die auf Fernwärme ausgerichtet sind.

Für den Fall, dass Sie in einer solchen Wohnung leben, in der Sie nicht einfach so einen Holzofen einbauen können, müssen Sie sich einen Schlachtplan ausarbeiten. Wenn die Heizung ohnehin nicht geht, dann können und müssen Sie das Wasser ablassen, damit die Rohre nicht kaputtfrieren. Weiterhin müssen Sie auch das Wasser abstellen und wenn möglich auch diese Rohre ablassen, damit auch dort Schäden verhindert werden. Als letztes Jahr in Texas der Strom in großen Landesteilen abgestellt wurde, waren die Folgeschäden immens. Die Hausbewohner hatten keinen Strom und damit keine Heizung und sind in andere Gebiete gereist, um der Situation zu entkommen. Zwischenzeitlich gab es einen der strengsten Winter der letzten Jahrzehnte und in allen unbewohnten und somit ungeheizten Häusern froren die Wasserleitungen kaputt.

Die Heizung ist dort durchweg als Elektroheizung konzipiert, somit konnten keine Heizungsrohre kaputtfrieren. Sobald der Strom wieder vorhanden war, sprangen auch die Heizungen wieder an, die Rohre tauten auf und das Wasser lief in die Gebäude.

Daraus sollten Sie die Lehre ziehen, dass Sie bei einem Stromausfall auf jeden Fall alle Sicherungen ausschalten und auch die Gas- und Wasserleitungen an den Hauptschiebern abstellen sollten. Eine geplatzte Leitung ist nicht so schlimm, wenn das Wasser nicht unkontrolliert auslaufen kann. Die Schäden sind dann wesentlich geringer.

Im Falle eines Blackouts oder bei Problemen mit der Heizung sollten Sie sich einen Raum als einzigen geheizten Raum herrichten. Früher war das die Küche, weil dort auch der Holzherd stand. Sie sollten sich einen Raum aussuchen, in dem Sie sich mit Ihrer Familie auch länger aufhalten können. Nicht zu groß, um das Heizen zu vereinfachen, und möglichst mit einem Fenster versehen, damit Sie auch genug Sauerstoff zuführen können, wenn Sie mit einem Heizstrahler oder einer Petroleumlampe heizen. In diesem Raum sollten Sie alles sammeln, was aus Ihren Vorräten nicht durchfrieren darf. Weiterhin Sitzmöglichkeiten für die Familie, einen Tisch und wenn möglich auch Liegen oder Matratzen. In diesem Raum wird auch gekocht werden, um die entstandene Hitze vom Kochen nicht zu verschwenden. Kalte Außenwände sollten Sie mit Decken oder Teppichen abhängen und so zusätzlich isolieren.

Der Fußboden sollte immer mit mehreren Schichten Isoliermaterial abgedeckt werden. Ob Styropor, dicker Karton oder mehrere Schichten Teppiche aus den nicht genutzten Nebenräumen ist gleich. Hauptsache die Füße sind warm. Zur Not stellen Sie nur die Füße auf eine Isoliermatte oder Ähnliches. Wenn die Füße warm sind friert man nicht so schnell.

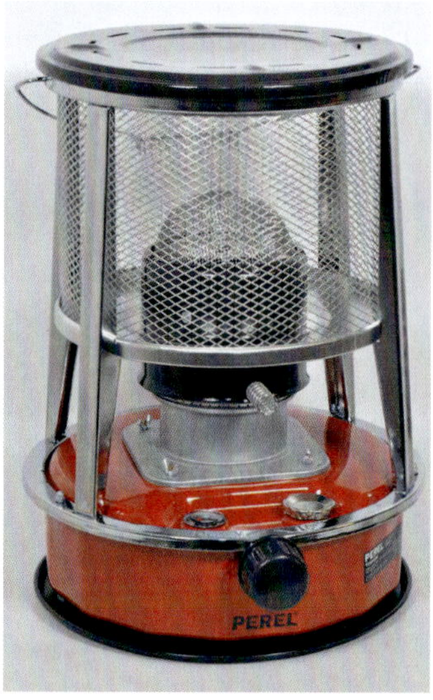

Petroleum-ofen

Vor die Tür hängen Sie eine Decke als Windfang. Wenn Sie durch die Tür gehen, wirkt diese Decke wie eine Schleuse: Sie gehen erst hinter die Decke und öffnen dann die Tür, oder eben umgekehrt. Erst durch die Tür gehen, dann die Tür hinter sich schließen und dann erst die Decke zur Seite schieben.

Zum Heizen gibt es viel mehr Möglichkeiten, als man zunächst denkt. Menschen und Tiere wärmen durch ihre Körperwärme den Raum schon etwas auf. Je kleiner der Raum, desto besser funktioniert das. Sie müssen sich auch von dem Gedanken trennen, dass Sie Tag und Nacht 26 °C haben können. 15 °C sollten mit einem dicken Pullover gut auszuhalten sein. Der Rest des Hauses ist egal, frostfrei wäre schön, aber bei guten Vorsichtsmaßnahmen wie Wasser ablassen kann eigentlich nichts passieren.

Eine andere Möglichkeit wird immer wieder propagiert und heißt Teelichtofen. Dazu wird ein „Ofen" aus Tontöpfen gebaut, der angeblich super heizen soll. Physikalisch können die Teelichter aber dadurch nicht stärker heizen, nur empfindet der Mensch die von dem erhitzten Ton abgestrahlte Wärme als angenehm. Eine vom Teelicht produzierte Kalorie Wärmeenergie ist immer gleich, egal wie der Mensch das empfindet. Sie können die Teelichter also auch einfach so aufstellen, denn das hat denselben Effekt. Statt der Teelichter können Sie auch Kerzen nehmen, die meist auch noch eine höhere und damit heißere Flamme aufweisen.

Statt Kerzen eignen sich auch Sturmlaternen. Eine oder zwei davon reichen aus, um einen kleinen Raum anzuwärmen. Hier haben Sie gleichzeitig Licht und Wärme zur Verfügung. Je größer die Flammen sind, desto schneller ist der Sauerstoff im Raum verbraucht und Sie müssen kurz das Fenster öffnen und „Stoßlüften". So schnell kühlt der Raum nicht wieder aus, nur die bereits erwärmte, aber verbrauchte Luft wird ausgetauscht. Das Mobiliar und die Wände sind ja immer noch warm und

TIPP:

Ein Thermometer schafft Klarheit über die Temperatur. So heizen Sie nicht unnötigerweise zu viel, nur weil Sie es als zu kalt empfinden.

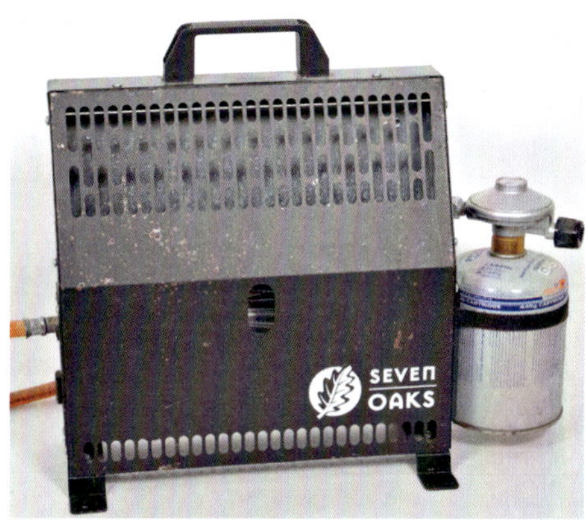

Hochsitz-Heizung mit Sauerstoff-Mangelsicherung

WISSEN:

Mangelnde Frischluftzufuhr und die genannten Wärmequellen können zu einer zu hohen Konzentration des geruchlosen Atemgiftes Kohlenmonoxid in der Raumluft führen. Ein CO-Melder kann die unsichtbare Gefahr hörbar machen, denn mit einem elektrochemischen Sensor wird etwa alle vier Sekunden der CO-Gehalt der Umgebungsluft geprüft.

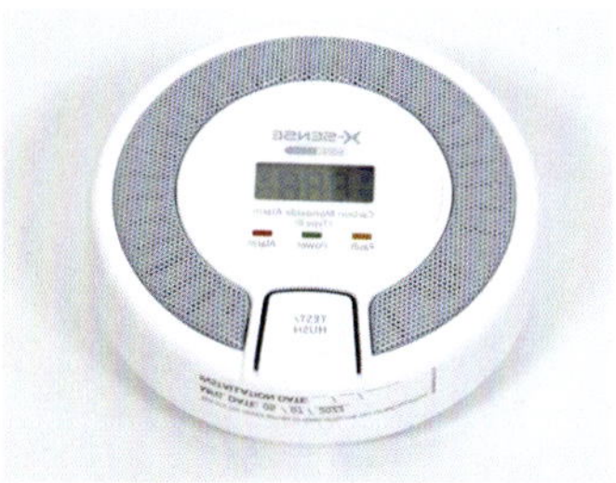

CO-Melder

geben dem Raum nach dem Schließen des Fensters schnell wieder die ursprüngliche Temperatur zurück.

Heizstrahler sind Vorrichtungen, die man auf Gasflaschen schrauben kann, und die auf einer größeren Fläche Wärme abstrahlen. Sie brauchen einen gewissen Abstand zu brennbaren Gegenständen, ansonsten gibt es eine böse Überraschung. Eigentlich sind diese Strahler für Baustellen oder Marktstände gedacht, also im Freien, und sollen durch die Strahlung den Personen etwas Wärme geben. Sie erwärmen natürlich auch geschlossene Räume, aber verbrauchen den Sauerstoff.

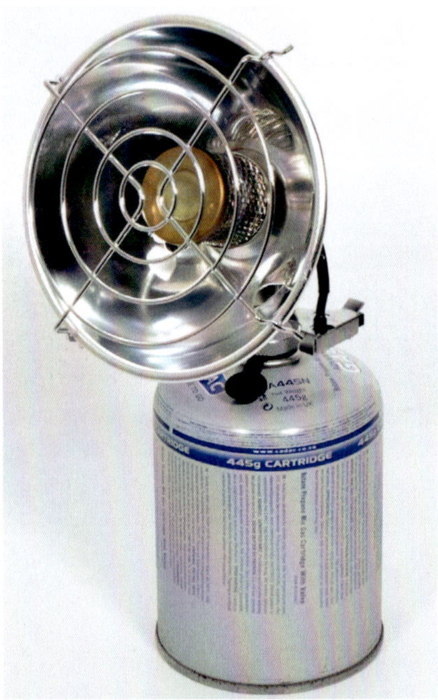

Heizstrahler für Campinggaskartuschen

Die ganzen alternativen Heizmethoden haben eines gemeinsam: Sie müssen auch davon im Vorfeld das meiste beschaffen und vorrätig haben.

Evaluationslisten führen

Wissen Sie eigentlich, wie lange bei Ihnen eine Tube Zahnpasta reicht, wie viele Klorollen oder Pakete Kaffee Sie in der Woche verbrauchen? Das weiß kaum jemand über den eigenen Haushalt, daher ist das Abschätzen des Vorrates so schwierig. Und dass es nicht sinnvoll ist, für zwei Jahre Toilettenpapier zu horten, aber nur für zwei Wochen Essen, sollte jedem Menschen klar sein. Wer nichts isst, braucht auch kein Toilettenpapier.

Um sich nicht zu stark zu verschätzen, können Sie schon in Normalzeiten auf der Verpackung das Datum notieren, an dem Sie mit dem Verbrauch begonnen haben. Solch eine Evaluationsliste ist für viele Dinge nützlich, von Nudeln über Getränke bis hin zu Spülmittel. Schon nach einer Woche, spätestens nach einem Monat, sollten Sie über Ihren individuellen Verbrauch eine gute Übersicht erhalten haben.

KOMMUNIKATION

Wie hieß es bereits 1959 in einem Lehrfilm der Bundeswehr so treffend? „Wichtigste Aufgabe im Gefecht ist Verbindung zu halten." In einer Krisensituation ist das nicht anders. Die Unsicherheit, nicht zu wissen was gerade passiert, macht die Menschen mürbe. Stellen Sie sich darauf ein, dass Ihr Mobiltelefon sofort nicht mehr nutzbar sein wird, weil entweder die Funkstationen keinen Strom mehr haben, oder das Netz überlastet ist, weil alle in Panik wie verrückt telefonieren, oder weil Ihr Telefon einfach leer ist. Im Ahrtal haben die Behörden schnell festgestellt, dass der Digitalfunk schlagartig überlastet war und nicht mehr funktionierte. Nur noch die antiquierten Feuerwehren mit alten Funkgeräten konnten kommunizieren.

Nach dem Zweiten Weltkrieg wurden in den ausgebombten Städten Schwarze Bretter eingerichtet, an die jeder Suchmeldungen oder Nachrichten hinterlassen konnte.

In einer Krisensituation ist es wichtig, sich mit Gleichgesinnten abzustimmen und Informationen auszutauschen. Hierzu ist es hilfreich, wenn sich nur die Haushaltsvorstände zu einer abgesprochenen Zeit an einem zentralen Ort treffen. Kirchen, Dorfgemeinschaftshäuser oder die Feuerwehr sind solche geeigneten Orte. Dort werden die Informationen bereitgestellt und dann von den Haushaltsvorständen in die Familien getragen. Vergessen Sie bei der Informationsversorgung Alte und Kranke in Ihrer Nachbarschaft nicht.

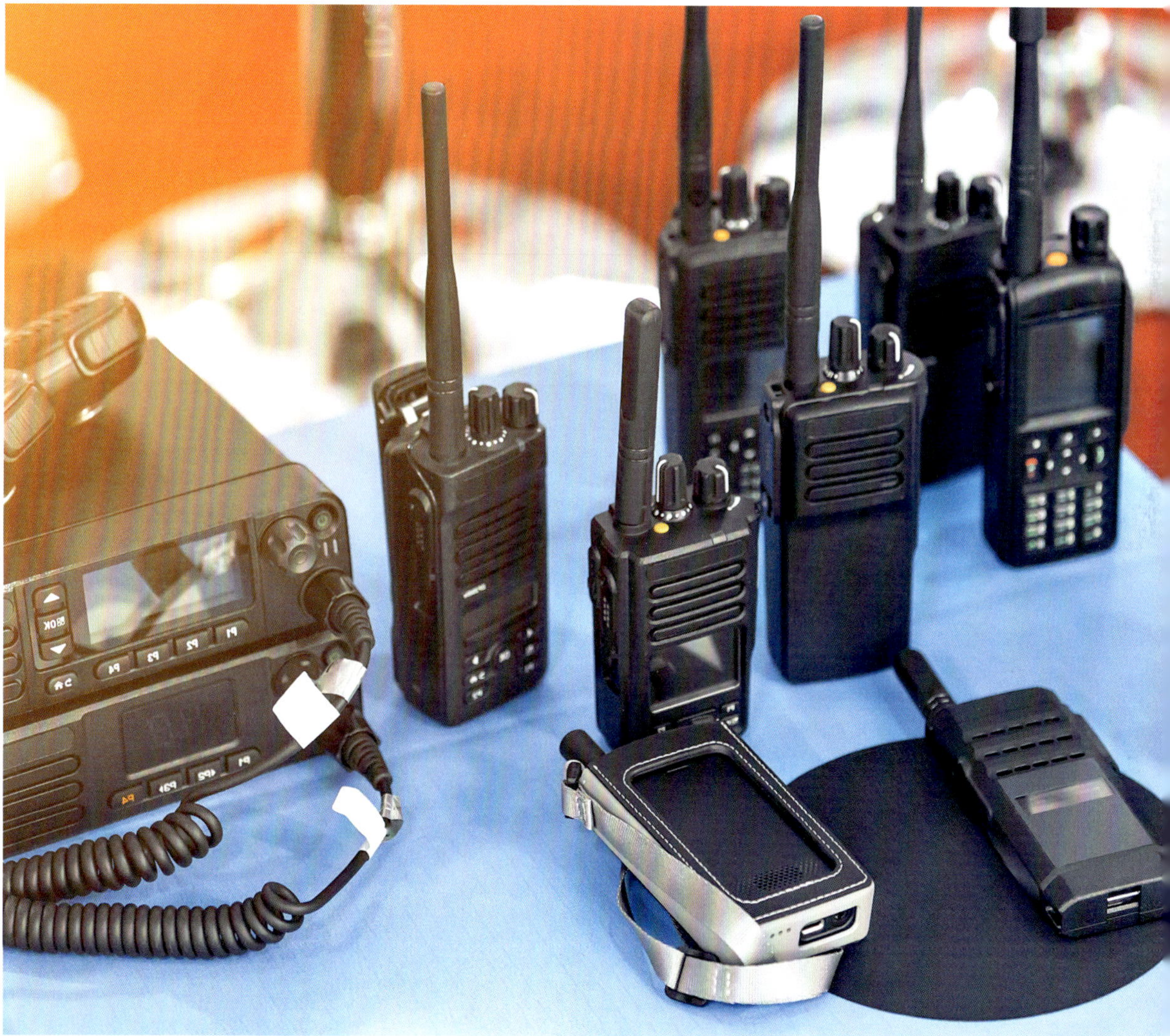

Radio

Kurbelradio

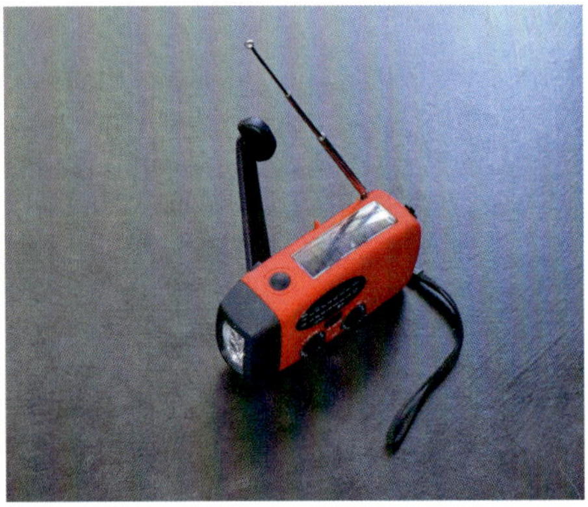

Die Bedeutung des Radios ist in den letzten Jahrzehnten immer weiter zurückgegangen. Meist dient es der Musikberieselung am Arbeitsplatz. Versorgt werden die meisten Radios mit UKW, also Ultrakurzwellen, die in Deutschland von rund 100 Sendemasten abgestrahlt werden und nur etwa 100 km im Umkreis zu empfangen sind. In wie weit diese beim Blackout zur Verfügung stehen, bleibt abzuwarten. Viel wichtiger sind Radios mit Kurzwelle. Diese Wellen werden von leistungsstarken Sendern verbreitet und reichen rund um den Erdball. Das funktioniert dadurch, dass diese Wellen von der Atmosphäre reflektiert werden. Im Kalten Krieg wurden deutschsprachige Programme ausgestrahlt, um auch die Gegenden zu erreichen, in denen das Hören von westlichen Programmen nicht erwünscht war. Über diese Kurzwellenradios wird man in einer Krisensituation aus nicht betroffenen Gebieten, die tausende von Kilometern entfernt sein können, immer noch mit Informationen versorgt. Schauen Sie beim Kauf eines Notfallradios, ob dieses auch Kurzwellen empfangen kann. Diese Geräte heißen auch Weltempfänger und bieten neben Kurbel- und Solarfunktion meist noch einen Anschluss, um das Mobiltelefon zu laden. Aus physikalischen Gründen können Sie die meisten Programme erst nach Sonnenuntergang empfangen, am Tag ist weitestgehend Stille auf den Kanälen.

Was viele Menschen vergessen ist das eigene Autoradio, das nur auf die Autobatterie angewiesen ist. Auch wenn das Auto schon lange keinen Sprit mehr hat, können Sie noch eine ganze Weile Radio hören. Was Sie nicht machen sollten, ist das Radio und die Batterie auszubauen und mit ins Haus zu nehmen. Viele moderne Radios haben eine Diebstahlsicherung und es kann sein, dass es nach dem einmaligen Trennen von der Batterie nicht mehr funktioniert und auch ohne Hilfe einer Werkstatt nicht mehr zum Laufen zu bringen ist.

Telefone

Da inzwischen auch fast alle Festnetztelefone über das Internet betrieben werden, können Sie davon ausgehen, dass bei einem Stromausfall oder Ausfall des Internets diese nicht mehr zur Verfügung stehen. Auch das Behördennetz der Bundeswehr wurde mehr und mehr auf digitalen Datentransport umgebaut. Die alten analogen Fernsprechverbindungen waren stromunabhängig und wurden durch eine eigene Stromversorgung bedient. So konnte man bei Stromausfall meist noch telefonieren.

Heutzutage ist ohne Strom keine Kommunikation möglich, auch die Funkmasten der Mobilfunkanbieter besitzen nur eine Notstromversorgung für einige wenige Stunden. Eine besonders krisensichere Telefonverbindung lässt sich mit Feldfernsprechern herstellen, die mit Batterien betrieben werden. Allerdings müssen dazu Kabel verlegt werden, aber für die Verbindung über ein bis zwei Kilometer und für nur zwei Telefone funktioniert das wunderbar, störungssicher und einfach. Die Feldfernsprecher werden auch als „Ackerschnacker“ bezeichnet.

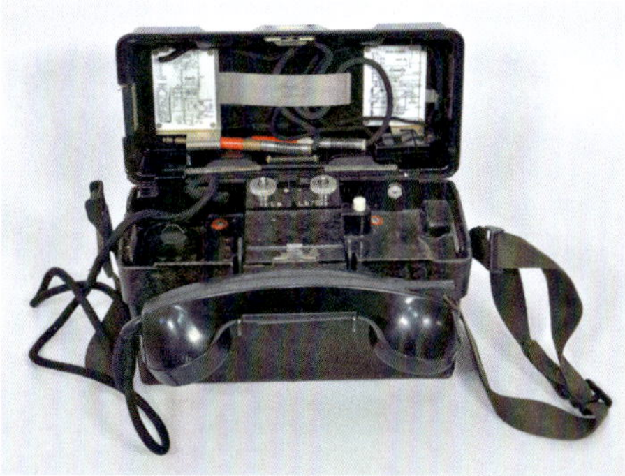

Ackerschnacker

Wenn Sie mit Ihrem Mobiltelefon und der Akkuleistung möglichst lange auskommen wollen, dann müssen Sie das Telefon möglichst oft abstellen. Gerade wenn es keine Verbindung zum Funkmast bekommt, versucht es das Gerät immer wieder und verbraucht dabei besonders viel Akkuleistung. Sie sollten also nur alle paar Stunden testen, ob Sie Verbindung bekommen, und das Telefon dann konsequent ausschalten. Denken Sie auch an eine Powerbank oder ein Solarpanel zum Aufladen des Telefons.

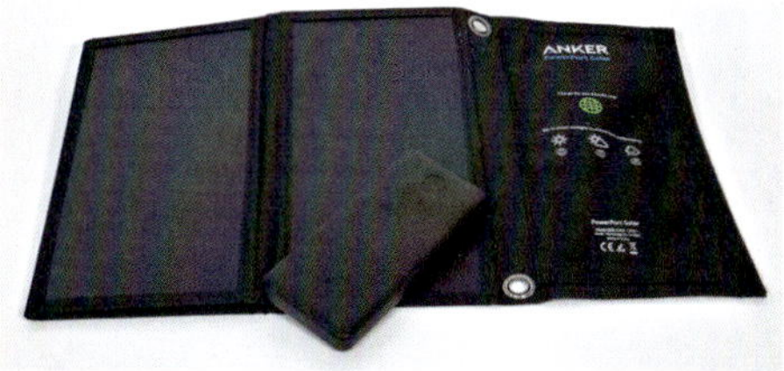

Solarpanel und Powerbank

HYGIENE AUFRECHTERHALTEN

In einer Krisensituation, in der die öffentliche Ordnung zusammengebrochen ist, hat eine einfache Erkrankung, die im Frieden harmlos ist, eine ganz andere Bedeutung. Eine kleine Wunde kann sich entzünden und über eine Blutvergiftung bis zum Tode führen. Hier müssen Sie auf jeden Fall aufpassen und trotz der eingeschränkten Möglichkeiten deutlich mehr auf Hygiene achten als sonst. Ein ohnehin geschwächter Körper ist den Krankheiten viel mehr ausgeliefert als in normalen Zeiten. Umso wichtiger ist ein sauberes Umfeld.

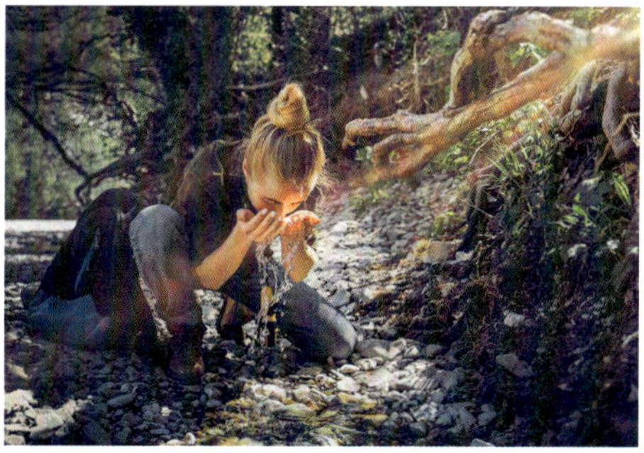

Der einfachste Weg ist auf möglichst viele Einweg-Produkte zurückzugreifen, die Sie nach Benutzung entsorgen. Das löst aber nur ein Teil der Probleme, denn der Müll zieht Ratten und Insekten an. Die andere Möglichkeit ist, viele Dinge zu waschen. Aber das ist ohne Strom und Wasser eine Herausforderung. Nur noch die Älteren unter den Lesern werden den großen Waschtag kennen. Damals wurde draußen am Dorfbrunnen gewaschen, was im Winter aber nicht möglich war. Daher gehörte zu jeder Braut eine große Aussteuerkiste mit Wäsche. Heute fragt man sich, warum eine Frau zwölf Mal Bettzeug in die Ehe bringen sollte, denn man braucht diese

Mengen nicht mehr, aber damals hat man im Winter nicht waschen können, und so hat man die Wäsche einfach aufgehoben und neue aus dem Schrank genommen. Im Frühjahr waren dann mehrere Tage Wäsche waschen angesagt.

Wäsche waschen ohne Strom

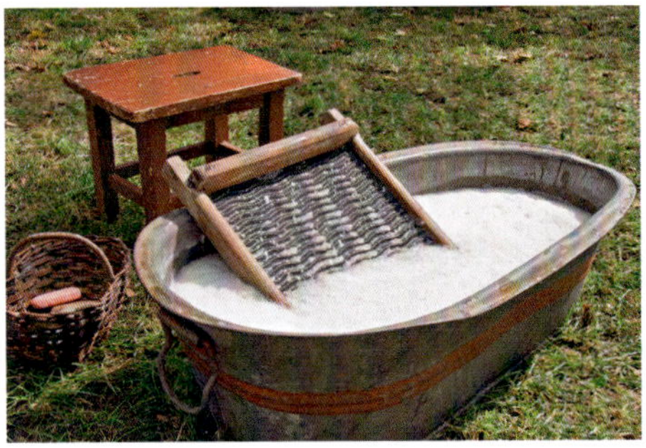

Es ist erstaunlich, wie lange Menschen ein Kleidungsstück tragen können, ohne dieses zu waschen, wenn die Möglichkeit dazu nicht besteht. Um effektiv zu waschen braucht man Wasser, Seife und optimal wäre eine Möglichkeit, um das Wasser zu erwärmen. Super sind ein altes Waschbrett und eine grobe Wurzelbürste. Trotzdem ist es sehr anstrengend, zeitintensiv und das Ergebnis eher bescheiden. Wenn ich den Erzählungen meiner Mutter lausche, wie sie vor 55 Jahren meine Windeln gewaschen hat, dann kann ich nur erahnen, was auf junge Mütter zukommt, die diesen Aufwand weder kennen noch gewohnt sind. Die Weißwäsche wurde in mehreren Wannen in Seifenlauge eingelegt und immer wieder bewegt, dann auf dem Waschbrett der Speckkragen mit der Bürste gereinigt, mit Gallseife die groben Flecken behandelt und dann intensiv ausgespült. Zum Trocknen und Bleichen wurden die großen Stücke auf Wiesen ausgelegt.

Bei vielen Kleidungsstücken ist die Verschmutzung eher gering, es geht mehr um das Wohlfühlen durch den frischen Duft. Da reicht es die Wäsche in warmem Wasser mit Waschpulver durchzukneten, dann auszuspülen und aufzuhängen. Blütenweiß wird sie zwar nicht, riecht aber wie frisch gewaschen. Waschen kann man auch mit Regenwasser, das wurde früher bevorzugt genommen, weil es so weich ist und keine Kalkflecken hinterlässt.

Ei, Blut und Kakao immer erst mit kaltem Wasser ausspülen. Gerade als Jäger hat man oft Blutflecken auf der Kleidung. Diese dürfen auf keinen Fall mit Seife oder anderen Chemikalien behandelt oder über 65 °C gewaschen werden, denn der rote Blutfarbstoff verändert sich dann zu einer unlöslichen Substanz, die nicht mehr richtig zu entfernen ist. Einfach in kaltes Wasser einlegen und sich selbst überlassen – wirkt immer.

Um Kleidungsstücke, Stoffwindeln oder – ganz wichtig – Verbandsmaterial zu sterilisieren, sollten diese gebügelt werden. Dazu eigenen sich die alten Setzbügeleisen, die auf einem Holzherd erhitzt werden können.

Eine improvisierte Waschmaschine besteht aus einem Plastik-Weithalskanister, in den die Wäsche, Waschpulver und $^2/_3$ hoch warmes Wasser gefüllt wird. Eine Stunde schütteln und die Wäsche ist sauber und muss nur noch ausgespült werden. Bei Expeditionen in Afrika waschen viele Menschen ihre Wäsche, indem die Tonne auf dem Auto befestigt und sie ganz nebenbei auf der Fahrt ordentlich durchgerüttelt wird.

Körperhygiene

Für die eigentliche Körperhygiene wird das von der Bundeswehr bekannte „Vollbad im Kochgeschirr“ ausreichen müssen. Auch wenn man verführt ist, sich gehen zu lassen, ist Hygiene gerade in solchen Situationen besonders wichtig. Aus dem Jugoslawien-Krieg gibt es einige Berichte, wonach Familienmitglieder gestorben sind, weil sie sich mit Krankheiten infiziert haben, die im Normalfall leicht zu behandeln gewesen wären, aber ohne Medikamente tödlich enden.

Machen Sie es sich zur Gewohnheit, sich einmal am Tag komplett auszuziehen und waschen Sie alle wichtigen Stellen mit warmem Wasser und einem Waschlappen. Zwei Waschlappen – einen für „obenrum“ und einen für „untenrum“ sind noch besser. Deo und etwas Rasierwasser – auch wenn die Rasur ausfällt – und bei den Damen etwas Schminke sind ein großer Moral-Booster. Sie sollten besonders auf die Stellen zwischen den Zehen und die Leistenbeuge achten. Sie können sich bei der Gelegenheit gleich nach Zecken und entzündeten Pickeln absuchen, eine zweite Person ist da besonders hilfreich, denn es gibt Stellen am Körper, die sich wegdrehen, wenn man sie anschauen will.

So eine Körperpflege ist durchaus mit einem halben Liter Wasser zu bewerkstelligen, und Sie werden sich hinterher wie neugeboren fühlen, auch wenn Sie wieder in die alten, ungewaschenen Klamotten steigen müssen. Denken Sie daran, dass Sie für das Waschen durchaus Brauchwasser nehmen können, für das Zähneputzen aber auf jeden Fall sauberes Trinkwasser nutzen müssen.

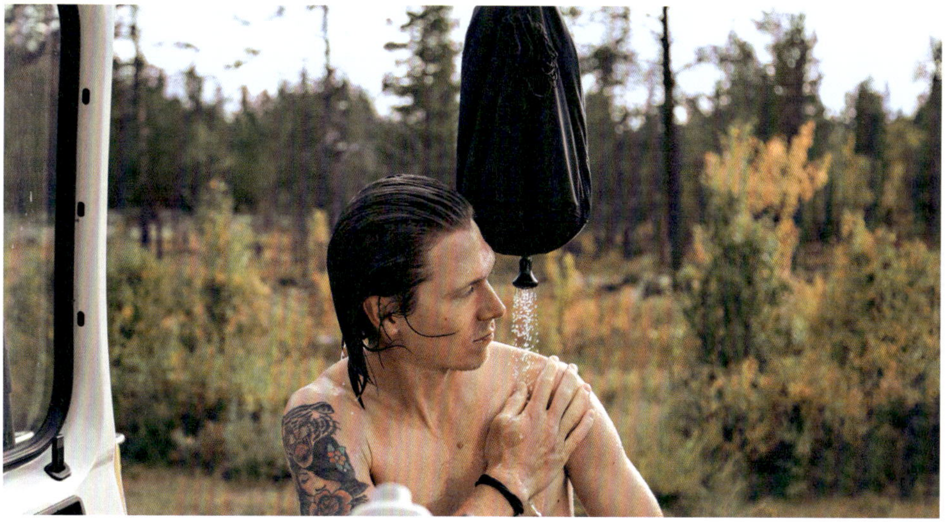

Eine Not- bzw. Campingdusche kann mit Regenwasser gefüllt werden und ermöglicht ein fast normales Duschgefühl

Wenn es schnell gehen muss, helfen erst mal Feuchttüche weiter.

Zum Händewaschen nach der Toilettenbenutzung sollten Sie eine Gießkanne für Zimmerblumen verwenden, das spart jede Menge Wasser. Auch hilft Desinfektionsmittel, um die Hände zumindest keimfrei zu bekommen.

TOILETTEN

Moderne Spültoiletten sind auf eine funktionierende Wasserversorgung angewiesen. Wenn der Strom nicht mehr da ist, wird auch über kurz oder lang das fließende Wasser nicht mehr zur Verfügung stehen. Hier einige Tipps zur Nutzung der Spültoilette bei wenig Wasser:

Nach dem kleinen Geschäft wird nicht gespült, immer nach dem Motto „Gelb bleibt stehen, Braun muss gehen".

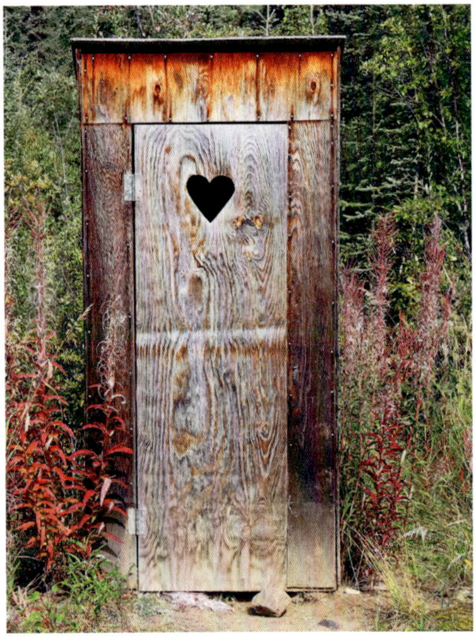

Das Toilettenpapier wird nicht mehr in die Toilette geworfen, sondern in den Mülleimer daneben. Das spart viel Wasser, denn das Papier wegzuspülen ist aufwendig. Sie können Brauchwasser zur Toilettenspülung verwenden, aber sollten das nicht in die Schüssel, sondern in den Spülkasten gießen. Der Deckel bleibt offen und Sie ziehen an dem Verschluss, dann schießt das Wasser mit viel mehr Schwung so in die Schüssel, wie das der Konstrukteur vorgesehen hat. Beobachten Sie dann den Fortschritt in der Schüssel und drücken Sie das Ventil wieder zu, wenn alles weg ist. Sie nutzen das Wasser so deutlich effektiver. Leider ist das bei in der Wand eingebauten Spülkästen nicht so problemlos möglich. Stellen Sie sich trotzdem darauf ein, dass durch die verringerte Wassermenge das Abflussrohr schneller verstopfen kann und Ihre Toilette dann trotzdem ausfällt.

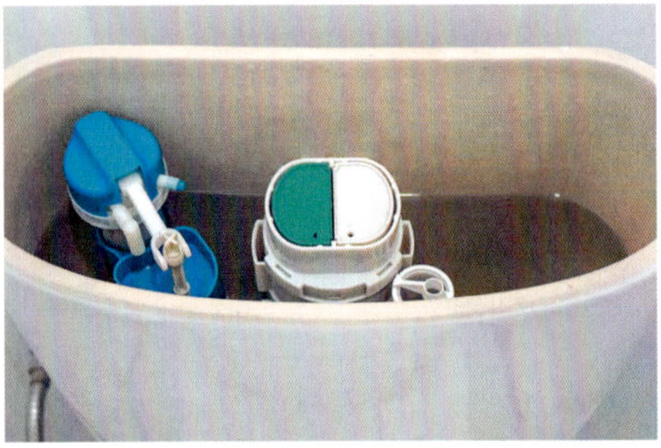

Öffnen Sie den Spülkasten und gießen Sie Wasser aus einem Eimer nach

Gegen Gestank aus einer trockengefallenen Toilette legen Sie einen „Sandsack" aus einer Plastiktüte mit Sand in die Schüssel, diese sollte dann zuverlässig abdichten. Das hilft auch, wenn durch ein verstopftes Rohr das Abwasser nach oben in Ihre Toilette drücken sollte.

Sie können aus Ihrer Toilette immer noch ein Behelfsklo machen, indem Sie die Brille hochklappen und einen Müllbeutel in die Schüssel hängen und die Brille wieder runterklappen.

Trocken- und Trenntoilette

Was heute als Trocken- oder Komposttoilette wieder modern ist, war jahrtausendelang der Standard. Ein Eimer mit Sitz und ein Behälter mit Schaufel und Torf, Sägespänen, trockenem Laub oder Ähnlichem. Nach dem Geschäft schaufelt man etwas Streu darüber. Sobald der Eimer voll ist, wird er entsorgt. Dieses Unterfangen ist aber leider nicht für moderne Nasen geeignet, besonders im Sommer nicht. Durch den Urin wird das eine feuchte Angelegenheit, der Inhalt des Eimers fängt schnell an zu kompostieren und damit zu riechen.

Eine Weiterentwicklung ist eine Trenntoilette, die durch einen besonderen Einsatz das Flüssige vom Festen trennt. Der Urin wird vorne in einem Trichter aufgefangen und fließt in einen Kanister weiter. Das Feste fällt hinten in einen Beutel, in dem Katzenstreu oder Ähnliches liegt. Nach Benutzung wird weitere Streu nachgeworfen. Diese Toiletten können sogar in Campingbussen eingesetzt werden und riechen fast gar nicht, maximal wie feuchte Erde. Auch ist die Entsorgung problemlos möglich, denn der Urin kann ausgegossen werden, der Beutel mit den festen Hinterlassenschaften kann in den Kompost oder Restmüll. Sollte die Streu ausgehen, lässt sich diese durch andere Stoffe improvisieren.

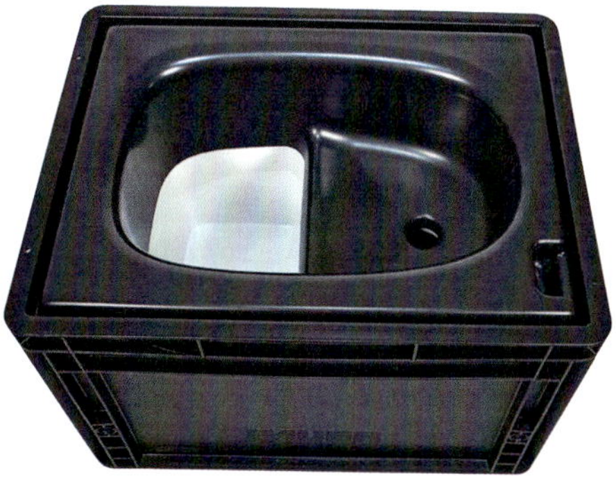

Eine moderne Trenntoilette für den Einbau in Camping-Mobilen

Camping-Toilette

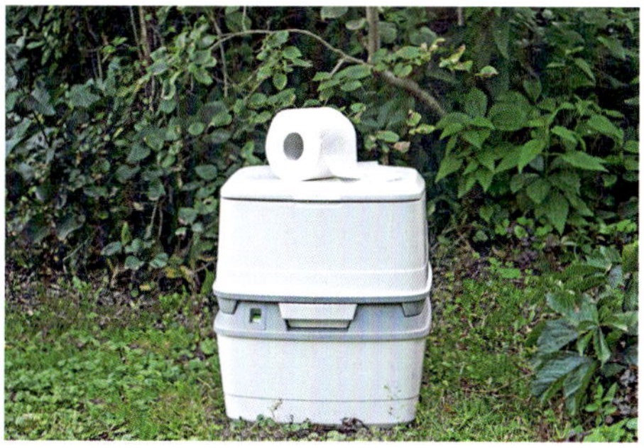

Die Chemie-Toiletten eignen sich nicht unbedingt für eine Krisensituation. Sicher sind diese besser als nichts, aber das Entsorgen der Reste, euphemistisch als Grauwasser bezeichnet, ist nicht einfach, und der Behälter sehr schwer. Auch ist das Beschaffen der benötigten Chemikalien nicht einfach und diese sind auch nicht zu ersetzen oder zu improvisieren.

Improvisierte Toilette

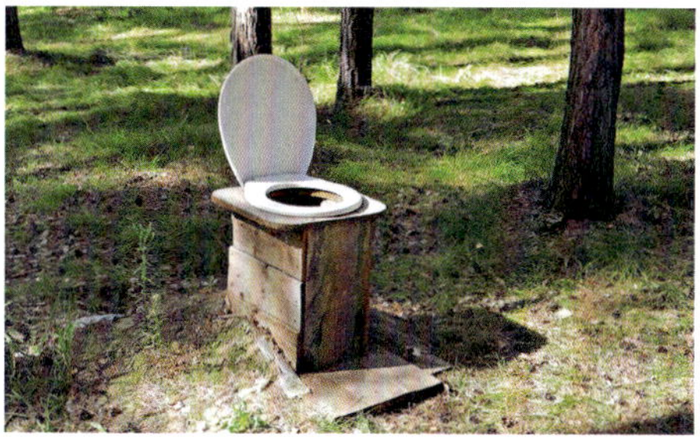

Ein Eimer mit Beutel und Deckel oder ein Toilettenstuhl – wie er für die Pflege benutzt wird – sind Möglichkeiten, das Geschäft zu verrichten. Andere haben einen Garten und können dort ein Loch graben und einen Sitz improvisieren. Wenn Sie darauf zurückgreifen müssen, dann schätzen Sie den Bedarf ab, nicht dass sich jedes Familienmitglied zwei Löcher pro Tag gräbt und nach einer Woche ist der ganze Garten umgegraben. Lieber ein großes und vor allem tiefes Loch graben und dann einen Familien-Donnerbalken einrichten. Denken Sie daran, dass Hunde solche Hinterlassenschaften gerne ausgraben und sich darin wälzen.

WELCHE LEBENSMITTEL SIND FÜR EINEN VORRAT GEEIGNET?

Sie können Ihren persönlichen Vorrat auf zwei Arten zusammenstellen; entweder aus gefriergetrockneter und eingedoster Fertignahrung, oder aus einzelnen Nahrungskomponenten, aus denen Sie jeden Tag frisch die einzelnen Gerichte zubereiten. Einige Bestandteile eignen sich gut zum Trocknen (Kräuter), andere sind in Dosen gut aufgehoben (Bohnen), wieder andere werden einfach in Kanistern eingelagert (Reis).

Das Wissen um die richtigen Lagerarten für verschiedene Nahrungsmittel ist noch nicht ganz in Vergessenheit geraten, aber bei der jüngeren Generation wurde das Wissen zumindest teilweise verdrängt. Lebensmittel werden dann häufig nach der Rezeptliste auf dem Smartphone passgenau eingekauft – und wer besonders fortschrittlich ist, dem schickt der smarte Kühlschrank eine Nachricht, was gerade fehlt.

Bei der Zusammenstellung Ihres persönlichen Vorrates sollten Sie sich nicht sklavisch nach der Liste des Bundesamtes für Bevölkerungsschutz und Katastrophenhilfe (BBK) richten und beispielsweise die empfohlenen 3,5 kg Nudeln kaufen. Viel besser ist es, eine Tabelle mit den einzelnen Tagen und den geplanten Mahlzeiten anzulegen, die Sie mit den Vorräten bestreiten wollen. Daraus ergeben sich automatisch die notwendigen Lebensmittel, aber auch Zutaten wie Hefe, Backpulver oder Essig fallen bei diesem Vorgehen auf und Sie kaufen diese dann auch mit ein. Sie müssen sich im Fall der Fälle ja nicht an die Planung halten, aber Sie können durch dieses Vorgehen

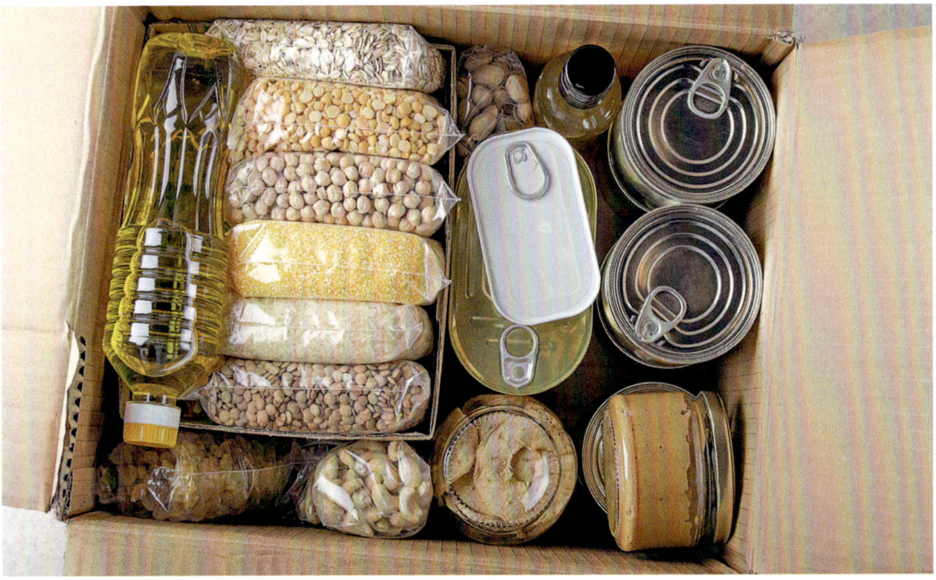

sicher sein, immer genug Lebensmittel für die einzelnen Mahlzeiten zur Verfügung zu haben.

EINE SOLCHE LISTE KÖNNTE EXEMPLARISCH FOLGENDERMASSEN AUSSEHEN:

ERSTER TAG

FRÜHSTÜCK: Müsli, Kaffee, Milchpulver, Zucker

ZWEITES FRÜHSTÜCK: Brot, Schmalzfleisch ($^1/_4$ Dose)

MITTAG: Saftgulasch aus der Dose, Nudeln, Nachtisch: Schoko-Riegel und Kaffee, Milchpulver, Zucker

KAFFEESTUNDE: Kaffee, Müsliriegel

ABENDBROT: Brot, Trinkbrühe, Schmalzfleisch (Rest der Dose)

ZWEITER TAG

FRÜHSTÜCK: Haferflocken, Obst aus der Dose ($^1/_2$ Dose), Milchpulver, Kaffee

ZWEITES FRÜHSTÜCK: Müsliriegel, heißer Kakao (Kakao, Milch oder Milchpulver, Zucker)

MITTAG: Bratkartoffeln mit Dosenfisch (Brathering), Obst als Nachtisch (Rest der Frühstücksdose)

KAFFEESTUNDE: Hartkeks mit süßem Belag, Kaffee, Zucker und Milchpulver

ABENDBROT: Brot mit Corned Beef und sauren Gurken, Tee

Alkohol

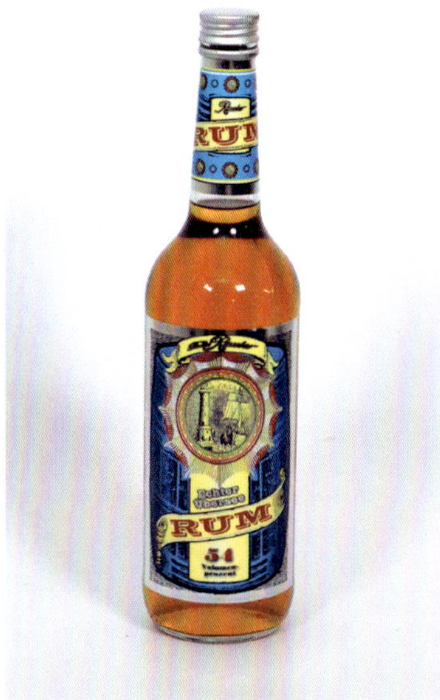

Es spricht nichts dagegen, wenn Sie nach einem langen Tag ein Glas Wein trinken, um etwas Normalität in den Krisenalltag zu bringen. Auch das eine oder andere Feierabendbier sollte drin sein. Nur eignet sich nicht jedes alkoholische Getränk für einen Vorrat. Bier ist nach einem halben, spätestens nach einem Jahr nicht mehr genießbar (verdorben ist es aber nicht). Wein und Sekt ist da dankbarer, aber auch nach zwei Jahren sollten die Flaschen ausgetauscht werden. Wenn Sie auf solche Getränke nicht verzichten möchten, dann sollten Sie den Vorrat nicht im Vorratsregal lagern, sondern bei den Vorräten für den täglichen Gebrauch. Kaufen Sie einfach eine Kiste Bier mehr und sorgen Sie dafür, dass Sie immer diese eine zusätzliche Kiste vorrätig haben. Bei Wein und Sekt ist das nicht anders. Und wenn dann eben bei Ausbruch der Krise kein Wein da ist, dann ist das auch nicht schlimm.

Von harten Alkoholika sollten Sie immer einige Flaschen bevorraten. Er hält sich ewig und Sie können in den Vorrat auch die vielen ungeliebten Geschenke mit einbinden, die Sie im Laufe des Lebens zu Geburtstagen bekommen haben. Je schlechter die Zeiten, desto wertvoller werden auch diese „Schätzchen". Schnaps war und wird immer ein begehrtes Tauschobjekt sein und der Verbrauch steigt in einer Krise üblicherweise auf ein Mehrfaches. Wie heißt es schon bei Wilhelm Busch:
„Es ist ein Brauch von alters her:
Wer Sorgen hat, hat auch Likör!"

Alkohol wird aus Lebensmitteln gewonnen, die in einer Krise knapp sind. Wenn das Volk hungert, wird das Getreide zu Brot verbacken und nicht zu Doppelkorn gebrannt, was der Staat dann auch streng kontrolliert.

Halten Sie sich in einer Krise vom übermäßigen Alkoholgenuss und anderen Rauschmitteln fern, denn neben der sich verschlechternden Versorgungslage verschlechtert sich auch die Sicherheitslage. Sie sollten dann aufmerksam und nicht benebelt sein.

Äpfel

Aus Äpfeln können Sie verschiedene Dinge herstellen. Sie können diese je nach Sorte einfach so lagern (siehe „Einkellern" Seite 108), oder in Scheiben schneiden und trocknen. Noch besser eignet sich eine Apfel-Schälmaschine. Dort spannen Sie den Apfel ein und durch einfaches Kurbeln schälen Sie eine lange Spirale von der Schale ab, die sich hervorragend trocknen und später als Apfeltee aufgießen lässt. Gleichzeitig schneidet die Maschine den Apfel in eine lange Spirale, so dass Sie mit einem Schnitt viele dünne Scheiben erhalten, die sich auffädeln und anschließend im Zimmer trocknen lassen. Es bleibt nur das Kerngehäuse übrig.

Apfelsaft ist überall bekannt, ebenfalls das Apfelmus, das Sie auch einkochen können. Aus Apfelsaft und Zucker können Sie aber auch Apfelkraut kochen, was ein Ersatz für Brotaufstrich oder als Süßungsmittel geeignet ist.

Unsere Vorfahren waren bekanntlich nicht dumm und hatten in ihren Gärten nicht nur eine Apfelsorte, sondern viele verschiedene. Mit zwölf Bäumen der richtigen alten Sorten erhält man rund ums Jahr eigene Äpfel. Jede Sorte besitzt zu einem anderen Zeitpunkt die optimale Genussreife, man muss das nur wissen.

Die ersten sind die Augustäpfel, die, wie der Name schon sagt, bereits im August reif sind und sofort verzehrt werden müssen. Als Tafeläpfel sind sie nicht so gut geeignet wie als Wirtschaftsäpfel, die zu Apfelmus gekocht oder zu Apfelkuchen verbacken werden. Die letzten lagerfähigen Sorten sind bis in den Mai oder Juni hinein gut. Zwischendurch gibt es Sorten, die nach vier Wochen lagern ideal sind, oder spezielle rote Sorten, die als Deko auf dem Adventskranz einen guten Eindruck machen. Die Apfelsorten für die Streuobstwiese sind meist Wirtschafts- oder Mostäpfel und werden vom Baum geschüttelt, aufgesammelt und dann alsbald zu Saft gepresst, der dann entweder haltbar gemacht oder zu Apfelwein weiterverarbeitet wird.

Apfelkraut/Rübenkraut

In schlechten Zeiten war Zucker immer knapp und so wurde er durch einen zuckerhaltigen Sirup ersetzt. Je nach Gegend wurden Äpfel, Birnen oder Zuckerrüben verwendet. Die Herstellung ist denkbar einfach, aber sehr zeit- und energieintensiv. Beim Apfelkraut werden die Äpfel ausgepresst und der Saft aufgefangen. Birnen lassen sich sortenrein nur schwierig pressen, weil der Saft schlecht aus der Maische abfließt und das Presstuch zusetzt. Daher werden bei den Äpfeln meist 10-15 % Birnen zugemischt und mitgepresst. Zuckerrüben werden zunächst gewaschen, dann geschnitzelt und mit Wasser weichgekocht, anschließend können sie abgepresst werden. Der aufgefangene Saft wird dann weiterverarbeitet.

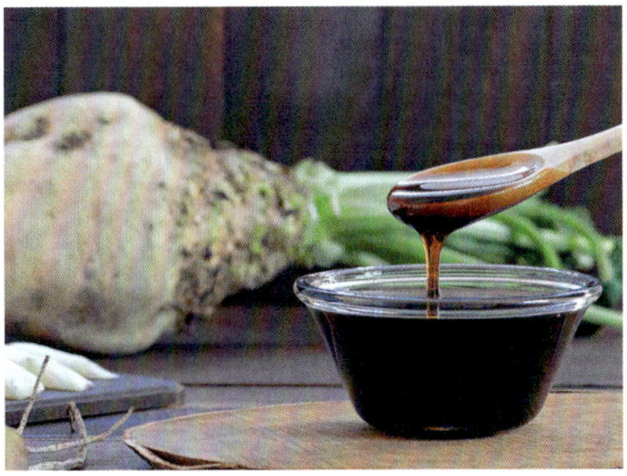

Für das Kochen von Apfel- oder Rübenkraut benötigen Sie einen großen Kessel. Unter 50 Liter brauchen Sie nicht anzufangen, weil sich der Aufwand nicht lohnt. 200–500 Liter sollten es schon sein. Das hört sich viel an, aber das Krautkochen ist eine Gemeinschaftsaufgabe. Geben Sie Saft zu etwa Dreiviertel in einen großen Kessel mit 80–100 Litern Fassungsvermögen und beginnen Sie langsam mit dem Erhitzen. Wenn der Saft noch frisch und flüssig ist, brennt er nicht so schnell an, aber mit der Zeit verdampft immer mehr Wasser und der Saft wird dick und zähflüssig. Dann müssen Sie unbedingt rühren und nur noch wenig heizen.
Sie können problemlos weiteren Saft zu der schon etwas eingekochten Masse dazugeben. Um zu testen, ob der Saft schon die richtige Konsistenz hat, geben Sie etwas davon auf einen kalten Teller, damit Sie dies im kalten Zustand beurteilen können. Ist die Konsistenz richtig, stellen Sie das Heizen ein und füllen den heißen und somit noch dünnflüssigen Saft in kleine, sterile Behälter um. Verschließen Sie diese und Sie erhalten einen klassischen Brotaufstrich oder ein Süßungsmittel.

Bohnen in Dosen

Bohnen gibt es in vielen verschiedenen Sorten in Dosen. Sie sollten etliche Dosen in Ihrem Vorrat haben, denn im Vergleich zu getrockneten Bohnen verkürzen diese die Kochdauer gewaltig.

Kidney-Bohnen sind große, rote Bohnenkerne mit schwarzen Sprenkeln. Sie werden in einer Flüssigkeit eingekocht, die sehr schleimig ist. Sie sollten Kidneybohnen immer in ein Sieb geben und kurz mit Wasser abspülen.

Baked Beans in Tomatensauce ist ein typisches englisches Frühstück, das auf ungetoastetem Weißbrot serviert wird. Die Bohnen lassen sich aber auch als Beilage zu Fleisch einfach nur warm machen. Oder Sie braten etwas Speck und Zwiebeln an, geben den Doseninhalt dazu und erhalten mit einigen Scheiben Brot eine vollwertige Mahlzeit (siehe Seite 130), die auch Bud Spencer satt gemacht hätte. Der Vorteil ist, dass Sie Kidneybohnen auch kalt aus der Dose essen können.

Wachtelbohnen sehen mit ihrer dunkelbraunen Schale und mit ihren schwarzen Flecken aus wie Wachteln, daher der Name. Sie machen sich gut in Chili-Gerichten (siehe Seite 118).

Chili-Bohnen sind keine Bohnenart an sich, sondern eine Zubereitungsart. Die Sauce wurde mit Chilipulver geschärft und ich rate dazu die Bohnen auf jeden Fall vor dem Einlagern einmal zu probieren, denn bei den verschiedenen Herstellern gibt es unterschiedliche Schärfegrade. Sie können zur Not die zu scharfen Bohnen in ein Sieb geben und die Sauce abspülen, sollten dann aber keinen Vorrat davon anlegen.

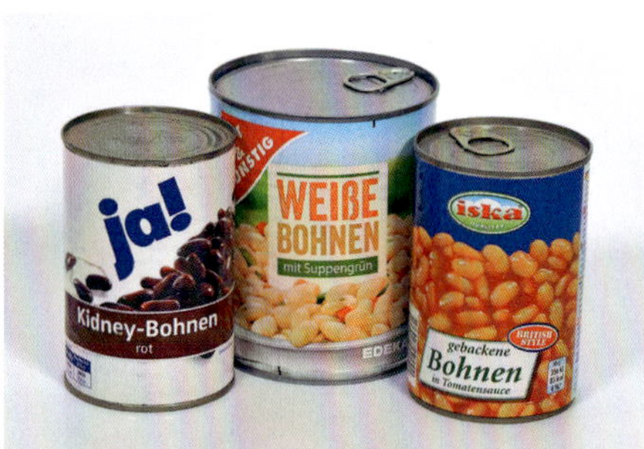

Weiße Bohnen mit Suppenkraut, die in Dosen eingekocht wurden, können mit etwas Brühe und anderen Einlagen zu einer Bohnensuppe verlängert werden. Sie brauchen nur vier Würstchen in Scheiben, etwas Speck in Würfeln und eine kleingehackte Zwiebel anzubraten, mit den Bohnen und der gleichen Menge Brühe in einem Topf kurz durchzukochen und schon ist die Bohnensuppe fertig.

Brot (Knäckebrot, Dosenbrot)

Brot einzulagern ist relativ teuer, wenn man es auf den Kaloriengehalt bezieht. Es wird in Dosen konserviert, was es teuer macht. Auch handelt es sich meist um dunkles Vollkornbrot ohne Rinde, eher wie Pumpernickel. Das sättigt zwar, ist aber nicht jedermanns Sache. Ich denke, wenn Sie Dosenbrot aufreißen müssen, dann sind Sie froh überhaupt etwas zu Essen zu haben. Die Regierung wird alles daransetzen, die Bevölkerung irgendwie mit Brot zu versorgen. Schon die alten Römer wussten, wie man die Massen lenkt: Panem et circenses – Brot und Spiele. Also wird in einer Krise die Brotversorgung auf jeden Fall aufrechterhalten – und das Fernsehprogramm – sollte es Strom geben.

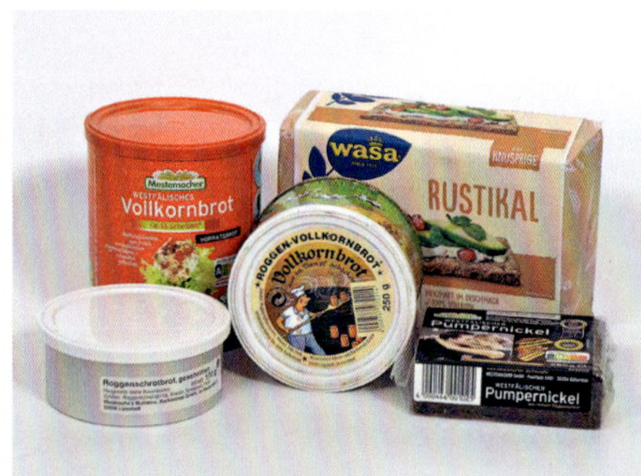

Brot können Sie auch frisch backen, wenn Sie Mehl und Hefe eingelagert haben. Für den Fall, dass es schnell gehen muss, ist Knäckebrot gut geeignet. Es hält sich trocken gelagert locker ein halbes Jahr. Kaufen Sie die rustikalen oder Vollkorn-Sorten, die sättigen mehr und sind dicker, so dass Sie mit weniger Aufstrich auskommen. Denken Sie auch an die in Plastik eingeschweißten Brote und Brötchen, die teilweise ein halbes Jahr haltbar sind – und das ohne Kühlung.

Brot ist ein Kandidat für den letzten Einkauf vor der Ausgangssperre. Kaufen Sie ganze Laibe Vollkornbrot, wenn Sie keine Möglichkeit haben das Brot einzufrieren, diese halten sich länger. Ansonsten lassen Sie es schneiden, aber besonders dick, und frieren einige Brote ein. Sie können dann immer so viele Scheiben entnehmen, wie Sie sofort verbrauchen. Diese tauen schnell auf und können dann gegessen werden. Sollten die Kühltruhe keinen Strom mehr bekommen, dann heben Sie nur das Brot auf, das Sie in absehbarer Zeit essen, den restlichen Vorrat legen Sie zum Trocknen aus, damit es haltbar wird, bevor es verschimmelt. Für altbackenes Brot finden Sie auf Seite 114 ein Rezept für eine Brotsuppe mit Käse.

Weil er dem Brot nähersteht als dem Keks, sollte hier auch der Hartkeks Erwähnung finden. Diese liebevoll als „Panzerplatten" bezeichneten Kekse sind nicht süß und auch nicht wirklich salzig, sondern eher neutral gehalten. Daher kann man sie mit süßen Aufstrichen essen, aber auch mit Leberwurst. Die strapazierfähige Verpackung in einer stabilen Hülle aus Alu-Verbundfolie sorgt dafür, dass Sie diese Kekse lange Zeit im Rucksack mitführen können, ohne dass sie zerbröseln oder durch eine durchlöcherte Verpackung Feuchtigkeit ziehen.

Brühwürfel oder Brühpulver

Wenn Sie an Zutaten wie Kartoffeln oder Getreidebrei Geschmack bringen müssen, dann sind diese beiden Zutaten einfach Gold wert. In normalen Zeiten können Sie sie für sehr wenig Geld einkaufen und helfen in der Krise gewaltig weiter. Brühwürfel können Sie auch einfach zerstoßen und das Pulver den Speisen untermischen oder zu einer Brühe auflösen und dann Brühe statt Wasser angießen. Für die längere Lagerung sind Gläser gut geeignet; die Brühwürfel sollten Sie aber zuvor einschweißen, damit sie länger halten.

In Friedenszeiten hat sich eine Kultur des Kochens etabliert, die auf frische Zutaten setzt, regionale Herkunft bevorzugt und auf künstliche Zutaten verzichtet. Das ist mir durchaus bewusst, und ich vermeide im Alltag diese Zusätze und auch die „Tüten". Es wird aber Zeiten geben, in denen man froh sein wird, wenn man auf die kleinen „Helferlein" zurückgreifen kann, um den Magen zu füllen und davon auch satt zu werden. Ich beschränke die Hilfsmittel auf flüssige Speisewürze und Brühwürfel bzw. Brühpulver. Diese wurden erfunden, um große Mengen armer Menschen mit wenigen Nahrungsmitteln satt zu bekommen. Genau dafür lagere ich es ein. Wenn dann „per aspera ad astra" die Krise vorbei ist und alles wieder floriert, steht jedem frei, sich wieder anders zu ernähren. Bis dahin werden viele Menschen froh sein, wenn ein Heißgetränk aus einem Brühwürfel den Magen füllt und man überhaupt den Brühwürfel eingelagert hatte.

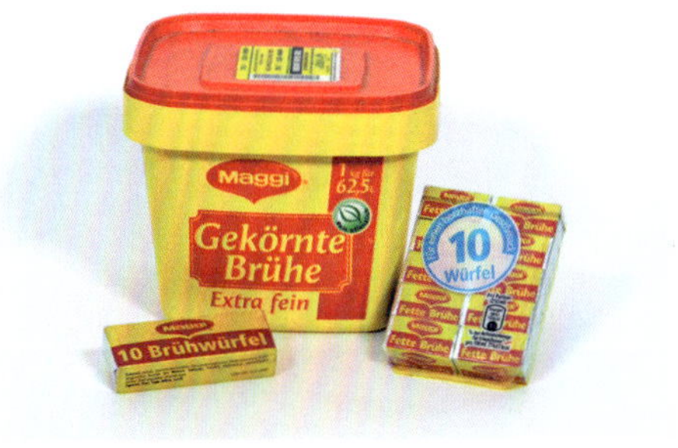

Buchweizen

Buchweizen ist kein Getreide im eigentlichen Sinne, sondern ein Knöterich-Gewächs. Es wächst bevorzugt auf sehr armen und sandigen Böden oder im Moor. Buchweizen war daher das Getreide der armen Bauern in der Heide oder auch in

Russland. Blinis sind eine Art Pfannkuchen, die zu Kaviar in Russland gereicht werden. Der Name stammt von der Form der Körner, die an Bucheckern erinnern. Der Ertrag ist eher bescheiden und die Ernte nicht einfach.

Buchweizen lohnt sich nicht einzulagern, wenn Sie diesen nicht regelmäßig essen. Er ist hier mit aufgeführt, weil russische Hilfslieferungen meist aus Buchweizen bestehen und Sie so im Fall der Fälle wissen, was Sie damit anstellen können.

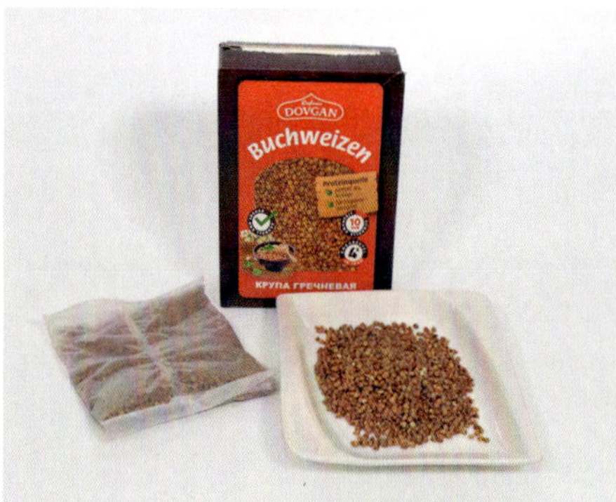

Convenience Food

Ramen Nudeln, Tiefkühlpizza und Co. ... Nicht jeder ist ein begnadeter Koch und es spricht nichts dagegen, wenn Sie Fertiggerichte einlagern möchten. Achten Sie aber auf die Haltbarkeit, denn es ist wichtig, dass Sie diese Nahrung mit meist geringerer Lagerdauer regelmäßig durchrotieren. Bei Tiefkühlprodukten denken Sie bitte daran, dass in vielen Krisenszenarien der Strom ausfällt. Dann nutzen Ihnen 100 Tiefkühlpizzen nichts, sie lassen sich nicht aufheben und auch nicht durch sofortigen Verzehr der Schadensmasse entnehmen. Ein Vorrat in der Kühltruhe ist kein Vorrat für die Krise, sondern ein Vorrat für das normale Leben.

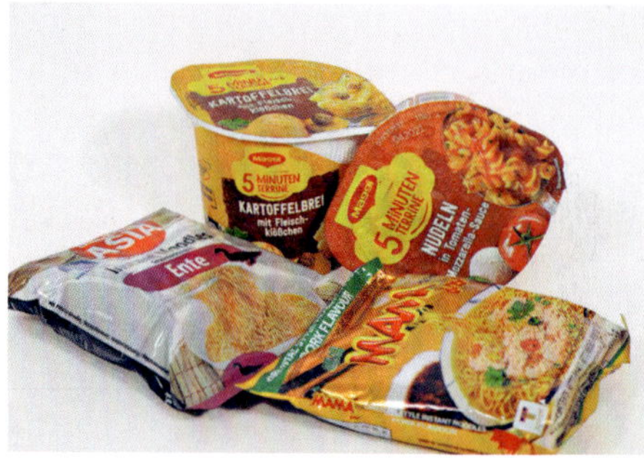

Wenn Fertignahrung einen Großteil Ihrer Mahlzeiten bestimmt, dann sollte Ihr Vorrat das auch widerspiegeln. Achten Sie darauf, dass Sie sie auch kalt essen können. Hierbei handelt es sich um Dinge, die eigentlich warm gemacht werden sollten, aber auch kalt – dann eben mit Einbußen im Geschmack – gegessen werden können. Beispielsweise Ravioli, Fleischklöße in Sauce oder Würstchen.

Je mehr aus Ihrem normalen Speiseplan eingelagert ist, desto leichter fällt es Ihnen, den Vorrat durchzurotieren. Und bekannte und beliebte Gerichte schaffen einen gewissen Grad an Normalität, was Ihnen hilft mit den anderen ungewohnten Situationen klarzukommen.

Wenn Sie sich in einer Krisensituation befinden und das Haus nicht verlassen können, dann strukturieren die Mahlzeiten den Tag. Es ist einfach besser, sich auf ein Gericht zu freuen, weil es schmeckt, und sich nicht schon Stunden vorher vor dem grauenhaften Getreidebrei zu ekeln.

Dinkel und Grünkern

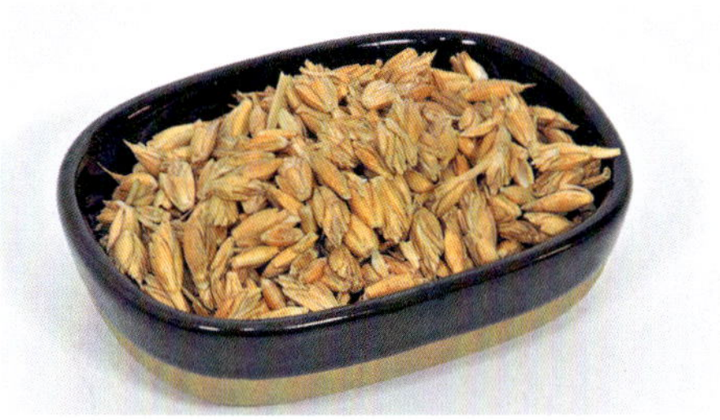

Dinkel und Grünkern – grün geernteter und dann gedörrter Dinkel – spielen im Anbau nur eine geringe Rolle und kommen auch als Krisennahrung sicherlich kaum auf den Tisch. Dinkel ist schwierig zu verarbeiten, da die Spelzen fest am Korn haften und die Körner erst entspelzt werden müssen, wozu nicht jede Mühle in der Lage ist. Als Brotgetreide hat sich Dinkel in den letzten Jahren als glutenfreie Alternative zu Weizen einen gewissen Platz am Markt erobert. Grünkern wird nur als Brei oder beispielsweise als Bratling gegessen und spielt beim Backen keine Rolle.

Eier und Volleipulver

Eier lassen sich eigentlich gut aufheben, wenn man diese trocken und kühl lagert und vor allem die ungewaschenen aus bäuerlicher Haltung nimmt. Dann befindet sich noch eine natürliche Schutzschicht auf der Schale, die vor Verderb schützt. Die Eier müssen in der Natur etliche Tage oder Wochen im Nest liegen, bis das Gelege vollständig ist und die Henne mit dem Brüten beginnt. Zu Beginn der Krise gekaufte Eier sollten dann locker vier, sechs oder sogar acht Wochen halten.

Bei Eiern tritt immer das Problem auf, dass diese im rohen Zustand sehr empfindlich sind und schnell zerbrechen. Um den Transport zu vereinfachen, können Sie diese aufschlagen und nur das Innenleben in eine Plastikflasche füllen. Das spart unheimlich viel Platz und macht den Transport sicher. Sie müssen dann allerdings die Eier schnell durchgaren.

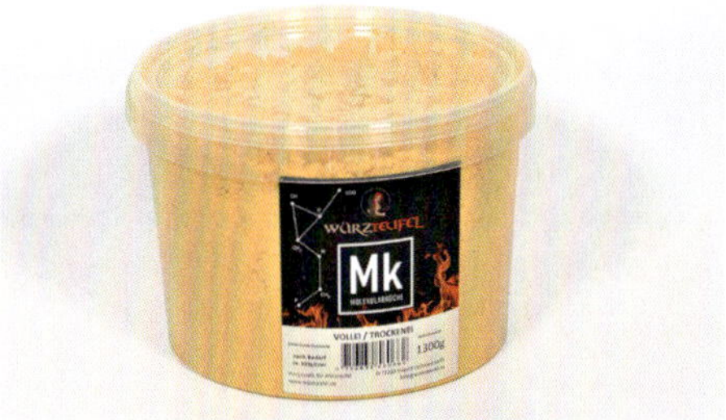

Eier eignen sich auch als Snack zwischendurch, wenn Sie diese hartkochen und als Verpflegung mitnehmen. Hartgekochte Eier halten sich etwa einen Monat, noch länger, wenn Sie diese als Soleier (siehe Rezept Seite 138) einlegen.

Wer nicht die Möglichkeit hat, sich mit solchen Eiern zu versorgen, der kann im Vorfeld auch Volleipulver beschaffen. Das gibt es bei verschiedenen Online-Händlern.

Energieriegel

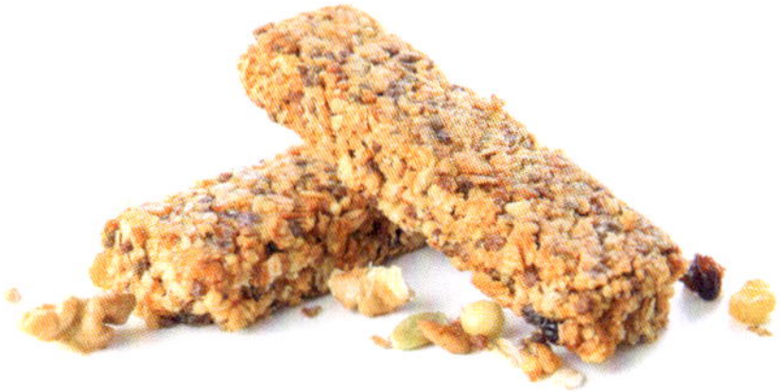

Ein schneller Energielieferant

Für den schnellen Energieschub für unterwegs sind Energieriegel ideal. Die meisten Schokoriegel bieten außer schlechten Fetten und Zuckern nicht viel. Die Sportlernahrung ist zwar deutlich teurer, aber auch viel gesünder und vor allem bringt sie schnell Energie, wenn es drauf ankommt.

Essig

In einem Notvorrat gibt es Dinge, die man nicht jeden Tag braucht, die aber wichtig sind, sich vielfältig verwenden lassen und nicht so einfach zu improvisieren sind. Essig ist ein solches Wundermittel – und in normalen Zeiten spottbillig. Neben normalem Essig ist auch die Essigessenz mit 25 % Säure gut zu gebrauchen, besonders zu Reinigungszwecken. Weiterhin ist Kräuteressig oder fertiger Gurkenaufguss für das Einlegen von Gemüse sehr praktisch und lecker.

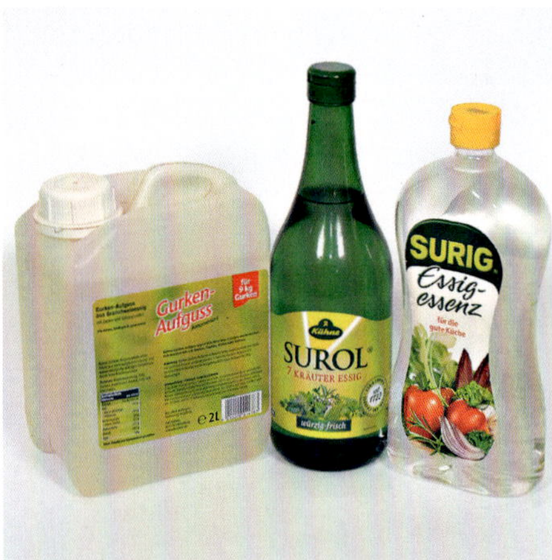

Apfelessig ist für weit mehr als das Ansäuern von Speisen zu verwenden. Sie können damit Linsensuppe abschmecken, süßsaure Speisen würzen, einen Salat anmachen, ihn als Heilmittel, Reinigungsmittel und Hautpflegemittel einsetzen, Gurken damit einlegen oder mit Honig oder Zucker ein durstlöschendes Getränk herstellen. Er ist billig, hält sich ewig und nur schwierig zu ersetzen. Einige Flaschen kosten nicht die Welt und sind sehr hilfreich.

Fett und Öl

Der Körper braucht Fett, weil Fett den Motor am Laufen hält und der Körper es nicht selbst herstellen kann. In Mangelsituationen, wenn dem Körper weniger Fett zugeführt wird als er für die Lebensfunktionen benötigt, baut der Körper zuerst das Speicherfett ab, das ist der Wohlstandsbauch. Dann greift er das Baufett an, das im Körper die wichtigen Organe schützt, beispielsweise sind die Nieren in Fett eingelagert. Ist auch dieses Fett weggehungert, baut der Körper Muskeln und alles andere ab, was er nicht zum Überleben benötigt, dann sind aber schon irreversible Schäden aufgetreten, besonders bei Kindern im Wachstum.

Durch ein Überangebot an Fett und Zucker sowie Bewegungsmangel sind viele Menschen deutlich wohlgenährter, als es ihrer Gesundheit zuträglich ist. Damit das nicht komplett eskaliert, ist Fett heutzutage verteufelt und Fleischzuschnitte sind meist extrem mager.

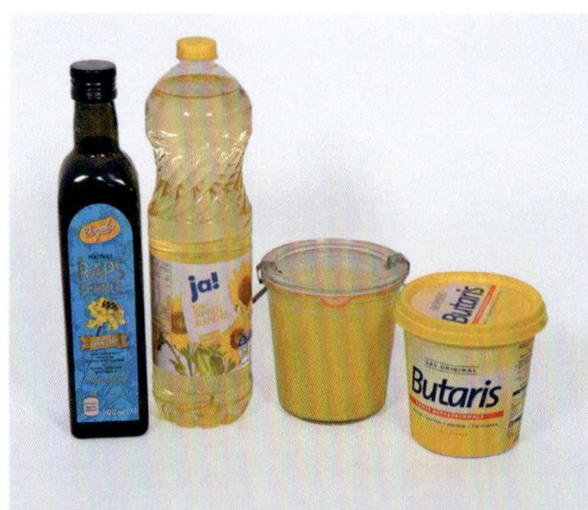

Fett und Öl: Olivenöl, Sonnenblumenöl, selbstgemachtes Butterschmalz und Butterschmalz

Eine Krisensituation ist typischerweise gekennzeichnet vom Mangel an allem, was wir für selbstverständlich halten. Wenn ein Erwachsener im Normalzustand einen Tagesbedarf von 1.500 Kalorien hat, dann ist ein körperlich geforderter Mensch mit 2.500–3.500 Kalorien dabei. Müssen Sie sich dann noch in einer kalten Wohnung aufhalten, steigt der Wert weiter an. Sie atmen kalte Luft ein und atmen warme Luft aus, dabei geht eine Menge Energie verloren. Wenn die Nahrung also knapp ist, ist es umso wichtiger, dass die Wohnung warm ist, um Nahrung zu sparen. Eine warme Mahlzeit und heiße Getränke helfen dem Körper auch, die Nahrung besser zu verwerten.

Warum sind Fett und Öl in einer Krise als erstes aus den Regalen verschwunden? Bei Ölen gibt es im Allgemeinen nur drei Sorten, die von wirtschaftlicher Bedeutung sind: Raps-, Sonnenblumen- und Olivenöl. Das Olivenöl ist das hochwertigste und ist auch problemlos zum Anmachen von Salaten und zum Kochen geeignet. Außerdem kann es der Hautpflege dienen. Es hat einen intensiven Geschmack, aber den Nachteil, dass es schon bei einstelligen Temperaturen ausflockt und zähflüssig, wenn nicht sogar hart, wird. Gerade kaltgepresstes Olivenöl wird schnell ranzig, wenn es der Luft oder dem UV-Licht ausgesetzt wird. Es sollte daher in lichtdichten Behältern oder in einem dunklen Lagerraum aufbewahrt werden. Wenn Sie Ihren Vorratsraum nicht abdunkeln können, dann umwickeln Sie die Flaschen einfach mit Alufolie. Sie sollten dieses Öl regelmäßig durchrotieren.

Rapsöl ist in Deutschland erst seit ca. 20 Jahren wirklich ein Thema. Ich persönlich mag es nicht. Es war, bis eine neue Züchtung auf den Markt kam, auch nicht genießbar und wurde nur für technische Zwecke angebaut.

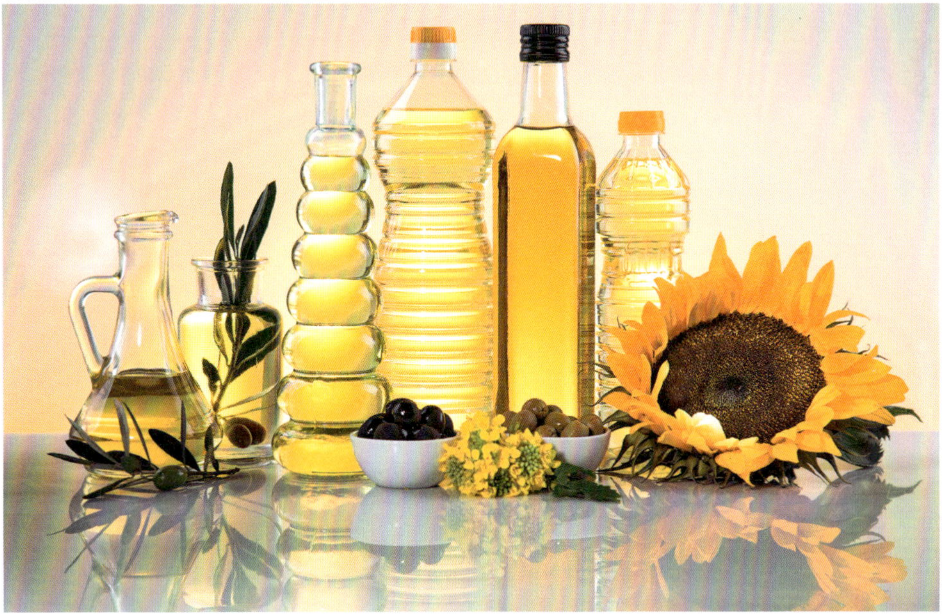

Bleibt noch das Sonnenblumenöl. Es ist geschmacksneutral, hält sich gut und ist fast so billig wie Mineralwasser. Es gibt keinen Grund, warum Sie davon nicht genug bevorraten sollten. Und sollte es schlecht werden, können Sie es immer noch als Brennstoff für improvisierte Öllampen verwenden.

Bei den harten Fetten kommt zunächst Butter in Frage. Diese hält sich im Kühlschrank locker sechs Wochen oder noch länger. Sie ist auch sehr dankbar beim Einfrieren. Wenn Sie den Eiweißanteil und das Wasser durch Erhitzten und Filtern entfernen, erhalten Sie geklärte Butter, Butterschmalz oder „Ghee" (siehe „Butterschmalz, Schmalz und andere Fette" auf Seite 112). Dieses heiß abgefüllt und mit einem Schraubdeckel verschlossen hält sich im kühlen Keller jahrelang und ist zum Braten und Backen gut geeignet.

Die dritte Fettart ist Schmalz. Früher wurde es beim Hausschlachten ausgelassen und noch heiß in Tonkrüge gefüllt. So hält es sich locker ein Jahr, auch im Anbruch. Es ist zum Braten und Backen gut geeignet. Wenn Sie Schmalz kaufen, dann sollten Sie die Stücke kaufen, die aussehen wie Butterstücke, eingepackt in Staniolpapier. Die veredelten Sorten wie Grieben-, Zwiebel- oder Apfelschmalz halten sich nicht so lange. Sollte kurz vor der Krise Butter und Öl schon ausverkauft sein, dann liegt bestimmt noch genug Schmalz in den Kühltheken, denn das haben heutzutage viele Menschen nicht mehr auf dem Schirm.

Fisch in Dosen

Bei Fischdosen sollten Sie nicht nur an den beliebten Tomatenfisch denken, sondern auch an Bratheringe oder noch besser an Ölsardinen. Je mehr Fett auf geringem Raum untergebracht ist, wie beispielsweise bei den Ölsardinen, desto besser. Bei Thunfischdosen sollten Sie darauf achten, dass es sich um Thunfisch in Öl handelt, nicht um den im eigenen Saft. Sie können den Vorrat auch mit Thunfisch in pikanter Sauce aufstocken, der zum kalt essen besser geeignet ist und etwas Abwechslung bringt. Wenn Sie Thunfischdosen einlagern – was eigentlich jeder machen sollte – sind ein paar Gläser Mayonnaise praktisch, so können Sie aus dem Fisch, der Mayo und ein paar kleingeschnittenen Gurken einen Brotaufstrich zaubern.

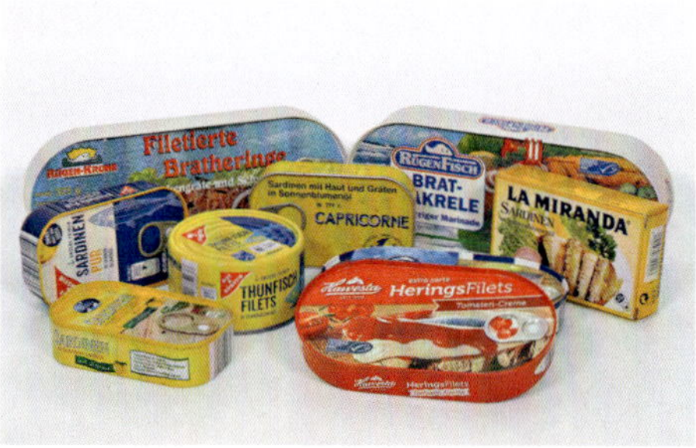

Fleisch

Fleisch ist ein besonders hochwertiges und begehrtes Lebensmittel. In jeder vergangenen Krisensituation wurde von den Betroffenen der Fleischmangel als besonders belastend empfunden. Nun ist Fleisch auch ein besonders leicht verderbliches Lebensmittel und es muss von Spezialisten wie Schlachtern gewonnen und verarbeitet werden. Einen Apfel zu pflücken ist noch jedem möglich, aber ein Schwein zu schlachten oder einen Bullen, das ist die Aufgabe für einen Spezialisten. Sie sollten daher in Ihrem Vorrat genug Fleischkonserven bevorraten, um den Mangel etwas abzumildern. Solche Konserven sind auch ein ideales Tauschmittel.

Je nach Art der Krise wird es zuerst zu einem Überangebot an Fleisch kommen, weil Bauern ihre Viehbestände reduzieren müssen und dann wird im Verlaufe einer länger andauernden Lage das Fleisch selten und teuer.

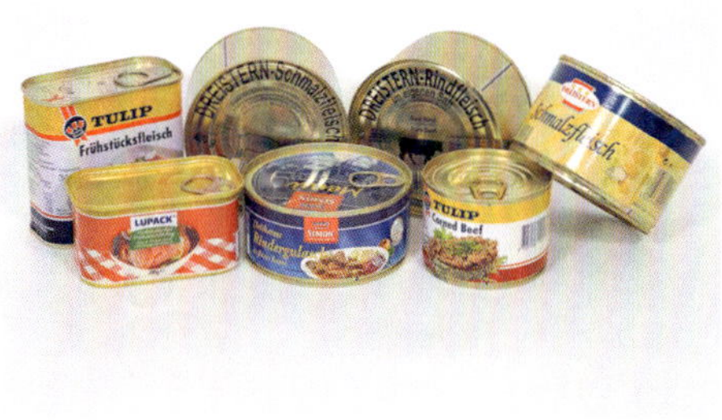

Bei tierischen Fetten sieht das noch dramatischer aus: Eine geschlachtete Kuh gibt keine Milch und ohne Milch gibt es keine Sahne und somit keine Butter. Bei einem längeren Stromausfall können die Kühe nicht gemolken werden, in den Schweinemästereien verhungern und verdursten die Schweine und in den Hähnchenmastställen fällt die Kühlung aus und die Tiere sterben recht schnell. Solche Verluste wieder auszugleichen dauert, denn wenn das passiert, dann flächendeckend und mindestens bundesweit.

Wenn Sie gut vorbereitet sind, dann können Sie mit etwas Wissen die großen Mengen Fleisch nutzen und sich bevorraten. Einkochen oder Einsalzen ist eine Möglichkeit, die wenig Ausrüstung und Wissen benötigt (siehe Seiten 101–106).

Sie müssen aber auch lernen mit den weniger begehrten Stücken der Schlachttiere zu kochen und ggf. auf andere Tiere ausweichen. Das müssen nun nicht gleich Ratten und Mäuse sein, aber wenn die beiden Tauben im Garten an die Vogeltränke kommen und Sie mit dem Luftgewehr gut umgehen können, dann kann das in einer Notsituation eine gute Beschaffungsmöglichkeit sein.

Nutrias sehen ziemlich „rattenähnlich“ aus, schmecken aber ganz hervorragend. In der „DDR“ wurden diese zur Pelzzucht gehalten und das Fleisch verkauft. Heute ist Deutschland fast flächendeckend besiedelt und die Tiere richten große Schäden an – warum also in einer Krisensituation nicht nutzen?

Bei Schlachttieren sind die Innereien wie Herz, Leber und Nieren noch bekannt, aber Pansen als saure Flecke, das kennt kaum noch jemand, und auch Zunge schmeckt hervorragend. Im schottischen Haggis ist alles verarbeitet, was beim Ausweiden anfällt: Herz, Lunge, Leber, Nieren, Milz und das Fett aus dem Netz, in dem die Därme liegen. Heute wird die Verwertung von weniger edlen Teilen eines Tieres in der „Nose-to-Tail“-Bewegung gefeiert. Vielleicht wird es – aus der Not heraus – Normalität. Denken Sie auch an die Knochen, die heute industriell zu Knochenmehl und damit Dünger verarbeitet werden, diese geben eine kräftige Brühe ab und bringen so Geschmack und Kraft in Gemüseeintöpfe.

Flüssigwürze

Bei Flüssigwürze scheiden sich die Geister. Für den Saarländer ist es lebensnotwendig, für viele Gesundheitsapostel der Tod in Flaschen. Wenn Nahrung knapp und teuer ist, dann müssen Sie viel Geschmack aus wenig Substanz bekommen. Und da hilft Flüssigwürze wie z. B. Maggi in jeder Lebenslage. Ein paar Spritzer an eine Suppe und sie ist geschmacklich ganz weit vorne. Nudeln mit Maggi ist ein typisches Studentenessen meiner Aktivenzeit kurz vor dem Monatsersten. Billig, sättigend und einfach Kult. Bei uns gehören ein paar Spritzer selbstverständlich auf Bratkartoffeln oder Kesselfleisch.

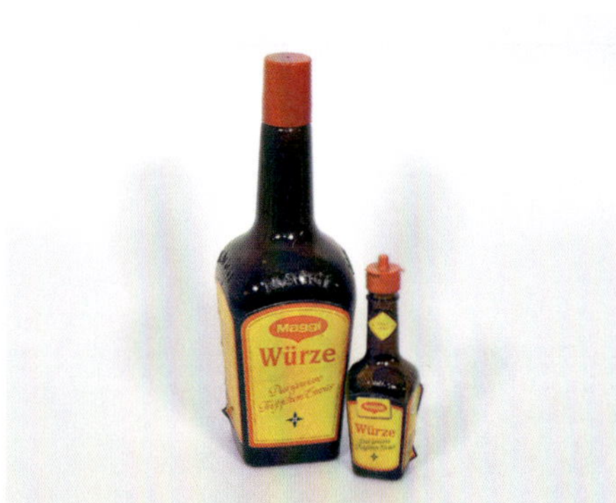

Gelierzucker

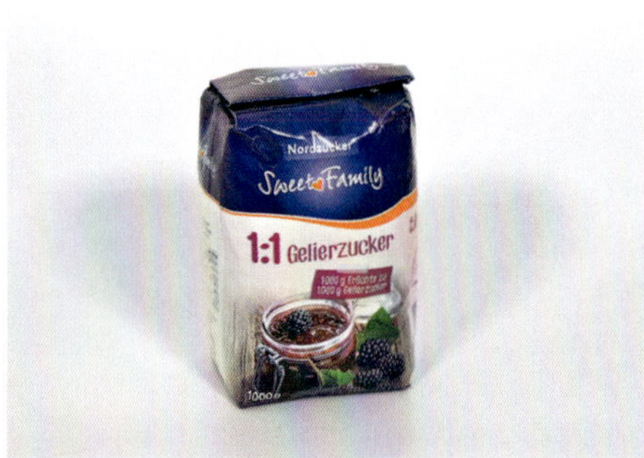

Wenn Sie beabsichtigen sich bei Gelegenheit Ihren Vorrat mit selbstgemachten Marmeladen zu verlängern, sollten Sie einen Teil des Zuckervorrats mit Gelierzucker auffüllen. Das lohnt allerdings nur, wenn Sie sich günstig mit Früchten versorgen können, beispielsweise aus dem eigenen Garten. Zur Not geht es auch ohne Gelierzucker, nehmen Sie normalen Zucker, die Marmelade wird damit dann aber nicht fest.

Gewürze

In einer Krise brechen zuerst die internationalen Lieferwege zusammen. Davon besonders betroffen sind die Gewürze. Sie sind nur für einen relativ geringen Teil des Frachtaufkommens verantwortlich, haben aber eine hohe Wertdichte. Besonders Exoten wie Pfeffer, Muskat, Piment, Curry, Zimt, Nelken, Sternanis und Vanille sind im Notfall schlecht zu bekommen und lassen sich nicht einfach durch Eigenanbau ersetzen – ohne schmeckt die Krise aber schnell fade. Kaufen Sie nach Möglichkeit Großgebinde von 1 kg und immer ganze Gewürze, keine gemahlenen, die lassen sich vakuumverpackt fast unbegrenzt lagern und dann nach Bedarf mahlen.

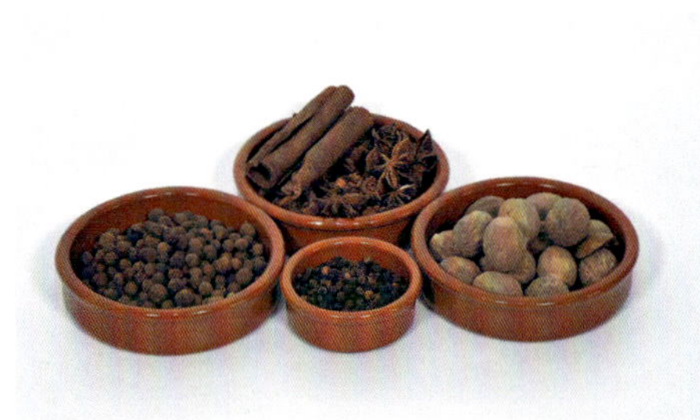

Die heimischen Gewürze wie Liebstöckel, Petersilie, Schnittlauch, Majoran oder Thymian wachsen auch auf jedem Balkon oder im Garten und Sie sollten diese am besten schon jetzt kultivieren.

Hafer

Hafer ist vielseitig einsetzbar und kommt entweder als Grütze oder als Haferflocken auf den Markt. Die Grütze wird für Porridge oder als Cerealien-Einlage bei Wurst verwendet, die Flocken sind meist für den Rohverzehr gedacht, aber auch für Haferschleimsuppe (siehe Seite 126). Eine sehr nahrhafte und dabei magenschonende Speise für Kranke und Gesunde.

Hafer sollten Sie wie anderes Getreide als ganze Körner einlagern. Es gibt diese extra für den Vorrat in Bio-Qualität in Alu-Verbundbeuteln in 5-kg-Gebinden zu kaufen. Kaufen Sie nicht den Futterhafer für Pferde, denn der ist nicht entspelzt. Der Hafer für den menschlichen Verzehr sollte aber entspelzt sein, sonst essen Sie jede Menge unnötiger Ballaststoffe mit. Aus den Haferkörnern können Sie mit einer Mühle auch Mehl mahlen, oder grob eingestellt eine Basis für Porridge oder Hafergrütze schaffen. Mit einer Getreidequetsche oder auch nur mit einem Hammer können Sie Haferflocken erzeugen.

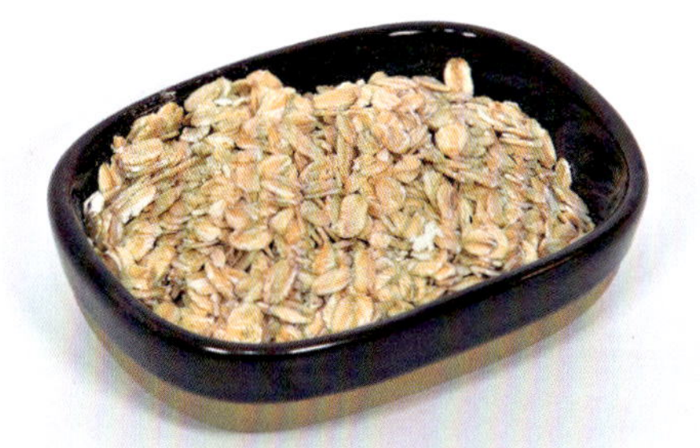

Hülsenfrüchte

Hülsenfrüchte sind ein wichtiger Eiweißlieferant und sollten im Vorrat unbedingt vorhanden sein. Trocken und luftdicht verpackt halten sie wenigstens zehn Jahre. Bei den getrockneten Hülsenfrüchten ist es wichtig, diese über Nacht in kaltem Wasser einzuweichen, da das die Kochzeit verkürzt bzw. das Kochen erst ermöglicht. Bei Bohnen und Erbsen müssen Sie das Einweichwasser wegschütten, bei Linsen ist das nicht unbedingt notwendig, diese können sogar ganz ohne Einweichen gekocht werden.

Bei Erbsen gibt es zwei Sorten: Die grünen Erbsen müssen auf jeden Fall eingeweicht werden, das Wasser sollte immer die Erbsen bedecken. Im Zweifel lieber etwas nachgießen, als dass die Erbsen trocken liegen. Sie quellen dabei auch auf, also dürfen Sie das Gefäß nur zur Hälfte füllen. Gelbe Erbsen sind geschält und liegen als Hälften vor. Diese können Sie zur Not auch sofort kochen, achten Sie aber auf genug Flüssigkeit. Auch lösen sich die gelben Erbsen mit der Zeit auf und bilden eine sämige Suppe.

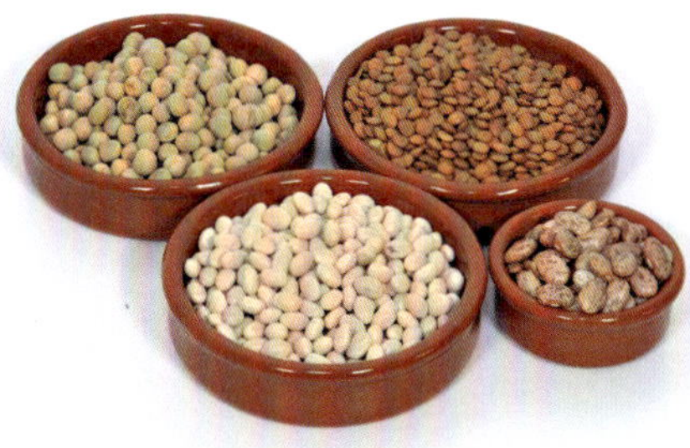

Die verschiedenen Bohnenarten sollten Sie ebenfalls einweichen. Wichtig ist, die Bohnen nach dem Einweichen abzugießen und mit frischem Wasser aufzusetzen. Wichtig ist auch, diese erst dann zu salzen, wenn sie weich sind, weil sie sonst nicht weich werden. Im Zweifel hilft aber Natron oder ein guter Schuss Mineralwasser mit viel Kohlensäure. Vorsicht, es schäumt auf!

Bei Linsen sprechen wir von den handelsüblichen grauen/grünen Linsen, die als Suppe oder als Beilage gedacht sind. Hier ist Einweichen anzuraten, denn dann verringert sich die Kochzeit, aber es geht auch ohne. Rote Linsen sind eher für asiatische Salate gedacht und spielen in der Krisenvorsorge praktisch keine Rolle.

Kaffee

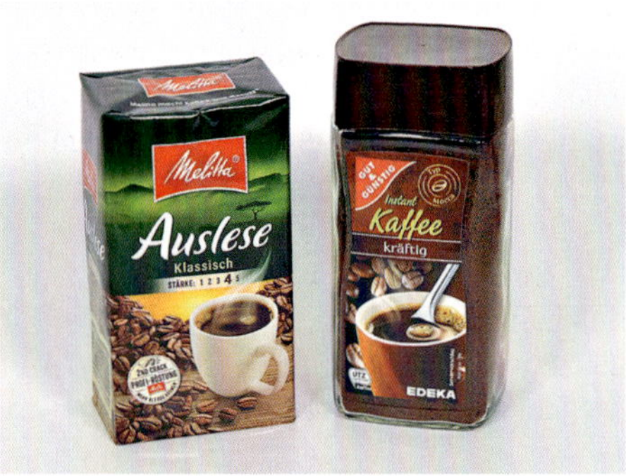

Wenn Sie im Normalfall Kaffee trinken, dann gehört ein ausreichender Vorrat Kaffee einfach dazu. Die handelsüblichen Filterkaffee-Pakete halten weit über das Mindesthaltbarkeitsdatum hinaus, es sei denn die Pakete sind beschädigt und ziehen Luft. Sobald sich ein Paket weich anfühlt anstatt steinhart, sollten Sie dieses aussortieren. Das können Sie aber einfach feststellen, indem Sie eine Kanne zur Probe aufbrühen. Entweder sie schmeckt, dann verbrauchen Sie diese sofort, oder sie schmeckt absolut nicht mehr, dann werfen Sie das Paket weg, denn dann ist der Kaffee ranzig.

Kaffee war in der „DDR" ein beliebtes Tauschobjekt und sehr begehrt. Im Normalfall bekommen Sie ein Paket Kaffee für unter sechs Euro, im Angebot für unter drei Euro. Dann sollten Sie zuschlagen und ein oder zwei Stiegen kaufen. Gut ist es, wenn Sie so viel bevorraten, dass Sie den Vorrat innerhalb des Haltbarkeitsdatums aufbrauchen können. Dann haben Sie immer relativ frischen Kaffee zur Hand und einige Pakete mehr schaden auch nicht, denn diese sind in der Krise ein gutes Tauschobjekt. Nebenbei sparen Sie Geld beim Einkauf.

Sollten Sie eine Kapsel-Kaffeemaschine nutzen oder ein Modell mit Pads, dann verabschieden Sie sich von dem Gedanken, dieses Material zu bevorraten, es sei denn Sie brauchen nur zwei Kapseln am Tag. Dann ist ein 14-Tage-Vorrat überschaubar. Wenn Sie aber wie bei mir pro Woche ein komplettes Paket Kaffee verbrauchen, dann sind Kapseln nicht sinnvoll und auch unwahrscheinlich teuer; von den Müllbergen ganz zu schweigen. Kaufen Sie sich für wenig Geld eine „French Press", also einen Kaffeebereiter ohne Filter, bei dem Sie einen Stempel runterdrücken. Diese funktionieren ohne Strom und nur mit heißem Wasser. Wobei es ganz gleich ist, wie Sie das Wasser zum Kochen gebracht haben. Diese French Press hat noch den Vorteil, dass Sie den Kaffeesatz noch mit etwas frischem Kaffeepulver anreichern und so ein zweites Mal aufbrühen können. Bei Ihrer Kapselmaschine sind Sie weiterhin auf Strom angewiesen.

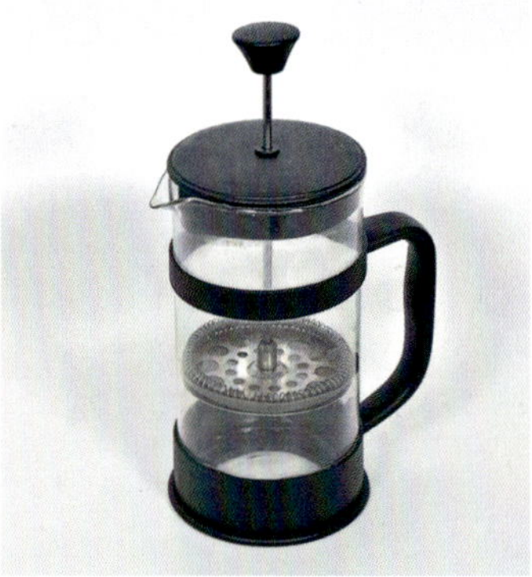

French Press

Sie sollten – falls möglich – auch auf gefriergetrockneten Kaffee zurückgreifen – zumindest ein oder zwei Gläser davon bevorraten. Eine gute Notlösung, wenn es mal nur eine schnelle Tasse sein soll und so schlecht schmeckt er auch nicht.

Kakaopulver

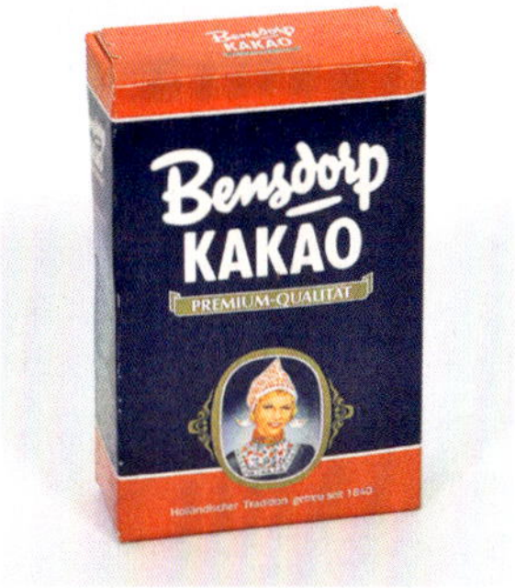

Kaufen Sie nur richtigen Kakao und keine Schoko-Drinks. Die sind meist von minderwertiger Qualität und sehr voluminös. Kochen Sie lieber den Kakao für die Kinder mit richtiger Milch, Zucker und Kakaopulver. Wenn Ihre Kinder aber mit diesen Schokodrinks gelebt haben, dann halten Sie auch davon etwas vor. Es ist wichtig, dass auch den Kindern ein gewisses Maß an Normalität zugestanden wird und die morgendlichen Rituale eingehalten werden. Es kann ja nicht sein, dass der Vater seinen Kaffee bekommt und die Kinder sollen kaltes Wasser trinken.

Kakaopulver hat aber noch mehr zu bieten: Sie können mit Kakaopulver Speisen verzieren, es zum Backen verwenden, einen Schoko-Guss oder Ersatz-Schokolade herstellen.

Kartoffeln

In vielen Krisen waren Kartoffeln eines der Lebensmittel, die eigentlich immer irgendwie zur Verfügung standen und einen Großteil der Bevölkerung satt gemacht haben.

Nun sind die letzten existenziellen Krisen in Deutschland schon so lange her, dass sich kaum jemand daran erinnern kann. In den Hungerjahren im und nach dem Zweiten Weltkrieg hatte aber auch noch fast jeder Haushalt irgendein Stück Land, das er mit Kartoffeln und anderen Feldfrüchten bestellt hat.

Pro Person und Jahr rechnete man auf dem Land mit sechs Zentnern Kartoffeln, die eingelagert und auch verbraucht wurden. Das hört sich viel an, fast ein Kilogramm pro Person und Tag, aber Sie müssen bedenken, dass dabei der Schwund und Verderb schon mitgerechnet wurde. Auch gehörten Kartoffeln zu jeder warmen Mahlzeit dazu und die Reste, einschließlich der Schale, wanderten in den Schweineeimer, um das Borstenvieh zu mästen. Weggeworfen wurde fast nichts.

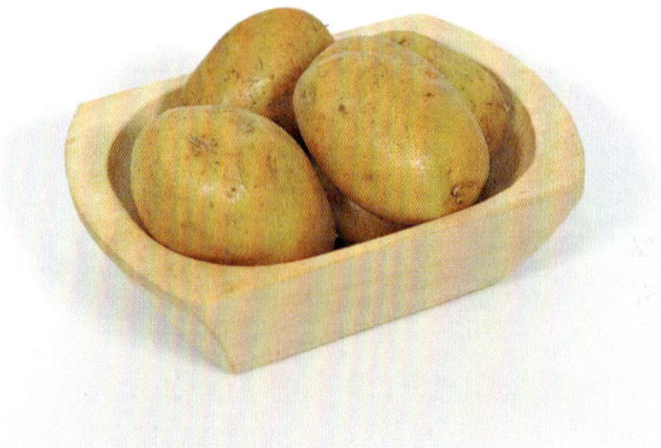

Heute ist das Einlagern von Kartoffeln in Vergessenheit geraten, zum einen sind die meisten Wohnungen nicht mehr darauf ausgelegt (siehe „Einkellern" auf Seite 108) und Kartoffeln sind auch das ganze Jahr über im Supermarkt erhältlich. Zum anderen sind die Kartoffeln im Supermarkt bereits gewaschen und halten sich darum nicht lange. Lagerfähige „Einkellerungskartoffeln" gibt es nur eine kurze Zeit nach der Ernte im Herbst.

Kartoffeln können auskeimen und da diese Keime giftig sind, sollten diese sauber entfernt werden. Dann sind die Kartoffeln zwar schrumpelig, aber immer noch gut essbar und auch für Kartoffelbrei taugen sie immer noch.

Auf keinen Fall dürfen Kartoffeln Frost abbekommen, denn sie werden dadurch süß und nach dem Auftauen fangen sie sofort an zu faulen. Sollten die Kartoffel durchgefroren sein, dann dürfen Sie diese auf keinen Fall alle auftauen, sondern tauen Sie nur die auf, die sie sofort verwerten können.
Bei Kartoffeln gibt es drei Arten: Mehligkochend, festkochend und „vorwiegend festkochend". Ich bevorzuge die festkochenden Sorten, weil sich daraus, bis auf Kartoffelsuppe und Kartoffelbrei, alles machen lässt. Die mehligkochenden Kartoffeln zerfallen, sobald sie weich sind, und eignen sich daher für Kartoffelbrei und Kartoffelsuppe oder zum Andicken von Suppen. Wenn Sie versuchen daraus Bratkartoffeln zu machen, haben Sie angebräunte Pampe in der Pfanne. Die festkochenden Sorten behalten länger ihre Form und sind für Gratins, Aufläufe, Bratkartoffeln oder Salate die erste Wahl. Die vorwiegend festkochenden Sorten können nichts richtig. Besser ist jede nur für das zu verwenden, was sie besonders gut kann, auch wenn das in einer Mangelsituation schwierig ist. Je knapper die Lebensmittel sind, desto wichtiger ist es, dass die Gerichte schmecken, satt machen und möglichst attraktiv aussehen.

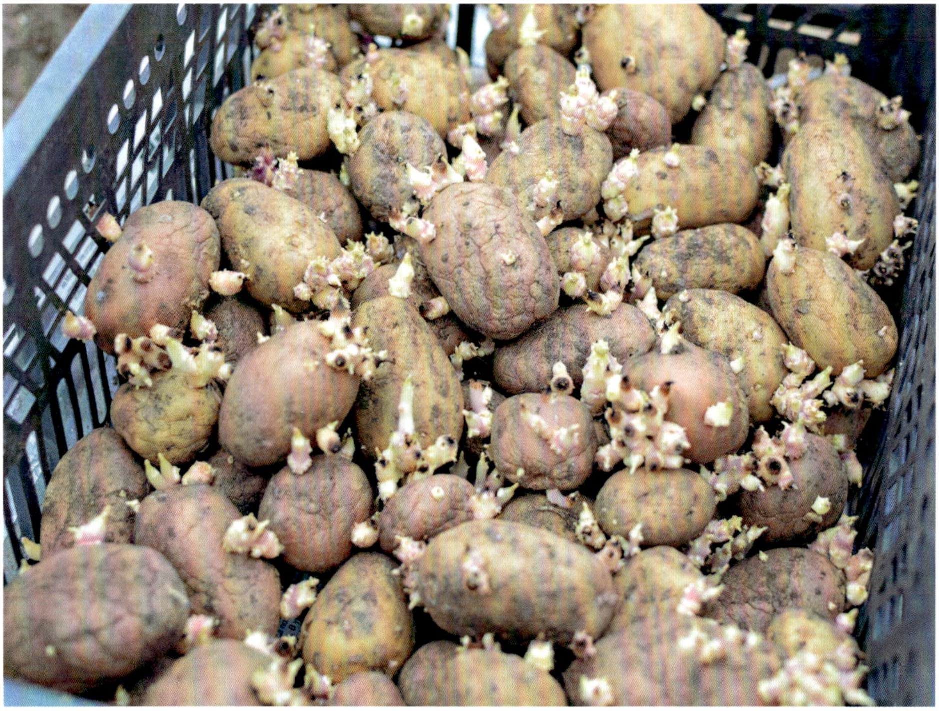

Vorgekeimte Pflanzkartoffeln

Kartoffelpüree-Pulver

Kartoffelbrei aus der Tüte ist nicht mehr so ehrenrührig wie noch vor etlichen Jahrzehnten. Er ist in jedem Laden in einer großen Auswahl erhältlich und mit drei Portionen pro Tüte praktisch verpackt.

Sie sollten verschiedene Sorten einlagern, wobei sich die ganz einfachen, ohne Zutaten wie Sahne oder Butter, länger halten. Der Vorteil ist, dass diese schon in Tüten aus Alu-Verbundmaterial geliefert werden, was sie nahezu unbegrenzt haltbar macht.

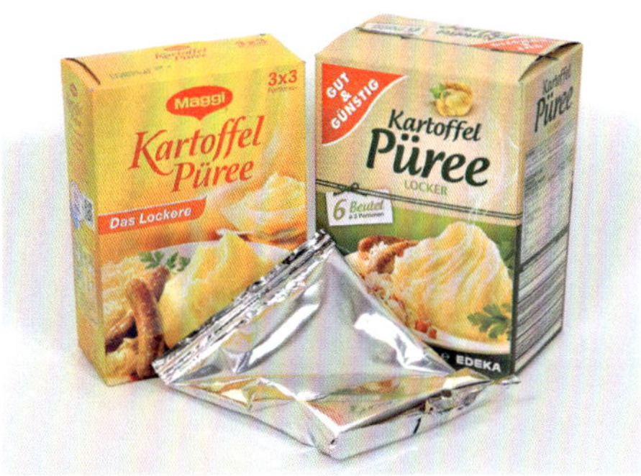

Lassen Sie die Schachteln geschlossen, denn so lassen sich die Beutel besser stapeln und lagern. Sehen Sie wenigstens zweimal pro Woche Kartoffelbrei im Speiseplan vor. Der Vorteil ist, dass Sie nur einen halben Liter Wasser zum Kochen bringen müssen und dann das Pulver direkt im Topf mit dem Wasser anrühren können. Etwas Brühpulver dazu, Muskat, ein Schuss Milch oder Kondensmilch (Menge von dem Wasser abziehen!) und ein bisschen Butter machen den Brei noch leckerer.

So sparen Sie auf jeden Fall Energie zum Kochen, den Abwasch und Platz auf dem Kochfeld. Sie können das Wasser auch erst erhitzen und anschließend in einer Thermoskanne zwischenlagern, falls Sie nur eine Platte besitzen und mehrere Komponenten zubereiten müssen. Der Brei ist nach spätestens drei Minuten fertig.

Kondensmilch

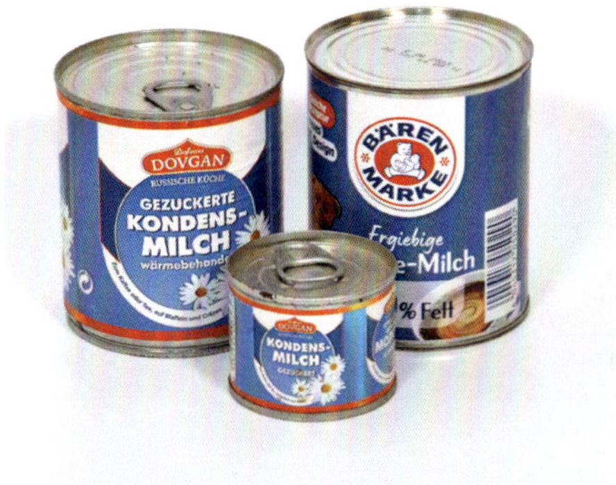

Kondensmilch, links die gesüßte russische für eine Karamell-Creme

Die ungezuckerte Variante können Sie beim Kochen vielfältig einsetzen. Entweder mit Wasser verdünnt wie normale Milch, oder pur als Ersatz für Sahne – beispielsweise in Kartoffelbrei oder um eine Rahmsauce herzustellen. Kaufen Sie für Ihren Vorrat nur die Milch mit 10 % Fett.

Zusätzlich sollten Sie unbedingt einige Dosen gezuckerte russische Kondensmilch im Haus haben, wenn Kinder im Haushalt leben. Diese können Sie statt Vanillesauce über den Nachtisch geben oder in der geschlossenen Dose zwei Stunden in Wasser kochen und Sie erhalten eine Karamell-Creme, die als Brotaufstrich gut geeignet ist oder zu Waffeln oder Pfannkuchen schmeckt. Diese Milch ist nicht nur sehr lecker, sondern auch noch unheimlich nahrhaft.

Mais

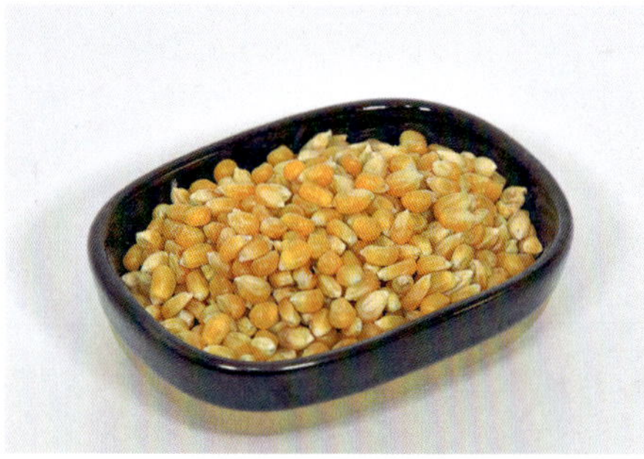

Mais gibt es für den menschlichen Verzehr und als Viehfutter. Der einzige Unterschied ist, dass der Mais für Menschen einen weißen Kolben besitzt, im Gegensatz zu den rötlichen vom Futtermais. Sie können aber Futtermais und auch Energiemais bedenkenlos essen. Der Grund für die weißen Kolben ist ganz einfach erklärt: Es kommen immer auch Teile vom Kolben, die noch an den Körnern haften, mit ins Mehl und die weißen Teile sieht man nicht, bei den roten Teilen vom Futtermais fallen sie in dem hellen Mehl auf und würden wie eine Verschmutzung aussehen, was sie aber nicht sind.

Mais ist in Deutschland inzwischen überall als Energiemais vertreten und auch dieser ist essbar. Sie brauchen dafür aber eine Mühle, die den Mais mahlen kann. Da Mais hierzulande nur eine kleine Rolle für die menschliche Ernährung spielt, sind auch viele Handmühlen nicht darauf ausgelegt, Mais zu mahlen. Achten Sie darauf, dass die Mühle die großen Maiskörner mahlen kann, dann sind Sie bei der Krisenvorsorge ganz weit vorn.

Mais in Dosen

Etliche Dosen Mais gehören zu einem guten Vorrat einfach dazu, denn die gelben Körner bringen Farbe ins Essen. Kaufen Sie auch die kleinen Dosen, denn Mais ist meist nur eine von vielen Zutaten und eine kleine Dose reicht, um einen Salat für vier Personen aufzupeppen. Wichtig ist, die Dose nur ein wenig aufzureißen und dann gleich die Flüssigkeit abzugießen, ohne dass die Körner herausfallen.

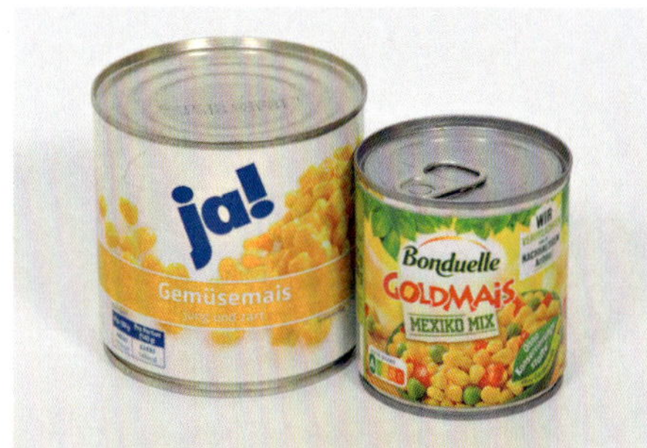

Maismehl

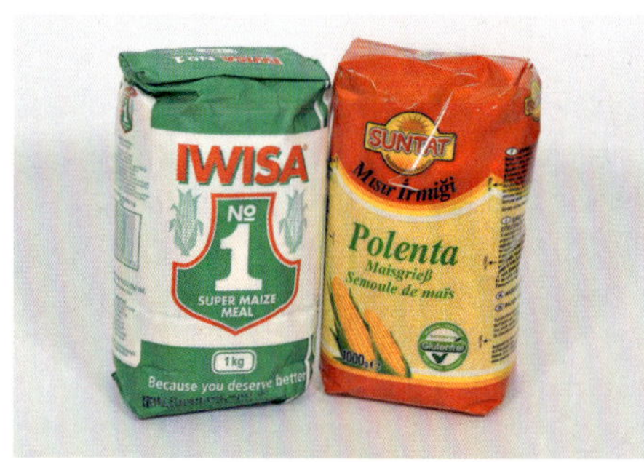

Maismehl ist in Deutschland vor allem als Polenta durch die italienische Küche bekannt geworden. Nur wenige Mühlen sind in der Lage, den Mais mit seinen großen Körnern zu vermahlen – er passt einfach nicht zwischen die Walzen. Daher gibt es kaum Maisgrieß aus deutscher Produktion.

Mit der BBQ-Bewegung kam auch das Maisbrot nach Deutschland und hat hier auch etliche Liebhaber gefunden. Dafür benötigen Sie aber Mehl, nicht zu verwechseln mit Polentagrieß. In Afrika ist Brei aus Maismehl das Grundnahrungsmittel für fast den gesamten Kontinent. Dort wird allerdings besonderer weißer Mais verwendet und der gelbe gilt als Viehfutter.

Marmelade und Honig

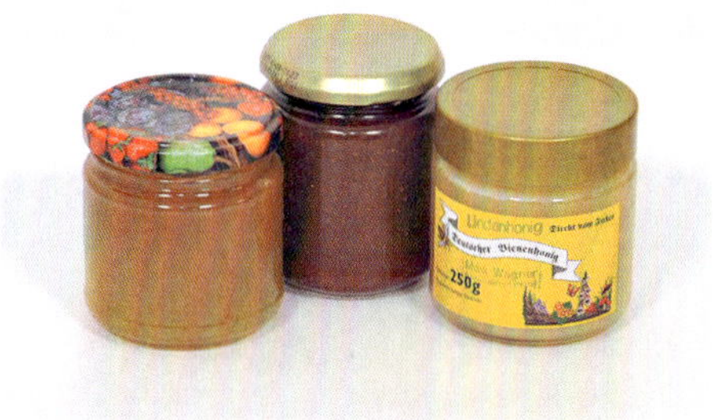

Marmelade und besonders Honig sind lange haltbare Lebensmittel, die Sie auf jeden Fall vorrätig haben sollten. Die vorzugsweise selbst hergestellten Marmeladen können Sie gut im täglichen Leben verbrauchen und einige Gläser Honig kosten nicht viel und sind ewig haltbar. Marmelade und Honig geben schnell Energie und heben die Stimmung.

Milchprodukte

Die meisten denken sofort an H-Milch, die sich ohne Kühlung einige Monate lagern lässt. Sie sollten aber auch hier auf Ihre normalen Ernährungsgewohnheiten achten, so dass Sie den Vorrat gut durchrotieren können. Wenn Sie normalerweise keine Milch verbrauchen, dann brauchen Sie auch keine oder nur wenig einzulagern. In Tetra Packs® gibt es auch haltbare Sahne und Kondensmilch, die Sie gut im normalen Leben verbrauchen können, besonders zum Kochen. Für die längere Lagerung eignet sich Kondensmilch in Dosen besser.

Joghurt, Dickmilch und andere Milchprodukte, die frisch sind und gekühlt werden müssen, können Sie nicht lange lagern. Entweder Sie bekommen diese Lebensmittel auch während einer Krise, oder Sie müssen darauf verzichten. Diese Dinge sind etwas für den letzten Einkauf vor Ladenschluss. Sollten Sie an Vorzugsmilch direkt vom Bauern kommen, dann können Sie, mit etwas Joghurt als Starter, daraus größere Mengen an Joghurt machen, indem Sie den Rest unterrühren und die Milch bei 30–40 °C über Nacht warmhalten. Dann sollte die Milch fest sein. Mit Früchten oder nur mit Zucker und Zimt ist das lecker und gesund.

Milchpulver ist eine andere Möglichkeit, wenn Sie in einer urbanen Umgebung leben und nicht an Milchbauern herankommen. Bei diversen Internet-Händlern gibt es davon genug Auswahl in Tüten aus Alu-Verbundfolie, die sich einige Jahre lagern lassen.

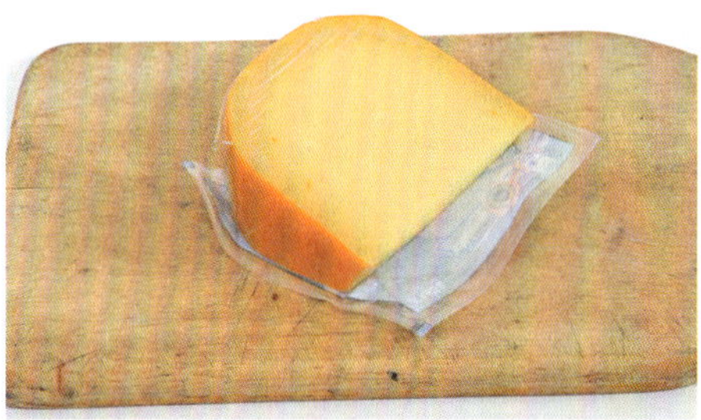

Käse in Vakuum ist auch ohne Kühlung haltbar

Käse ist nur für sehr viel Geld eingedost zu bekommen. Sie sollten vakuumierten Hartkäse kaufen und können diesen im Kühlschrank einige Wochen lagern. Auch solch ein Käse ist ein Kandidat für den letzten Einkauf vor Ladenschluss. Es gibt nun mal einige Dinge, die sich nicht für eine lange Bevorratung eignen.

Reis

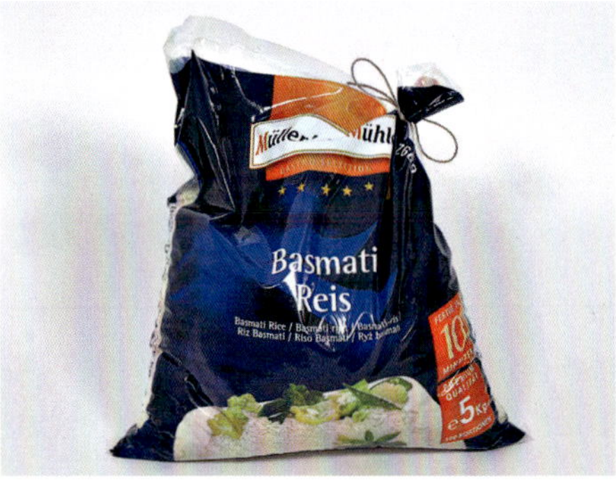

Reis ist die Nahrung für einen Großteil der asiatischen Bevölkerung. Der meiste in Deutschland verzehrte Reis kommt aber aus Italien, wo er seit Jahrhunderten angebaut wird. Einige Sorten sind rund und lösen sich zum Teil auf und geben die Stärke ab, so dass das Gericht „schlotzig" wird. Andere bleiben körnig und sind als trockene Beilage gedacht, die dann die Sauce des Hauptbestandteils aufnimmt.

Als Faustformel gilt eine knappe Kaffeetasse (200 ml) trockener Reis pro Person. Das sollten um 100 Gramm sein. Als Beilage rechnet man 60 Gramm trockenen Reis pro Person.

Die einfachste Art Reis zu kochen ist, diesen abzumessen, dann das Wasser in derselben Tasse abzumessen, und zwar zweieinhalbmal das Volumen des Reises. Dazu Salz oder Brühpulver nach Geschmack und in einem Topf langsam zum Kochen bringen. Nach dem Aufkochen sollte der Reis nur noch leise simmern. Nach einigen Minuten hat er das Wasser aufgenommen und in der Mitte der Masse bilden sich „Schornsteine", also Löcher. In dieser Phase brennt er gerne an, wenn Sie zu viel Hitze geben. Besser ist es, den Reis in einem schweren Topf zu erhitzen und dann, wenn er die Schornsteine zeigt, von der Hitze zu nehmen und nachziehen zu lassen.

Bei genug Sauce reicht dieser Reis so aus. Ist die Beilage eher trocken, dann macht sich etwas Butter gut, die mit der Gabel in den heißen Reis eingearbeitet wird und dort schmilzt. Um Abwechslung in den Speiseplan zu bekommen, können Sie auch den Reis mit Currypulver gelb färben und geschmacklich aufpeppen.

Eine Besonderheit stellt Milchreis dar, der eigentlich ein Rundkornreis ist. Hierbei kochen Sie den Reis mit Milch statt Wasser, Sahne, wenn vorhanden, so dass Sie auf wenigstens die dreifache Flüssigkeitsmenge kommen. Rundkornreis nimmt mehr Flüssigkeit auf als Basmati-Reis. Was noch an Zutaten dazukommt, bleibt Ihnen überlassen: Ob Apfelschnitze, Apfelmus, Rosinen oder Vanille, ist Geschmackssache. Auf jeden Fall muss Zucker dazu und wo Zucker drankommt, gehört auch eine Prise Salz hinein.

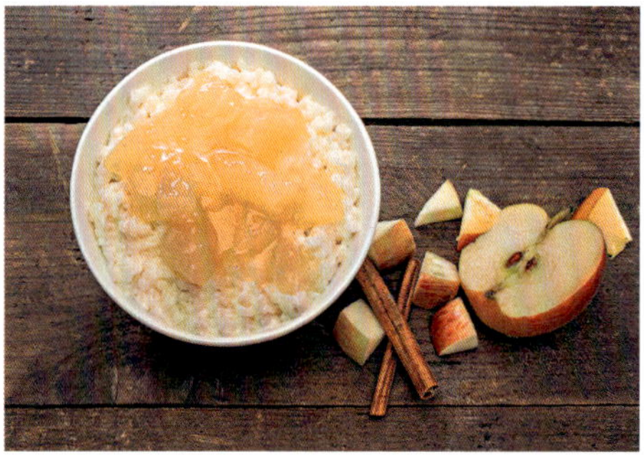

Milchreis

Geben Sie alles in einen Topf und bringen Sie es langsam und unter ständigem Rühren zum Kochen. Hier kann nicht nur der Reis anbrennen, sondern auch die Milch überkochen. Lassen Sie nach dem ersten Aufkochen den Topf unter weiterem Rühren fünf Minuten simmern, dann kommt der Großmutter-Trick: Der Topf kommt geschlossen unter die Decken ins Bett. So gart er gut isoliert etliche Stunden nach. Vor dem Essen müssen Sie den Milchreis nur einmal kräftig durchrühren und gegebenenfalls mit etwas Milch geschmeidiger machen. Zum Essen geben Sie etwas zerlassene Butter und Zucker und Zimt dazu. Aber auch gekochte Trockenfrüchte oder Kompott machen sich gut dazu.

Roggen

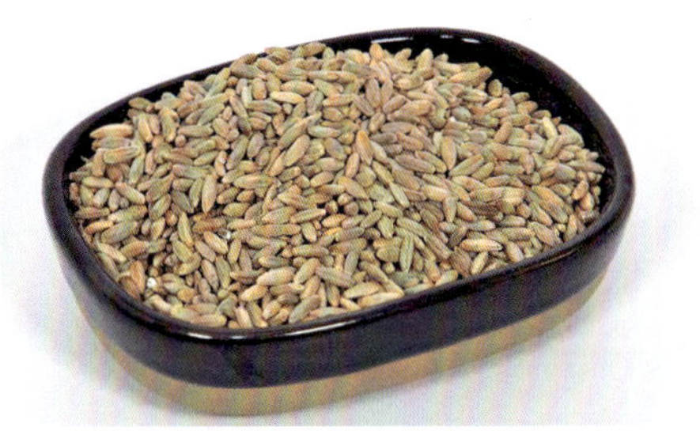

Roggen ist das typische deutsche Brotmehl und wird meist nur in Handwerksbetrieben oder der Industrie eingesetzt. Ein Teig aus Roggen klebt fürchterlich und man braucht eine Menge Mehl, um ihn überhaupt formen zu können. Dafür lässt er sich mit Sauerteig lockern, so dass keine oder nur wenig Hefe nötig ist. Einen Sauerteig können Sie selbst aus dem Nichts anstellen: Einfach eine Tasse mit einem sehr flüssigen Gemisch aus Wasser und Roggenmehl einige Tage an einem warmen Platz stehen lassen und dank der wilden Hefen in der Luft wird er Blasen schlagen. Der saure Geschmack kommt von den wilden Essigbakterien, die sich ebenfalls auf dem Teig niederlassen und vermehren.

Rotkohl

Ein paar Gläser mit Rotkohl sind ideal geeignet, um im Winter eine wärmende Mahlzeit zuzubereiten. Es ist eine typische Beilage zu Wild, Ente oder Rinderbraten bzw. Rouladen. Auch wenn die Fleischbeilage eher mager ausfällt, wird es mit einem Rotkohl als Beilage zu einem besonderen Essen.

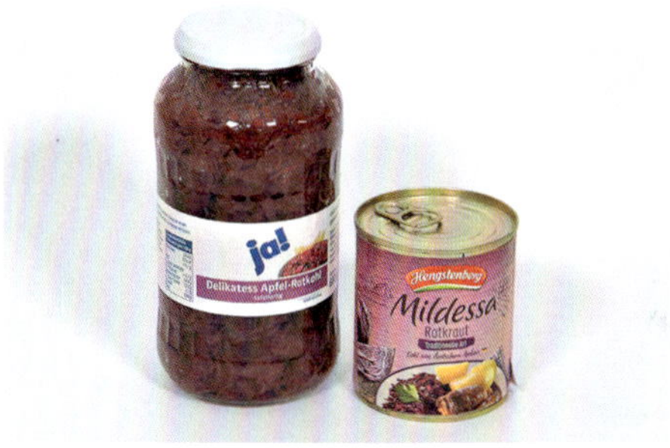

Rotkohl hält sich im Winter als ganzer Kohlkopf etliche Monate und sollte im Garten so lange stehen bleiben, bis es zu kalt wird – eine leichte Schneedecke schadet nicht. Sie können den Kohl auch sauber abschneiden und mit den äußeren Blättern im kalten Keller auf dem gewachsenen Fußboden lagern (siehe „Einkellern" Seite 108). Für den Krisenvorrat sind Gläser oder Dosen mit fertig zubereitetem Rotkohl natürlich besser geeignet, denn das aufwendige Putzen und Kochen ist dann schon erledigt. Aus dem rohen Kohlkopf können Sie natürlich mehr zaubern. Sei es ein Rohkostsalat, eingesäuerter Rotkohl wie Sauerkraut, Krautwickel (Kohlrouladen) aus Rotkohl und einer Masse aus Wildbret, oder natürlich klassischer Rotkohl als Beilage. An Rotkohl muss immer ein Schuss Essig, denn der sorgt durch eine chemische Reaktion erst für die richtige Farbe.

Säfte

Säfte sollten einen Teil des Flüssigkeitsvorrats ausmachen. Denken Sie aber daran, dass diese immer verdünnt werden sollten. Morgens auf nüchternen Magen einen halben Liter Apfelsaft und der Durchfall ist vorprogrammiert. Lagern Sie nur Säfte ein, die Sie auch sonst trinken, und rotieren Sie diese im Alltag durch. Für Apfelschorle reicht bei Natursaft ein Drittel Saft völlig aus, der Rest ist Wasser.

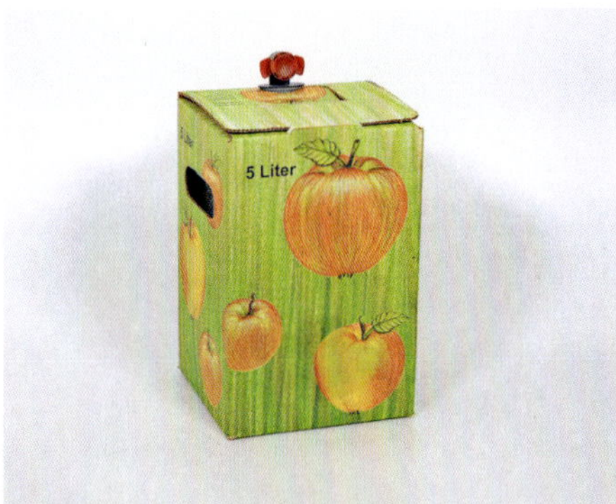

Salz

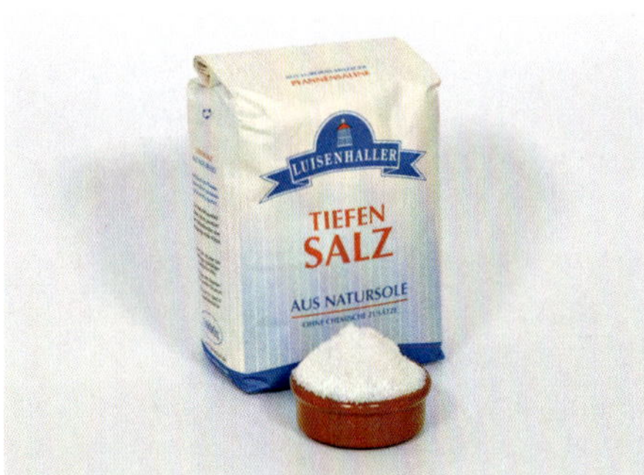

Salz ist billig und in Plastikeimern oder Plastiksäcken unbegrenzt haltbar. Ein Sack mit 25 kg für eine vierköpfige Familie ist nicht verkehrt. Damit können Sie nämlich den Inhalt der Kühltruhe retten, wenn der Strom für längere Zeit ausfällt. Das rohe Fleisch und den Fisch dick mit Salz einreiben und in ein Plastikfass schichten (siehe Seite 101). So hält es sich jahrelang und war früher die Langzeitnahrung der Seefahrer.

Sauce

Wenn die Nahrung eintönig ist, dann sind Zutaten wie Ketchup oder eine BBQ-Sauce Gold wert. Unsere Soldaten im Auslandseinsatz freuen sich immer über Flaschen mit Tabasco in den Weihnachtspaketen, die der eintönigen Verpflegung etwas Pep geben.

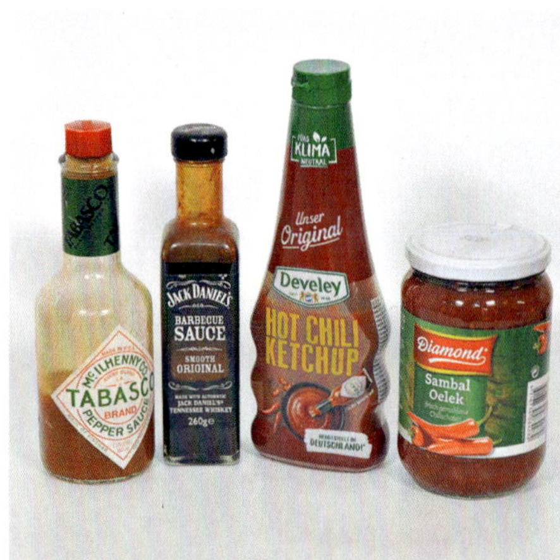

Sauce in Tuben; (Braten-)

Bratensauce einzudicken und in Tuben abzufüllen hört sich schon skurril an, aber dieses Hilfsmittel ist toll, wenn Sie schnell eine Sauce zu Kurzgebratenem zaubern wollen. Ich selbst nutze diese gerne, wenn ich Kartoffelbrei mit frischen, groben Bratwürsten oder Frikadellen zubereite. Die Würste bzw. Frikadellen werden aus der Pfanne genommen und warmgestellt, dann kommen Zwiebelringe in das Fett und werden glasig gedünstet, dann kommt etwas Bratensauce aus der Tube dazu und Wasser.

So bekommen Sie zu dem Kartoffelbrei eine Sauce mit Zwiebeln, die erstaunlich lecker schmeckt und das Gericht gut verlängert.

Die Tuben sind billig und halten ewig, es gibt also keinen Grund, warum Sie davon nicht einige in Ihrem Vorrat haben sollten. Es ist keine Sterneküche, aber macht satt und zufrieden. Gesund und frisch können Sie nach der Krise kochen.

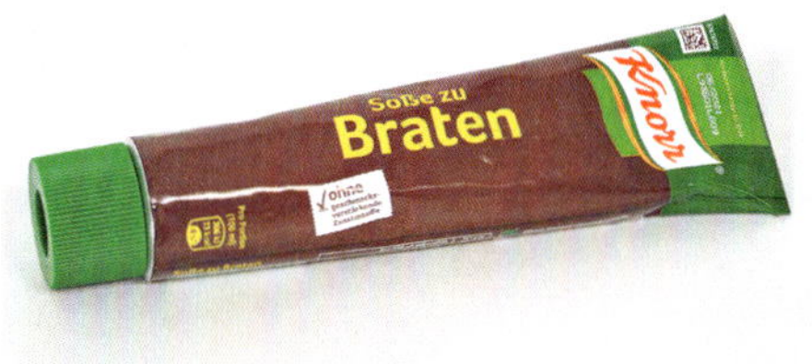

Sauerkonserven

Auch wenn Sauerkonserven, wie eingelegte Gurken oder Perlzwiebeln, nicht unbedingt Kalorienbomben sind, sollten sie in jedem Vorrat vorhanden sein. Sie sind als Beilage zu einem eintönigen Essen super geeignet und helfen eine trockene Scheibe Brot leichter zu schlucken.

Sauerkraut ist ebenfalls eine Sauerkonserve, auch wenn es zum fermentierten Gemüse zählt. Es ist eine der Kohlarten, die früher im Winter bestimmt drei mal die Woche auf den Tisch kam. Es ist leicht selbst herzustellen, lange haltbar und reich an Vitamin C; weshalb seit James Cook Fässer mit Sauerkraut bei langen Schiffsreisen als Mittel gegen Skorbut mitgenommen werden. Es gibt neben dem klassischen Sauerkraut auch Dosen mit dem sogenannten „Fünf-Minuten-Sauerkraut“, das vorgegart ist und nur noch erhitzt werden muss.

Ich werte das Kraut gerne mit etwas Bratensauce aus der Tube auf, dazu angebratene Zwiebeln und Speck, so man hat, und das Kraut ist ein Genuss. Hier sollten Sie auch ruhig größere Dosen einkaufen.

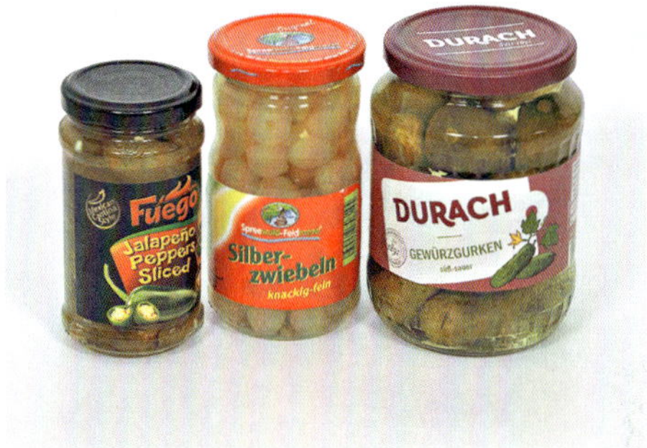

Steckrüben

Kaum noch einer weiß etwas über den Steckrübenwinter 1916/17, in dem aufgrund einer Kartoffel-Missernte Steckrüben, auch Kohlrüben genannt, als Ersatzlebensmittel verwendet wurden. Eigentlich diente die Steckrübe zur Schweinemast, musste aber aufgrund des Mangels als Volksernährung herhalten. Als die letzten Teilnehmer des Steckrübenwinters verstorben waren, fand die Steckrübe wieder in größerem Umfang ihren Weg in die Läden. Steckrüben sind günstig, lassen sich lange lagern und sind mit ihrem typischen Geschmack wieder allerorten bekannt.

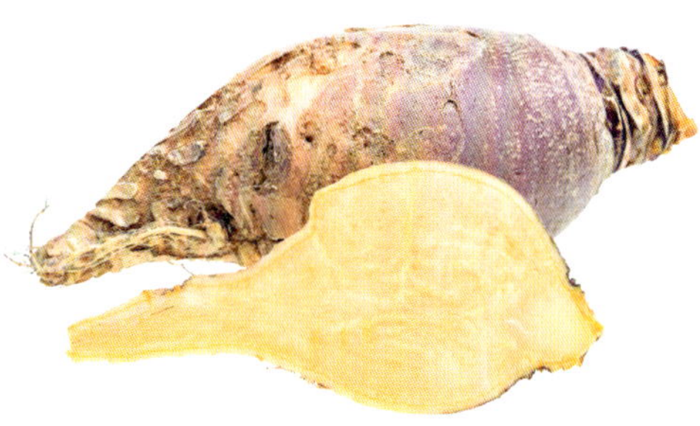

Süßigkeiten

Ein paar Süßigkeiten sollten Sie immer vorrätig haben. Wie an anderer Stelle angesprochen können ein oder zwei Kekse nach dem Essen einen Nachtisch ersetzen. Achten Sie bei der Lagerung auf einen kühlen Platz, ohne direktes Sonnenlicht und kontrollieren Sie die süßen Leckereien im Sommer auf Ameisen.

Tee; (Kräuter-)

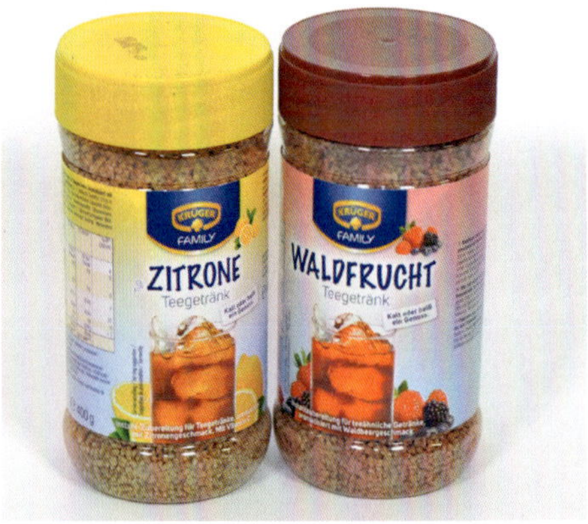

Als Kind gab es für uns im Sommer kalten Malventee mit Zucker und wir haben den Tee mit Genuss direkt aus dem Ausgießer der Kanne getrunken. Sie sollten also, gerade wenn Sie Kinder im Haushalt haben, genug Kräutertees bevorraten. So schlagen Sie auch zwei Fliegen mit einer Klappe: Abgekochtes Wasser schmeckt nicht besonders gut, wenn Sie das abgekochte Wasser aber nutzen, um einen Tee aufzubrühen, gewinnt es an Geschmack. Sie sollten aber auch einige Tees für kleinere Befindlichkeitsstörungen vorhalten. Beispielsweise einen Magen-Darm-Tee, etwas gegen Erkältungen und Kamillentee zum Gurgeln oder zum Auswaschen von Wunden.

Losen Tee lagern Sie am besten in der Originalverpackung, die Sie noch zusätzlich in Plastik einschweißen können. Dann sollte er etliche Jahre halten. Teebeutel sind sehr voluminös und Sie können sie nicht vakuumieren, weil dann alles zusammengepresst wird. Diese sollten Sie, ähnlich wie Kaffee, mit Ihrem täglichen Bedarf durchrotieren.

Tee; (Schwarzer)

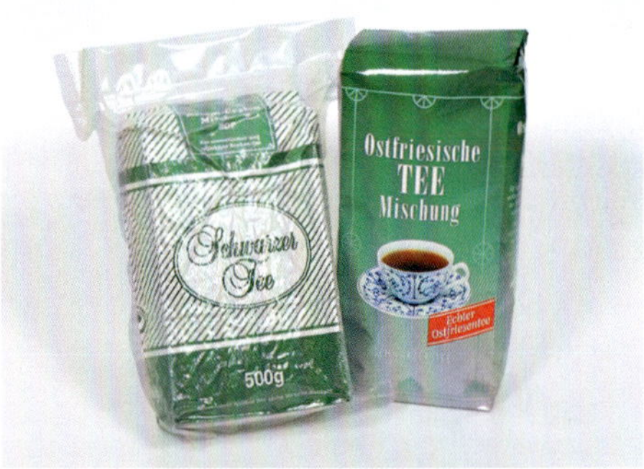

Schwarzer Tee, eine Verpackung vakuumiert

Schwarzer Tee ist eine Alternative zu Kaffee. Sie sollten aber keine Beutel kaufen, sondern eine Großpackung und diese einvakuumieren, dann hält er sich ewig. Denken Sie auch an Zucker und an ein Tee-Ei, damit Sie auf die Beutel verzichten können. Mit einem Schuss Rum und Honig ist eine Tasse Tee mehr als ein Heißgetränk, es weckt Lebensgeister.

Heißer schwarzer, gesüßter Tee mit Zitrone ist ein besserer Durstlöscher als eine kalte, süße Limonade. Auch wenn der Gedanke daran, an einem heißen Sommertag eine eiskalte Cola die staubige Kehle herabrinnen zu lassen, etwas Verführerisches hat.

Tomaten in Dosen

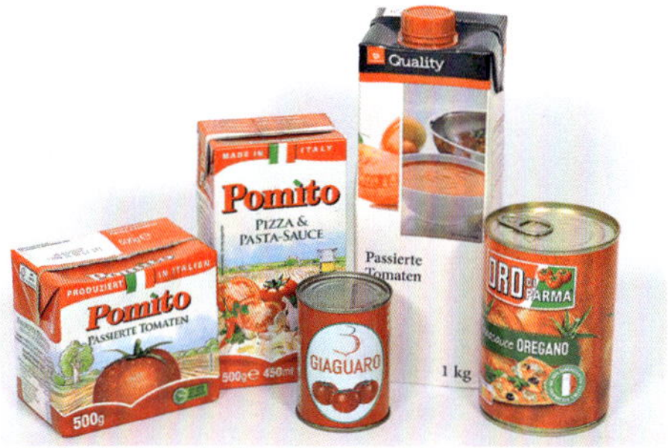

Tomaten in jeglichen Zubereitungsformen werden in Dosen und Tetra Packs® angeboten. Das geht von geschälten Tomaten, über gehackte Tomaten, passierte Tomaten und Tomatenmark bis zu fertigen Pasta- und Pizzasaucen. Ein Problem mit Dosen liegt in dem hohen Säureanteil der Tomaten. So kommt es häufig vor, dass die Dosen weit vor Erreichen des Haltbarkeitsdatums durchrosten, undicht werden und auslaufen. Sie sollten die Tomatenprodukte daher nur ganz unten im Regal lagern und nach Möglichkeit dafür sorgen, dass die Sauce nicht über das Regal laufen kann, sollte die Dose lecken.

Davon abgesehen sind die Produkte sehr günstig und kommen auch in der Alltagsküche vor, so dass es kein Problem sein sollte, den Vorrat durchzurotieren – mir sind schon etliche Dosen mit Tomatenprodukten durchgerostet.

Weizen

Weizen ist als Brotgetreide hervorragend geeignet, es bildet eine lockere Krume, weil der zähe Teig durch den Kleber im Korn die Gasblasen gut einschließt. Weizenmehl wird durch intensives Kneten besser und erhält eine geschmeidige, samtige Struktur. Erfordert aber etwas Übung und ggfs. eine leistungsstarke Küchenmaschine. Der Gries ist für viele Dinge wie Grießbrei und Klöße gut zu gebrauchen.

Weizen können Sie hervorragend in Plastik-Weithalstonnen aufbewahren. Sie sollten für den sofortigen Bedarf Weizenmehl einlagern und durchrotieren, den Großteil des Weizenbedarfs sollten Sie aber als Weizenkörner einlagern, die Sie dann zum Backen frisch mahlen.

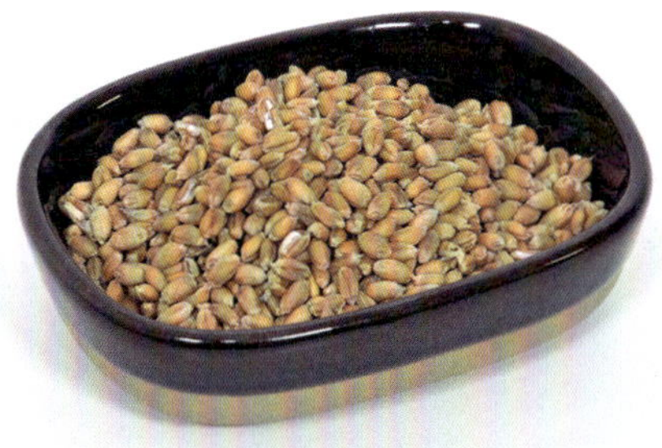

Würstchen

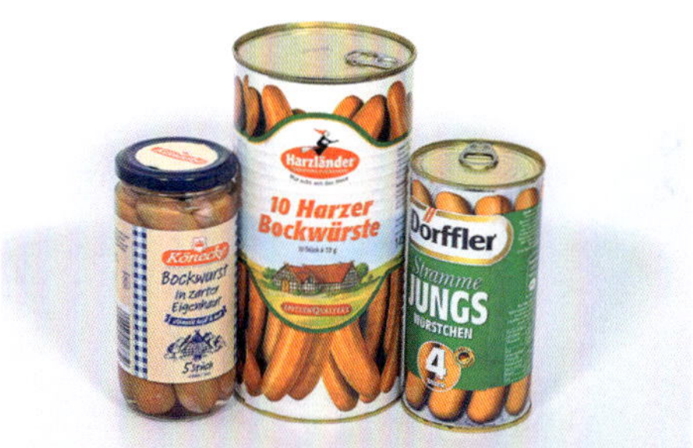

Würstchen aus dem Glas oder der Dose lassen sich gut kalt essen, halten lange und sind gut geeignet, um Suppen anzureichern, weshalb diese in keinem Vorrat fehlen sollten. Hier hat es sich bewährt ein paar Cent mehr auszugeben, damit Sie auch vernünftige Qualität erhalten. Würstchen mit einer Dose Linsen oder Sauerkraut sind ein schnelles Essen und daher sollte es kein Problem sein, den Vorrat im Alltag durchzurotieren. Probieren Sie auf jeden Fall eine Dose bzw. Glas, bevor Sie sich eine größere Menge kaufen, Sie müssen diese schließlich auch im normalen Leben essen.

Wurstkonserven

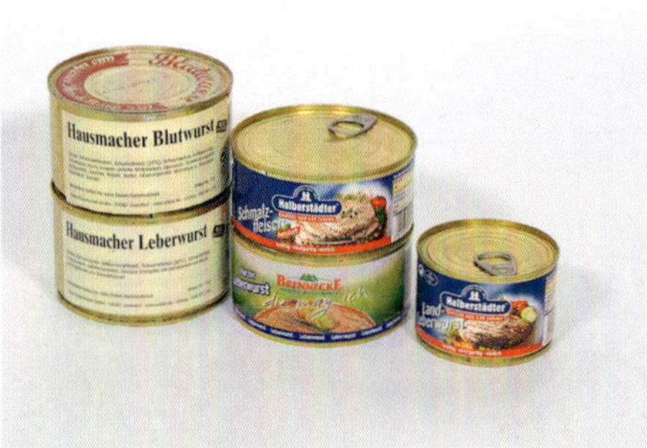

Ein ordentlicher Vorrat von Hausschlachtewurst mit reichlich Fettgehalt sollte in keinem Vorrat fehlen. Eine Dose Leberwurst und eine Packung Hartkekse reichen im Notfall für einen ganzen Tag aus. Dosenwurst sollten Sie auf jeden Fall vorrätig halten, und wenn diese noch die Sorten umfasst, die Sie im Normalfall essen, dann können Sie sehr gut Ihren Vorrat durchrotieren.

Moderne Schlachtereien kochen die Konserven nicht in einem Kessel ein, sondern nutzen einen Autoklaven, eine Art Schnellkochtopf, was eine noch längere Haltbarkeit ermöglicht. Früher sagte man, dass eine Dose Wurst erst schlecht wird, wenn der Deckel durchrostet.

Zwiebeln

Zwiebeln sind im normalen Leben billig, und in einer Krise unschätzbar, denn angebratene Zwiebeln machen aus jedem Essen etwas Besonderes. Angebratene Zwiebeln erfüllen die Wohnung mit einem Geruch, der Appetit macht. Sie sollten daher beim letzten Einkauf versuchen, möglichst viele Zwiebeln zu ergattern. Sie sind nicht immer haltbar. Die in den Supermärkten angebotenen Zwiebeln sind sehr sauber und werden für den sofortigen Verbrauch geerntet. Es gibt nur wenige im Haus lagerfähige Sorten, und die auch nicht immer. Früher wurden Zwiebeln im Garten angebaut und nach dem Abreifen eingekellert. Diese Zwiebeln waren aber auch so groß wie Äpfel und wurden beispielsweise beim Hausschlachten eimerweise verbraucht. Heute gibt es im Laden nur noch die pflaumengroßen Zwiebeln zu kaufen, weil diese in den modernen Single-Haushalten besser zu verwerten sind.

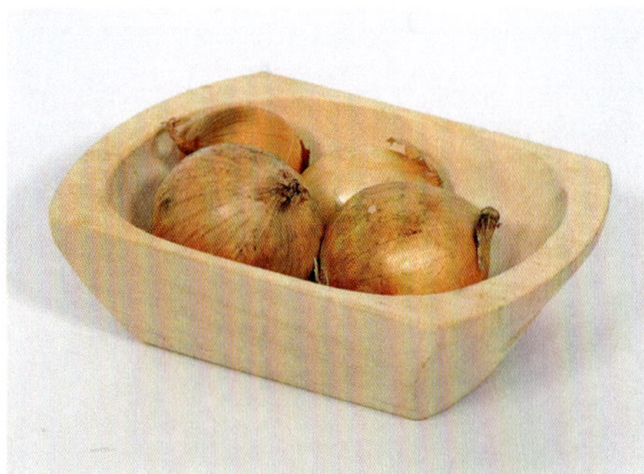

Angeschnittene Zwiebeln sollten Sie sofort luftdicht abschließen, beispielsweise in einer kleinen Plastikdose mit dicht schließendem Deckel, um zu verhindern, dass sie austrocknet und die Schnittfläche oxidiert, was einen komischen Geschmack verursacht.

Zwiebeln eignen sich auch gut zum Trocknen, wenn Sie ein Trockengerät besitzen. An der Luft funktioniert das nicht besonders gut. Schneiden Sie die Zwiebel in bleistiftdicke Scheiben und trocknen Sie diese.

Beim Trocknen separieren sich die Ringe. Heben Sie die getrockneten Zwiebeln in einem luftdichten Behälter auf, dann halten sie ewig. Sollten Sie merken, dass Ihr Vorrat an Zwiebeln beginnt schlecht zu werden, dann trocknen Sie die Zwiebeln lieber, bevor alles verfault.

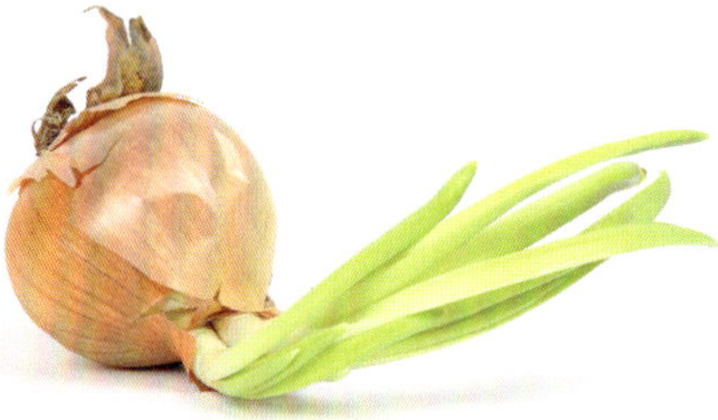

Zu manchen Jahreszeiten treiben die Zwiebeln aus und bilden grüne Blätter. Jetzt ist die Flucht nach vorne angesagt. Entweder pflanzen Sie die Zwiebeln in Blumenkästen oder stecken Sie in passende Gläser, so dass die Wurzeln gerade im Wasser stehen. Schon nach wenigen Tagen bilden sich Wurzeln und das Grün wächst nach oben. Dieses können Sie wie Frühlingszwiebeln nutzen, es wächst so lange nach, bis die Nährstoffe in der Zwiebel erschöpft sind.

WAS BRAUCHT MAN NOCH?

Der Mensch lebt nicht nur vom Brot allein, Sie sollten auch Dinge einlagern, die Ihre Gesundheit erhalten. Nichts ist schlimmer als in einer Krisensituation, wenn Sie all Ihre Kraft und geistige Frische brauchen, mit Krankheiten kämpfen zu müssen, wie beispielsweise einer hartnäckigen Entzündung, weil Sie die Wunde nicht richtig versorgen konnten, einem entzündeten Zahn oder Brechdurchfall aufgrund verdorbenen Essens.

Einige Hygiene-Artikel sollten Sie immer mit einlagern wie Seife, Zahnpasta, Rasierzeug, Toilettenpapier, Tampons, Babywindeln, Shampoo, aber auch Kondome, Küchenrollen, Einweg-Handschuhe und Feuchttücher. Vergessen Sie als Frau Ihre Schminke nicht, denn das hebt die Stimmung und das ist auch wichtig, um Mangelsituationen durchzustehen.

WISSEN:

Abgelaufene Verbandskästen aus dem Auto liegen in fast jeder Garage herum. Die Pflaster kleben meist zwar nicht mehr, aber die Mullbinden, Rettungsdecken und Dreiecktücher sind in einer Notsituation Gold wert und verlängern den Vorrat für wenig Geld.

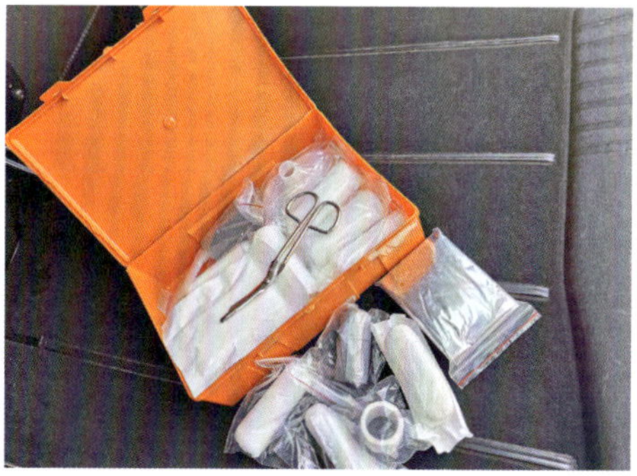

WAS SOLLTE MAN IN LETZTER MINUTE EINKAUFEN?

Die Erfahrung hat gezeigt, dass die Menschen in Panik zuerst Dosen und andere haltbare Lebensmittel wie Reis und Nudeln kaufen und die Frischwaren bis zum Schluss verfügbar sind. Da Sie sich gut vorbereitet haben und mit Dauerwaren ausreichend ausgestattet sind, können Sie sich entspannt bei den frischen Dingen bedienen und müssen nicht am zweiten

FÜR DIE RESTLICHE VORSORGE:

- **Streichhölzer oder Einweg-Feuerzeuge**
- **Kerzen (nicht nur die Teelichter vom Möbelhaus mit dem Elch, denn die bringen kaum Licht)**
- **Sturmlaternen mit genug Petroleum**
- **Verbandsmaterial und eine Hausapotheke**
- **Reinigungsmittel und vor allem Desinfektionsmittel, Waschpulver, Kernseife für Handwäsche und als Universal-Reingungsmittel**
- **Batterien in allen Größen, auch die, die Sie nicht brauchen (als Tauschmittel)**
- **Taschenlampen (Licht ist immer ein Problem)**
- **Toilettenpapier**
- **Küchentücher**
- **Müllsäcke**

Tag schon auf Dosenfutter umsteigen. Die Umstellung erfolgt dann langsam und schrittweise, was den psychologischen Vorteil hat, dass Sie keinen harten Schnitt vollziehen, sondern sich langsam bei gewohntem Essen an die geänderten Umstände gewöhnen können und nicht sofort das gesamte Leben einschließlich Ernährung auf den Kopf gestellt wird.

Wenn abzusehen ist, dass die Supermärkte schließen, sollten Sie so weit vorbereitet sein, dass Sie nur noch frische Lebensmittel kaufen, die sich auch ein paar Tage halten.

An der Fleischtheke ist das vorzugsweise Rindfleisch und Kassler – letzteres hält sich länger als frisches Fleisch – und frischer Speck am Stück. Geflügel ist nicht geeignet, denn es verdirbt schnell. Weiterhin Käse am Stück, Butter und Milchprodukte, die Sie sonst auch essen. Beim Bäcker sollten Sie Brot zum Einfrieren und Schwarzbrot kaufen, das sich länger hält als Brot aus Weißmehl.

In der Obst- und Gemüseabteilung kaufen Sie Zwiebeln, Karotten und bei Kartoffelsorten diejenigen, die sich auch ein paar Tage halten – vorzugsweise ungewaschene. Hier sind Sie auf einem Bauernmarkt sicherlich besser bedient.

An Obst sollten Sie nur das kaufen, was Sie sonst auch verzehren. Denken Sie bei den frischen Sachen daran, dass Sie nur so viel einkaufen, wie Sie innerhalb der Haltbarkeit auch verzehren können: Wenn Sie zu zweit sind also nicht einen ganzen Karton Bananen, es sei denn, Sie wollen ab dem fünften Tag nur noch Bananenmilch trinken, um die braunen Bananen nicht wegzuwerfen.

TIPP:

Vergessen Sie nicht die Flasche Sekt, mit der Sie auf das Ende der Krise anstoßen können!

VORRATSSCHUTZ

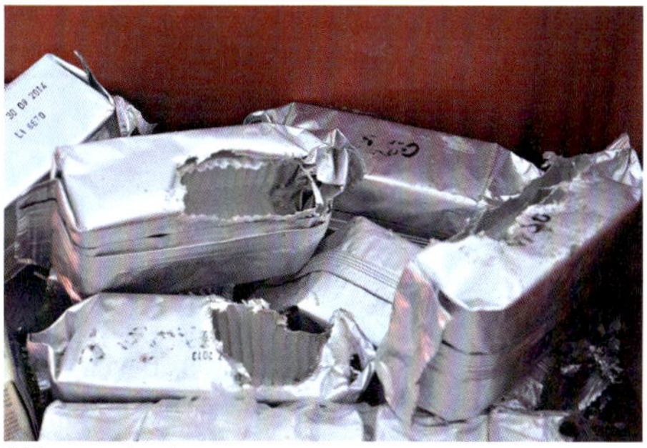

Mäuseschaden

Was nützt der schönste Vorrat, wenn ihn jemand anderes isst? Ein Vorrat besteht aus hochkonzentrierter Nahrung mit lebenswichtigen Kalorien, die Begehrlichkeiten weckt, bei zwei-, vier- und sechsbeinigen Mitessern. Zum einen gibt es da Insekten oder andere kleine Lebewesen, die von dem Vorrat leben wie die sprichwörtliche Made im Speck. Sie sollten daher alle Getreideprodukte und andere attraktive Lebensmittel zumindest in Tüten vakuumieren. Noch besser ist, Reis und Nudeln in dicht schließende Glas- oder Plastikbehälter umzufüllen. Einweckgläser oder Plastikflaschen sind für Kleinmengen gedacht, für größere Mengen eignen sich Plastik-Weithalskanister.

Um das Einschleppen von Insekten zu verhindern, können Sie Reis, Getreide und Nudeln vor dem Einlagern auch einige Tage in der Gefriertruhe tiefkühlen, das sollte die Eier und Insekten zuverlässig abtöten. Grundsätzlich verringern Sie durch das Lagern in kleinen Gebinden die Gefahr des Totalverlustes, da dann nur eine Packung Reis befallen ist.

Schauen Sie sich regelmäßig Ihren Vorrat an und prüfen Sie, ob Insekten wegfliegen, wenn Sie an die Pakete stoßen, ob der Inhalt nach wie vor vakuumiert ist oder Luft gezogen hat und ob Sie andere Zeichen von Schädlingsbefall finden, wie Kot, tote Insekten oder Fraßstellen.

Gegen Nager hilft entweder ein Raum, der den Tieren keinen Zugang gewährt, oder Sie müssen alles nagersicher in Blechschränken und Kisten lagern. Wichtig ist, vorsichtshalber Mäusegift und einige Fallen aufzustellen, um den Befall sofort zu erkennen. Gut geeignet sind Schnappfallen mit einem Dauerköder, der lange attraktiv ist und nicht gewechselt werden muss. Wichtig ist auch eine ordentliche Lagerung in Regalen, wo Sie von vorne bis hinten durchschauen können und so einen Befall der hinteren Pakete – wo er am ehesten startet – auch erkennen.

Je schlimmer die Krise ist und je länger diese andauert, desto größer wird die Gefahr, dass auch Menschen ein Auge auf Ihren Vorrat werfen – da darf man sich nichts vormachen. Sie können neben der aktiven Verteidigung nur zwei passive Strategien fahren:

Einerseits den Vorrat zu verstecken, so dass ihn niemand findet. Eventuell zur Ablenkung einen kleinen Vorrat so aufbauen, dass ein Eindringling mit diesem vorliebnimmt und damit verschwindet, ohne den Hauptteil gefunden zu haben. Sie dürfen dann natürlich niemandem von den Hauptvorräten erzählen.

Die andere Strategie ist, nicht alle Eier in einen Korb zu legen und den Vorrat an vielen verschiedenen Orten zu verteilen.

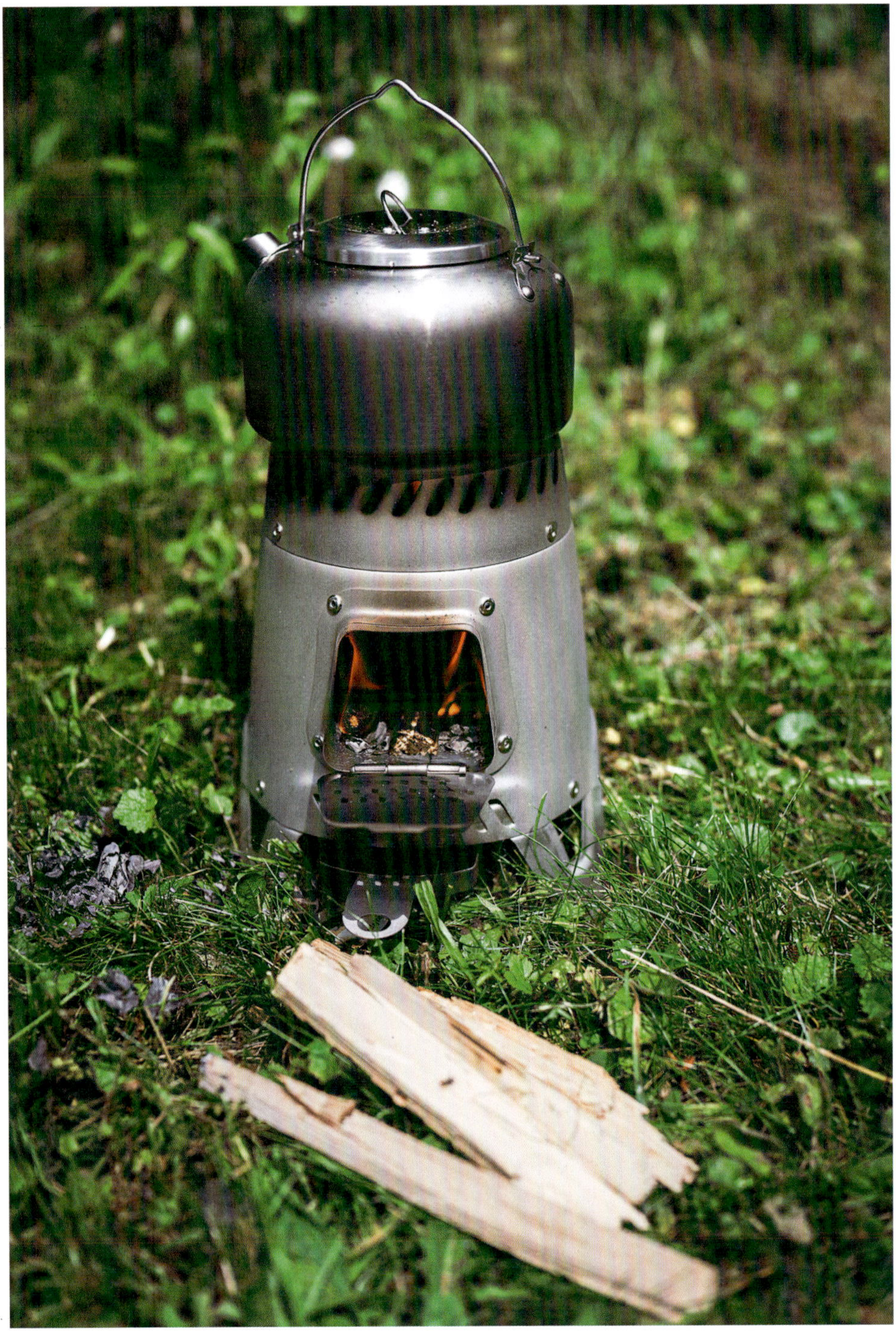

KOCHEN UND ESSEN IN DER KRISE

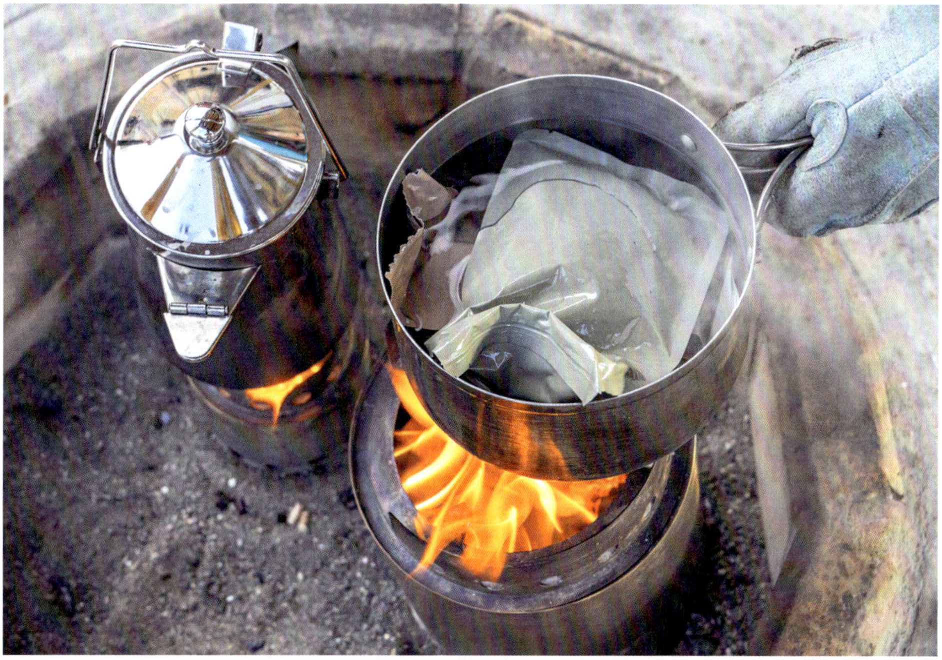

In einem guten Notvorrat sollte sich immer Nahrung befinden, die Sie ohne weitere Zubereitung auch kalt essen können. Das mag mal ein oder zwei Tage – im Notfall auch länger – gehen, aber besser ist doch eine warme Mahlzeit pro Tag. Wenn Sie Ihren Notvorrat brauchen, dann ist irgendwas passiert, das Ihr normales Leben und die Lebensmittelversorgung gestört hat. Das können Versorgungsengpässe sein, aber auch länger andauernde und großräumige Stromausfälle. Gehen Sie immer davon aus, dass Sie in einer Krise keinen Strom zur Verfügung haben, wenn er dann doch vorhanden ist, umso besser. Sie brauchen also zwingend eine stromunabhängige Kochgelegenheit, um autark zu bleiben.

Viele Menschen werden sagen: „wenn der Strom weg ist, dann mache ich eben draußen ein Lagerfeuer". Hört sich schneidig an, hat aber den Nachteil, dass unnötig viel Holz verbraucht wird und es weit zu sehen ist.

LEBENSMITTELHYGIENE

Dieses Buch soll Ihnen helfen, eine Krise zu meistern. Sie sollen dabei satt und gesund die schwierige Zeit überstehen. Die meisten Schwierigkeiten bekommen Sie, wenn Sie sich mit verdorbenen Lebensmitteln vergiften oder durch mangelnde Hygiene krank werden.

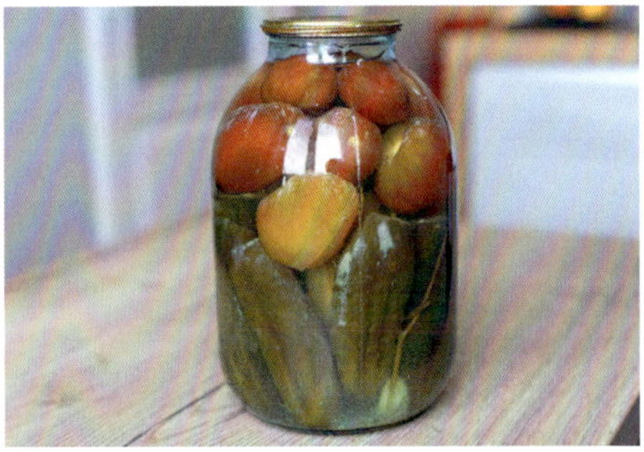

Verdorbenes Gemüse mit Schimmelbildung

In einer Krisensituation ist Hygiene besonders wichtig. Niemand möchte gerne unnötigerweise zum Arzt fahren. Daher sollten Sie auch im Familienkreis darauf achten, dass jeder seinen eigenen Teller und sein eigenes Besteck besitzt und nicht mit seiner bereits benutzten Gabel in den Topf langt, aus dem alle anderen auch Ihr Essen bekommen. Nutzen Sie ein Vorlegebesteck und achten Sie darauf, dass niemand dieses kontaminiert, indem beispielsweise der Vorlegelöffel abgeleckt und zurücklegt wird. Gerade bei Kindern oder demenzkranken Großeltern kommt das schon mal vor. Weiterhin sollten Sie das Geschirr nach dem Essen möglichst heiß und mit Spülmittel abwaschen und abtrocknen. Holzbretter können Sie gut desinfizieren, indem Sie diese dem Sonnenlicht aussetzen. Einfach auf eine Fensterbank stellen und die Sonne einen Tag draufscheinen lassen, durch das UV-Licht werden alle schädlichen Organismen abgetötet.

Sollten bereits Familienmitglieder erkrankt sein, dann waschen Sie deren Teller und Besteck zum Schluss ab. Nicht, dass deren Krankheitserreger durch das Spülwasser auf alle anderen Bestecke übertragen werden. Ein andersfarbiger Teller und anderes Besteck helfen Ihnen die Übersicht zu behalten.

In diesem Zusammenhang sollte man auch daran denken, dass diejenigen, die schon an Durchfallerkrankungen leiden, eine eigene Möglichkeit bekommen auf Toilette zu gehen. Auf Schiffen heißt das „Red Seat"; dort wird eine Toilette extra gekennzeichnet und wird nur von Kranken benutzt. Wie sich das in einer Krisensituation realisieren lässt, sollten Sie dann entscheiden. Wichtig ist aber, dass die Kranken nicht die Gesunden anstecken können.

Neben den Lebensmitteln sollten Sie daher auch Dinge bevorraten, die Ihnen bei der Zubereitung helfen und auch hinterher beim Saubermachen. Sie sollten bedenken, dass Sie nicht in der Lage sein werden, Handtücher und Spüllappen regelmäßig in einer Waschmaschine zu waschen. Daher sind genug Waschlappen und Spülschwämme Gold wert. Die Handtücher sammeln Sie einfach, bis sich die Gelegenheit zum Waschen bietet.

Weiterhin sollten Sie Reinigungsmittel bevorraten. Nicht die biologisch unbedenklichen, sondern die richtigen Hämmer. Bleiche, Rohrfrei, Schimmel-Ex und Desinfektionsmittel. Und viel davon. Je mehr Warnhinweise auf der Flasche, desto besser. Eine ungewöhnliche Situation erfordert ungewöhnliche Lösungen.

Alles, was Sie nicht mehr brauchen, was also richtiger Abfall ist, müssen Sie irgendwie los werden. Stellen Sie sich darauf ein, dass die Müllabfuhr nicht mehr funktioniert. Auf den Straßen wird sich der Müll sammeln, vergammeln, übel stinken und Ratten und anderes Ungeziefer anlocken. Sie müssen daher Ihren Müll in vernünftigen Müllsäcken verpacken und möglichst weit vom Haus ablegen – bis die Krise vorüber ist. Das kann dauern.

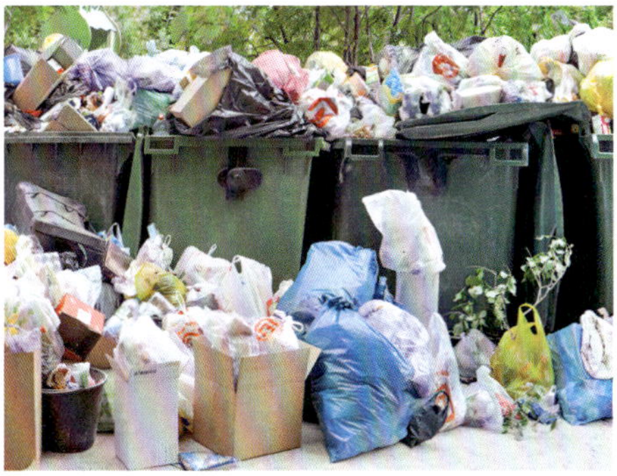

Kaufen Sie die stabilen Müllsäcke, in die man auch eine Schaufel Bauschutt werfen kann. Die hauchdünnen Gelben Säcke sind dafür ungeeignet. Die reißen bei jeder falschen Bewegung. Sie werden auch Ihren Müll nicht großartig trennen können. Höchstens das Papier – wie beispielsweise Einwegteller –, diese werden im Ofen verbrannt. Denken Sie daran, dass Sie die gebrauchten Küchentücher zum Trocknen auslegen und dann auch im Ofen verbrennen. Das füllt nicht Ihren Müllsack und schont das Heizmaterial. Und es zieht kein Ungeziefer an.

GEFAHREN-SITUATIONEN

Fangen wir mit der einfachsten Situation an: Strom, Gas und Wasser sind noch da, alles ist also wie immer. Hier sollte das Zubereiten der Nahrung kein Problem darstellen, Sie kochen einfach wie gewohnt, nur evtl. mit anderen Lebensmitteln und anderen Rezepten.

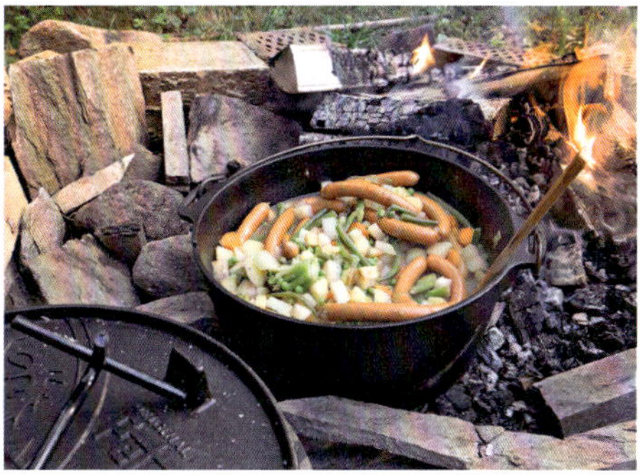

Die nächste Eskalationsstufe ist, dass Strom und damit auch Gas und Leitungswasser nicht mehr verfügbar sind, die Sicherheits- und Versorgungslage ist aber noch gut. In solch einem Fall werden auch die Nachbarn ihre Outdoor-Küchen nutzen und mit Grills und anderen Kochmöglichkeiten Nahrung zubereiten. Auch diese Situation ist noch relativ entspannt.

Schwieriger wird es, wenn die Sicherheits- oder die Versorgungslage schlechter wird. Meist geht beides auch noch Hand in Hand. Wenn es nichts mehr für die breite Masse zu essen gibt, dann werden einige Gruppen anfangen zu marodieren und zu plündern. In dieser Situation sollten Sie auf keinen Fall Essensgerüche auf der Straße verbreiten.

Auch ist zu beachten, dass während vieler Krisen Menschen ums Leben kommen, weil beim Heizen oder Kochen etwas schiefläuft. Selbst die Hurrikan-erprobten US-Amerikaner haben jedes Jahr unnötigerweise Opfer zu beklagen.

KOCHMÖGLICHKEITEN

Wie bereits angesprochen können Sie in einer Notlage nicht damit rechnen, dass Ihnen Strom zur Verfügung steht. Sobald der Strom fehlt, ist das Kochen eine Herausforderung. Wenn Sie ohnehin in Ihrem Bauernhaus mit Holz kochen, dann sicher nicht so sehr wie in der modernen Penthouse-Wohnung in der Hamburger Innenstadt. Sie müssen also eine Möglichkeit vorsehen, um autark Wasser zu kochen.

Wer in der glücklichen Lage ist, mit Holz die Wohnung zu heizen und auch mit Holz auf vorhandenen Öfen kochen zu können, der kann ein ziemlich normales Leben führen. Eine alte Küchenhexe oder ein moderner Kaminofen mit Kochmöglichkeit sind ideal.

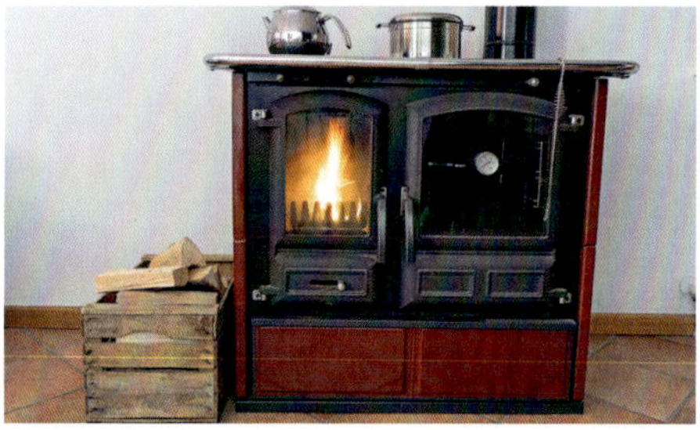

Bei der richtigen Wahl der Notvorräte können Sie sich aber das Kochen schon vereinfachen. Fertige Konserven mit Bohnen müssen Sie nur erhitzen, während Sie getrocknete Bohnen zwei Stunden kochen müssen. Das sind große Unterschiede bei der Auswahl der Kochgeräte.

WISSEN:

Verwenden Sie flache und breite Töpfe, schmale und hohe Töpfe stehen nicht sicher genug auf einem Brenner.

Der Betriebsstoff ist eine weitere Hürde. Wenn Sie einen Gaskocher betreiben wollen, dann müssen Sie auch entsprechend Gasflaschen bevorraten, denn Sie können nicht davon ausgehen, dass diese dann frei verfügbar sind. Bei Mehrstoffkochern, die von Petroleum über Benzin und Diesel (Heizöl) alles verbrennen, was irgendwie aus Erdöl hergestellt ist, können Sie auch relativ unkompliziert arbeiten. Auch wenn das Anzünden nicht ganz einfach ist und Sie das erst mal draußen üben sollten, bevor Sie versehentlich die Wohnung anzünden.

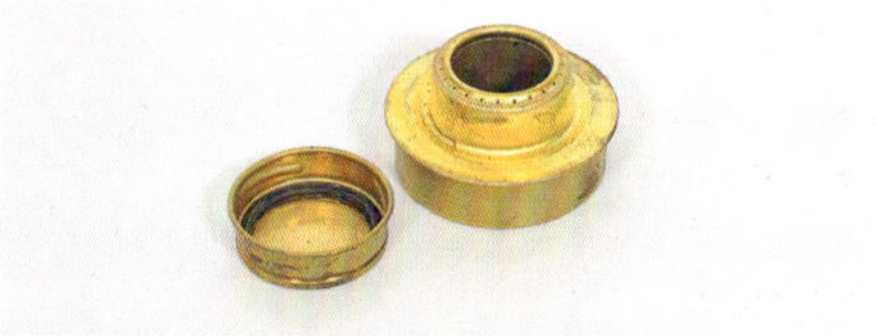

Einfacher schwedischer Spiritus-Kocher

Spiritusbrenner haben nur sehr wenig Energie zu bieten, weil Spiritus wenig Energie enthält. Außerdem ist er sehr feuergefährlich. Nicht anders sieht es bei den Brennern für Benzin aus, die ebenfalls feuergefährlich sind. Nur die Energiebilanz sieht etwas besser aus. Es gibt Petroleumbrenner, die mit reinem Petroleum betrieben werden. Sie benötigen aber meist zusätzlich Spiritus zum Vorheizen. Dafür ist Petroleum nicht besonders feuergefährlich und neigt – im Gegensatz zum Benzin – nicht zum Verpuffen.

Bei Brennern gilt grundsätzlich, dass sie im Vorfeld getestet werden sollten. Bringen Sie dafür einfach einmal ein paar Liter Wasser zum Kochen und messen Sie die benötigte Zeit, damit Sie einen Anhalt haben, wie Sie Ihr Kochen terminieren müssen. Achten Sie auch darauf, ob Ihr

Brenner nach unten oder zur Seite Hitze abstrahlt. Nicht, dass Ihnen der Tisch anbrennt. Zur Not hilft eine Waschbetonplatte als Unterlage.

Grill

Holzkohlegrills sind nicht für Innenräume geeignet. Sie produzieren jede Menge tödliches und geruchloses Kohlenmonoxid. Grillen in der Wohnung tötet in Deutschland jedes Jahr etliche Menschen. Ein Grill gehört immer nach draußen. Bei Grills, die mit Gas betrieben werden, ist das nicht anders, nur dass diese kein Kohlenmonoxid produzieren, sondern dass sie den Sauerstoff verbrauchen. Gerade bei modernen, super-isolierten Wohnungen strömt kaum Luft von außen nach und ruckzuck ist der Sauerstoff verbraucht und die Bewohner ersticken.

Feuer

Ideal ist eine Kochstelle, die mit Holz und anderen festen Brennstoffen betrieben werden kann. Falls Sie die Möglichkeit haben im Garten oder im Hof zu kochen, dann können Sie einen kleinen Behelfsofen aus Backsteinen bauen. Schichten Sie dafür einfach einige Backsteine so auf, dass von unten Zuluft hereinströmen kann. Oben drauf steht der Topf und im Schacht in der Mitte brennt das Holz.

Das spart jede Menge Holz, verringert den Rauch und macht das Kochen angenehmer und einfacher, da die Hitze besser reguliert ist und auch gezielter auf den Boden des Topfes abgegeben wird. Wichtig ist, dass das Holz nur daumendick und wirklich trocken ist, nur dann brennt es schnell an, raucht nicht und ist auch schnell wieder erloschen, wenn das Essen fertig ist.

Holzvergaser

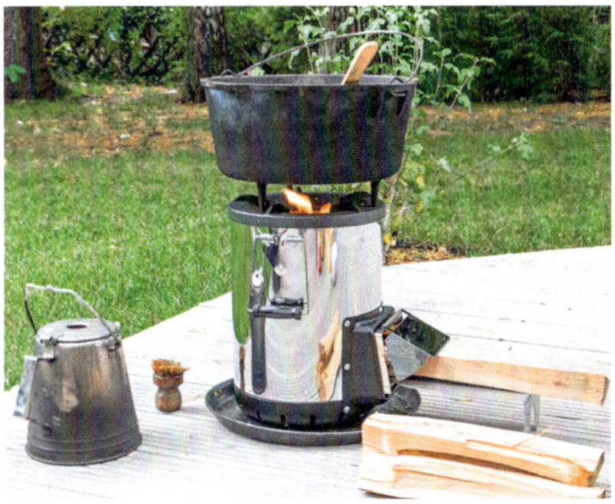

Eine weitere Möglichkeit bieten moderne Raketenöfen, die beispielsweise von Petromax angeboten werden und das Maximum an Energie aus dem Holz herausholen. Sie sind allerdings ausschließlich für den Einsatz im Freien gedacht. Ein traditioneller Holzofen im Haus hat da eindeutig Vorteile und heizt auch noch den Raum, in dem er steht – im Winter ein Vorteil, im Sommer eher ein Nachteil. Er verbraucht aber ungleich mehr Holz für eine Mahlzeit, als ein Raketenofen. Dafür bekommt niemand draußen mit, dass Sie Essen kochen.

Gasbrenner

Für handelsübliche Gasflaschen gibt es verschiedene Brenner, die Sie anschließen können. Gasbrenner gibt es als einfache einflammige Camping-Brenner, als ganze Herde und als Hochleistungsbrenner, mit dem Sie auch großvolumige Töpfe von 50 Liter Inhalt und mehr erhitzen können. Die kleinen Brenner für Einweg-Gaskartuschen bringen in der Regel nur wenig Leistung und sind mit einem Liter Wasser schon gut ausgelastet. Das mag als Notkocher im Fluchtrucksack funktionieren, aber für den Einsatz in der Wohnung ist das nicht effektiv.

Besser sind die Modelle, die in einer großen Formenvielfalt für Camper angeboten werden. Hier sind die zweiflammigen Modelle für den Anschluss an handelsübliche Gasflaschen ideal. Sie ähneln normalen Gasherden und sind sehr bequem in der Benutzung. Die Vorteile der Gasbrenner liegen klar auf der Hand: Kein Geruch, schnell einsatzbereit und mit dem Gas können Sie auch Heizstrahler betreiben.

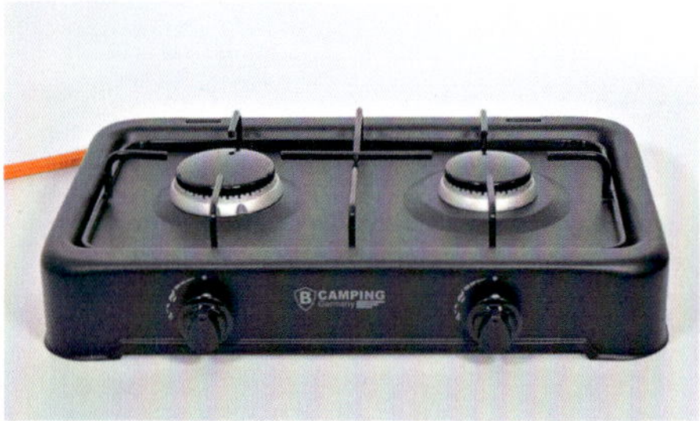

Gasbrenner sollten mit einer 5- oder 11-kg Gasflasche zu betreiben sein. In einer Krisensituation an Einwegkartuschen zu kommen kann schwierig werden, die handelsüblichen Gasflaschen bzw. Füllung derselben sind da etwas einfacher zu beschaffen. Gerade für eine mehrköpfige Familie sollten Sie von einem Gasverbrauch von 1 kg pro Tag ausgehen, wenn auch das Trinkwasser abgekocht werden muss. Sie können bei den etwas leistungsstärkeren Modellen von einem Verbrauch von 0,5 kg pro Stunde ausgehen, mehr als 1 kg pro Stunde können Sie aus physikalischen Gründen nicht entnehmen.

Bei den Campingkochern für große Gasflaschen können Sie diese direkt auf Ihren gewohnten Herd stellen und mit den zwei Flammen eigentlich ganz normal arbeiten. Betreiben Sie diese Kocher nur bei ausreichender Lüftung und vergessen Sie nicht, dass Sie alle Verschraubungen sehr sorgfältig prüfen müssen. Dafür gibt es ein „Lecksuchspray", das Sie auf alle Verbindungen sprühen und das durch Schaumbildung austretendes Gas anzeigt.

Weiterhin sollten Sie nur Brenner kaufen, die eine Zündsicherung besitzen. Bei Gas geht Sicherheit einfach vor, bevor Ihnen das Haus explodiert. Die Zündsicherung sorgt dafür, dass die Gaszufuhr automatisch abgeschaltet wird, wenn die Flamme erlischt. Weiterhin ist eine Schlauchbruchsicherung notwendig, diese verriegelt die Gasflasche, falls der Schlauch bricht oder aus Versehen durchschmilzt, weil er an heiße Teile gerät. Die Sicherung kostet etwa 20 Euro – das sollte Ihnen Ihre Sicherheit wert sein.

Machen Sie sich mit Ihrem Gasbrenner schon im Vorfeld vertraut, so dass er im Notfall auch sicher funktioniert, und lagern Sie genug Brennstoff ein. Die Erfahrung zeigt, dass Brennstoffe während einer Krise nur schlecht zu bekommen sind. Schon bei einem bevorstehenden Wochenende mit Grillwetter werden Gasflachen knapp. Denken Sie bei Gaskochern oder -heizungen daran, dass diese Wasserdampf an die Umgebung abgeben und sehr schnell den vorhandenen Sauerstoff verbrauchen. Sollte die Flamme rauschen und flackern, und am Ende verlöschen, dann fehlt Sauerstoff und Sie sollten umgehend noch mehr lüften.

Petroleumkocher

Ein bekannter und beliebter Petroleumkocher mit wenig beweglichen Teilen ist der Pelam Petroleumkocher; ein sehr standfestes Modell mit großer Fläche für den Topf. Füllen Sie den Tank mit Petroleum, schließen Sie den Tankdeckel und öffnen

Sie den Luftablass. Dann geben Sie etwas Spiritus in die Vorheizschale und zünden ihn an. Lassen Sie den Spiritus eine Minute brennen und schließen Sie die Luftablassschraube. Jetzt können Sie mit der eingebauten Pumpe etwas Druck im Tank aufbauen. Dadurch steigt das Petroleum in den Vergaser, wird vergast und in den Brenner geleitet. Dort bildet sich dann die typische bläuliche Gasflamme.

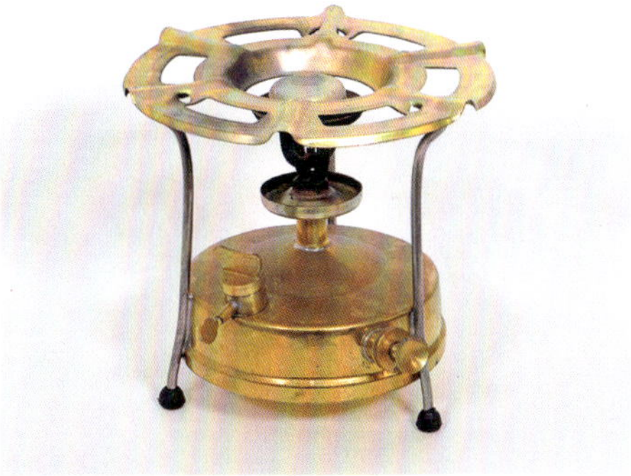

Sollte die Flamme zu klein sein, pumpen Sie einfach mehr Druck in den Tank. Zum Löschen lassen Sie den Druck durch die Luftablassschraube ab, die Flamme erlischt nach einem Moment. Zum Verstauen lassen Sie den Kocher auskühlen und öffnen die Luftablassschraube. Diese muss immer geöffnet sein, weil sonst bei Temperatur- oder Luftdruckschwankungen das Petroleum in den Brenner gedrückt werden könnte.

Mehrstoffbrenner

Eine der besten Möglichkeiten für das mobile Kochen bieten Mehrstoffbrenner, die mit allem klarkommen, was irgendwie aus Erdöl destilliert werden kann. Egal ob Benzin, Diesel, Heizöl oder Petroleum – die Kocher verdauen alles. Meist ist auch zum Vorheizen kein Spiritus notwendig. Wichtig bei den Mehrstoffbrennern ist, diese nur sortenrein zu betreiben und den Brennstoff nicht zu mischen. Also erst eine Sorte verbrauchen, dann den Rest aus dem Tank gießen und erst danach sortenrein den neuen Brennstoff einfüllen.

Der bekannteste Mehrstoffbrenner ist wohl der Optimus Hiker Plus. Ein Kocher, der schon seit Jahrzehnten bei der schwedischen Armee seinen Dienst verrichtet. Am schnellsten lässt er sich mit Benzin starten, aber auch mit Diesel oder Petroleum läuft er ausgezeichnet.

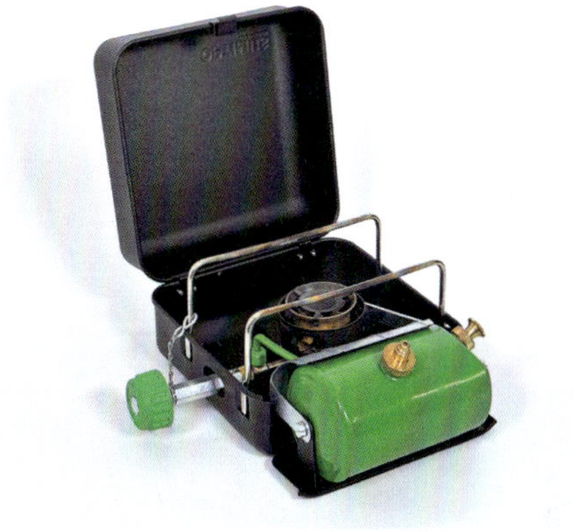

Optimus Hiker Plus

Öffnen Sie den Deckel und ziehen Sie den Tank nach vorne heraus. Nehmen Sie die Schraube mit dem Rädchen zum Regulieren heraus und stecken Sie diese an der Seite auf die Achse zum Regeln des

TIPP:

Wenn der Strom fehlt, funktioniert auch eine Ölheizung nicht. Das Öl können Sie aber nach wie vor nutzen, um damit einen Mehrstoffbrenner oder einen Stromgenerator zu betreiben.

Zuflusses. Füllen Sie den Tank zu zwei Dritteln und schließen Sie die Tankschraube. Pumpen Sie Druck auf den Tank, bis Sie einen Widerstand beim Pumpen spüren.

Jetzt öffnen Sie die Treibstoffleitung eine Sekunde lang, damit etwas flüssiger Brennstoff in den Brenner fließen kann, dann schließen Sie die Zufuhr wieder. Diesen Brennstoff entzünden Sie mit einem langen Feuerzeug und es gibt sofort eine Stichflamme, die gelb ist und eine Handbreit hoch über dem Kocher brennt. Das ist der kniffligste Moment, bei dem Sie sich nicht die Finger verbrennen sollten.

Achten Sie auch darauf, dass Sie mit dem Benzin nicht kleckern und die Brennstoffflasche gut verschlossen und weit entfernt abstellen. Lassen Sie diese Flamme eine Minute brennen, um den Brenner vorzuheizen. Dann öffnen Sie vorsichtig und langsam die Brennstoffzufuhr. Der Brenner sollte sich von selbst entzünden und die bläuliche, rauschende Flamme zeigen, die zum Kochen notwendig ist.

Sollte die Flamme beim Betrieb kleiner werden, geben Sie noch einige Pumpstöße dazu. Zum Löschen drehen Sie einfach die Brennstoffzufuhr ab. Öffnen Sie den Tankdeckel, um den Druck aus dem Tank abzulassen, schließen Sie ihn wieder und lassen Sie den Brenner auskühlen. Jetzt können Sie ihn wieder zusammenklappen und wegstellen.

Der Hersteller empfiehlt pro Person und Tag zwischen 100 und 150 ml Brennstoff.

Esbit-Kocher und andere Ein-Personen-Modelle

Die von der Bundeswehr bekannten faltbaren Kocher mit Esbit-Brennstofftabletten sind ein wirklicher Notbehelf. Eigentlich taugen sie nur, um von einem Bundeswehr-EPA das Hauptgericht etwas anzuwärmen oder eine Tasse Kaffee zu kochen. Zum richtigen Kochen ist das nichts – und schon gar nichts für den Einsatz in geschlossenen Räumen.

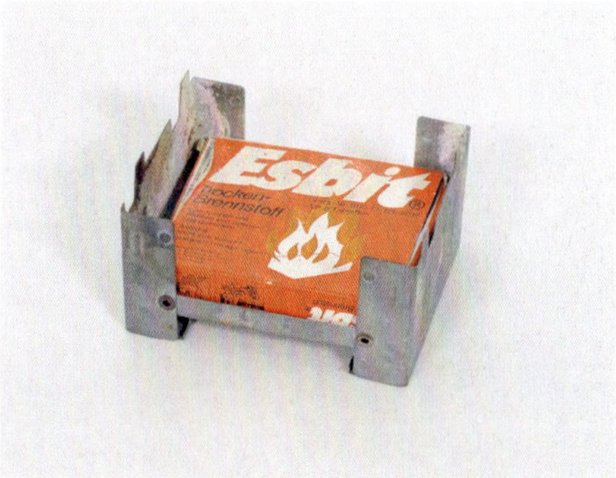

Für den Fluchtrucksack habe ich für mich einen kleinen Gaskocher mit langen Butanflaschen entdeckt. Die Konstruktion ist für eine Person mehr als ausreichend, hat genug Energie um einen halben Liter Wasser schnell zum Kochen zu bringen, wiegt fast nichts und lässt sich kompakt verstauen. Der größte Vorteil ist aber, dass sich die

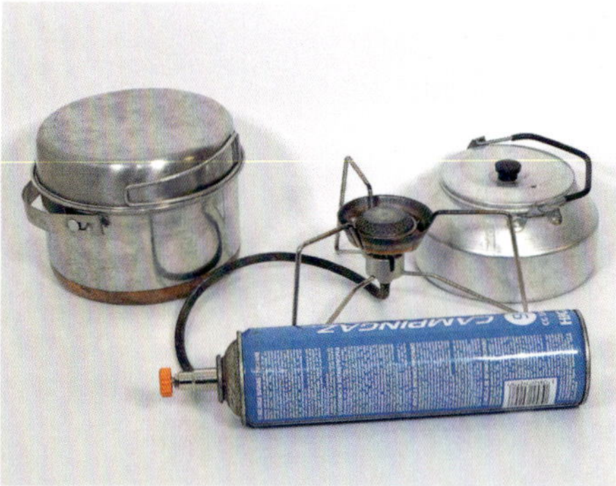

Gasflaschen abschrauben lassen und selbst wieder abdichten. Nach Gebrauch ist der Kocher schnell wieder verstaut, er versottet das Kochgeschirr nicht und es kann kein Brennstoff auslaufen. Auch ist er sofort einsatzbereit und muss nicht vorgeheizt werden. Für die längerfristige Verwendung, zum Schnee schmelzen oder aufwendigen Kochen, ist er aber nicht unbedingt geeignet, denn da stößt er schnell an seine Grenzen.

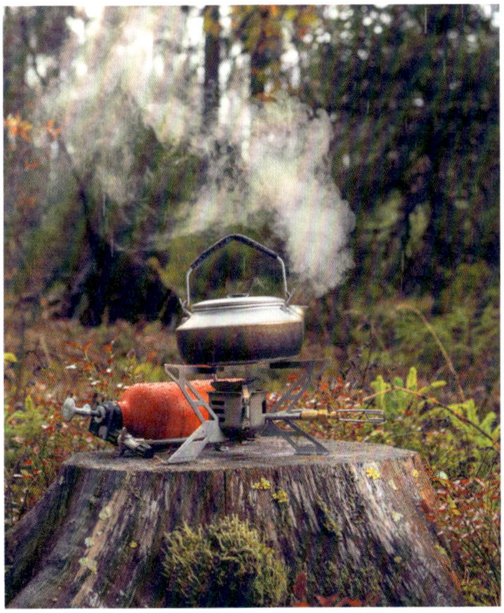

Kochkiste

In den Hungerjahren des Ersten Weltkrieges wurde die Kochkiste erfunden. Es gab nicht nur nichts zu essen, sondern in den Städten auch kaum Brennmaterial. So haben findige Menschen Holzkisten mit Stroh ausgestopft und den heißen Topf dort gut verpackt, um ihn in der dicken Isolierung von selbst weitergaren zu lassen.

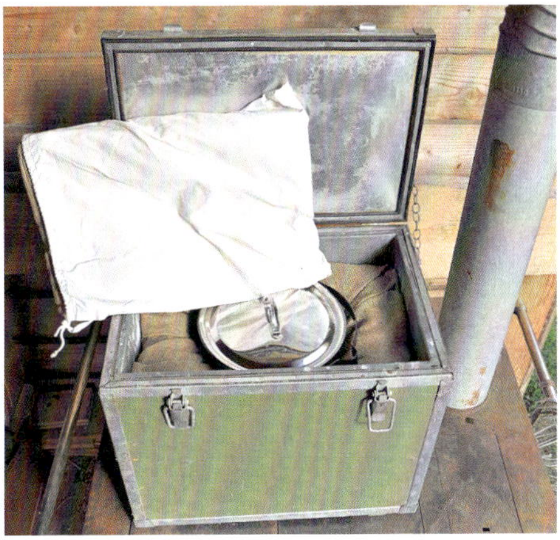

Kochkiste mit Stroh und einem passenden Kissen isoliert

Kochkisten eignen sich hervorragend für Milchreis, weil er dort nicht beaufsichtigt werden muss und auch nichts anbrennen kann. Aber auch andere Gerichte mit langer Garzeit wie Kohl- oder Bohnengerichte sind dort gut aufgehoben. Getrocknete Bohnen müssen aber vorher weichgekocht werden, denn sie ziehen in der Kochkiste nur nach und werden nicht weich, wenn sie das nicht vorher schon gewesen sind.

PSYCHOLOGISCHE TRICKS BEI DER NAHRUNGSAUFNAHME

ZUM WARMEN ESSEN DAS BROT NICHT VERGESSEN!

Folgenden Tipp bekam ich von einer „kriegsgedienten" Hauswirtschaftsmeisterin, die ihren Schülerinnen immer beibrachte, dass sie, wenn sie nicht pünktlich mit dem Essen fertig geworden sind, und der Hausherr bereits im Anmarsch ist, Speck und Zwiebeln anbraten sollen, damit das Haus schon nach Essen riecht. Der Zugang zum Gehirn erfolgt sehr direkt über Gerüche, beim Geschmack von Speisen ist der Geruch wesentlich. Wenn also die Wohnung nach Gebratenem riecht, nimmt man das Essen wesentlich bewusster wahr und es wird zu einem Erlebnis.

Ein Glas Wasser einige Minuten vor dem Essen dämpft den ersten Heißhunger, man isst langsamer und das Essen sättigt so intensiver, weil der Magen schon etwas gefüllt ist. Versuchen Sie auch in schlechten Zeiten das Essen nicht nebenher einzunehmen, sondern decken Sie den Tisch und lassen Sie sich Zeit. Entschleunigen Sie die Nahrungsaufnahme durch Rituale – beispielsweise durch ein Tischgebet –, so dass Sie die Nahrung bewusster und vor allem langsamer zu sich nehmen. Nehmen Sie nur kleine Bissen und schlingen Sie es nicht so nebenbei herunter. Das Sättigungsgefühl stellt sich nach einigen

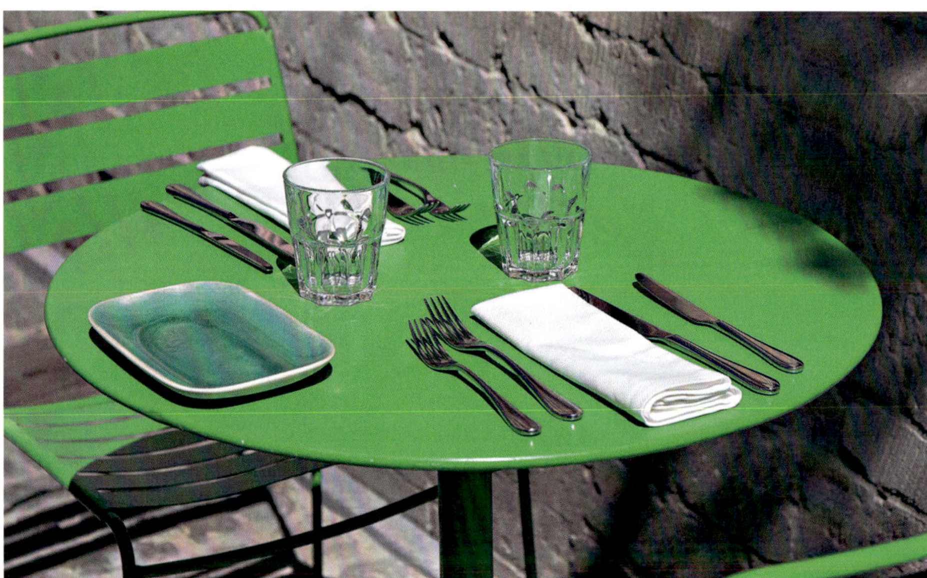

Ein gedeckter Tisch schafft für das Essen einen besonderen Rahmen – und wenn es noch so spartanisch ist

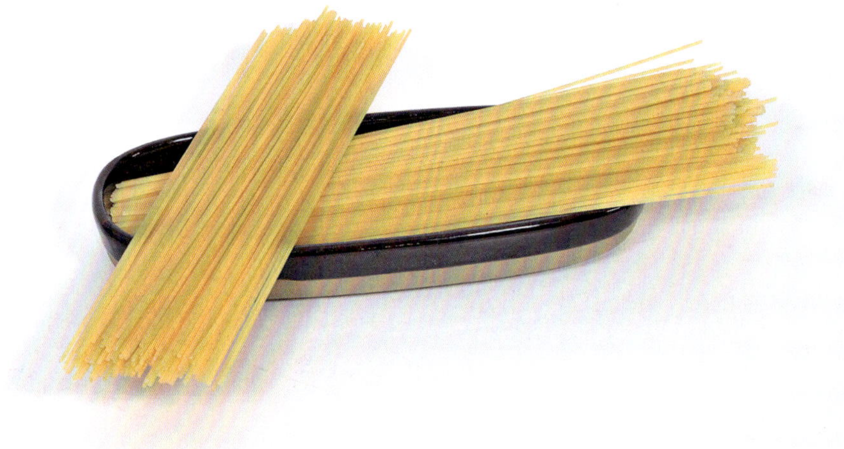

100 g Spaghetti oben und 260 g Spaghetti darunter quer: Mit dem Auge sind die Mengen nicht zu schätzen

Minuten ein und wenn Sie langsam essen, dann fühlen Sie sich eher satt, als wenn Sie eine kleine Portion in wenigen Bissen im Heißhunger runterschlingen.

Gerade wenn Sie wenig Fleisch zur Verfügung haben, sollten Sie sich ein schönes Stück für den letzten Bissen aufheben. Dann bleibt der Fleischgeschmack noch lange im Mund. Reichen Sie immer Brot zum warmen Essen, um zum Schluss die Reste mit dem Brot vom Teller abzuwischen und aufzuessen. Nach dem Essen sollte der Teller blank sein.

Versuchen Sie immer neben dem Hauptgericht noch eine Vorsuppe und einen Nachtisch zu zaubern und lassen Sie zwischen den Gängen bewusst Zeit verstreichen, indem Sie beispielsweise die Teller der Vorsuppe abräumen und spülen, bevor es weitergeht. So stellt sich das Sättigungsgefühl schneller ein. Als Nachtisch reicht auch ein Keks, ein Stück Schokolade oder auch nur ein Zwieback mit Butter und Zucker mit einer Tasse Kaffee. Wichtig ist, dass man das Mahl zelebriert und zeitlich ausdehnt.

Beim Selbstversuch habe ich hungrig aus einer großen Spaghetti-Packung mit 5 kg intuitiv Spaghetti entnommen. Die „eine Portion“ waren abgewogen 260 Gramm, wobei 150–160 Gramm üblicherweise als eine Portion gelten – 100 Gramm rechnet man als Beilage. Das ist nicht zum Vollstopfen, aber reicht zum Sattessen locker aus. So bekommen Sie aus 10 Kilogramm nicht 38 Portionen, sondern 67, es reicht somit 29 Tage länger. Wenn Sie also hungrig etwas aus einem großen Paket entnehmen, bei dem Sie kein Gefühl dafür haben, wie viel das ist, nehmen Sie automatisch viel zu viel.

In einer Mangelsituation ist es wichtig, dass Sie die Lebensmittel sauber abwiegen und einteilen, damit Sie die Übersicht behalten.

Geben Sie den Gerichten tolle Namen. Hacksauce klingt nicht so sexy wie Millionärs-Beef, Porridge ist gerade hipp, im Gegensatz zu Haferbrei. Gerade wenn Kinder mitessen, ist das wichtig. Und als Eltern wissen Sie, wie wichtig es ist, den Kindern etwas vorzuleben. Wenn Sie selbst nicht so überzeugt von der Speise sind, dann werden es die Kinder auch nicht mögen.

Denken Sie auch daran, immer lieber etwas weniger zu kochen als eigentlich notwendig, komischerweise reicht das meistens auch. Wenn Sie etwas mehr kochen als notwendig, fallen die Portionen größer aus und man isst es auch auf. Wenn Sie beispielsweise Kartoffeln für zwei Mahlzeiten kochen, dann tischen Sie auch nur die für den Tag vorgesehenen Kartoffeln auf, die für den zweiten Tag stellen Sie gleich zur Seite. Wenn Sie alle Kartoffeln auf einmal auf den Tisch stellen, um den Rest dann für morgen aufzuheben, wird bei der ersten Mahlzeit viel mehr gegessen, als vorgesehen ist. Den Überfluss am ersten Tag bemerkt keiner, aber das es am zweiten Tag zu wenig ist, sehr wohl.

HUNGER, APPETIT ODER LANGEWEILE?

In einer Krise müssen Sie lernen, mit wenig Nahrungsmitteln auszukommen. Unsere wohlstandsverwöhnten Mägen kennen keinen echten Hunger mehr. So wird meist „Appetit auf etwas" oder „Langeweile" mit Hunger verwechselt.

Der Magen ist ein Muskelschlauch, der sich trainieren lässt. Wer jeden Abend schnell ein paar Bier trinkt, der trainiert seinen Magen und weitet ihn damit quasi auch, er kann dann mehr Nahrung aufnehmen. In einer Hungerphase bildet er sich zurück und Sie sind schon nach wenig Nahrungsaufnahme satt, weil der kleinere Magen gefüllt ist.

Die Phase bis dahin ist allerdings nicht einfach. Es ist wie bei jeder Diät, Sie essen drei bis fünf kleine Mahlzeiten, werden dadurch nicht richtig satt und plündern dann nachts den Kühlschrank.

Dieses Verhaltensmuster müssen Sie unbedingt durchbrechen. Essen Sie sich zu den Mahlzeiten richtig satt, wenn es irgend möglich ist. Aber nicht unbedingt mit Fett und Zucker, sondern mit Gemüse oder den typischen „Sättigungsbeilagen" wie Kartoffeln, Reis und Nudeln, damit der Magen voll ist, aber Sie nicht unnötigerweise zu viele Vorräte zu sich nehmen.

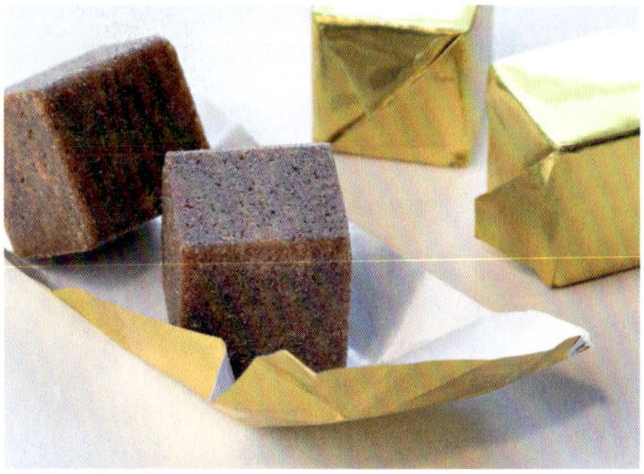

Brühwürfel

Gerade wenn man wenig Essen zur Verfügung hat ist es wichtig, dieses ausreichend zu salzen und zu würzen, vorzugsweise mit Umami-Geschmack, um zumindest das Gefühl zu haben, dass es ausreichend ist. Brühwürfel oder Brühpulver sind dabei die erste Wahl. Der Umami-Geschmack steckt vor allem in angebratenem Speck, in Fleisch und eben auch in Brühwürfeln. Aber auch das bekannte Maggi, die flüssige Speisewürze, erzeugt diese Illusion, dass beim spartanischen Gericht auf Ihrem Teller viel Fleisch genutzt wurde.

Eine weitere Sache, die unheimlich Geschmack erzeugt, sind getrocknete Lebensmittel wie Pilze, Sellerie, Liebstöckel, Porree und Zwiebeln. Zu einem feinen Pulver in der Kaffeemühle oder mit dem Pürierstab gemahlen, peppen sie jedes Gericht auf. Eine Möglichkeit zum Trocknen von Lebensmitteln sollten Sie auf jeden Fall schaffen.

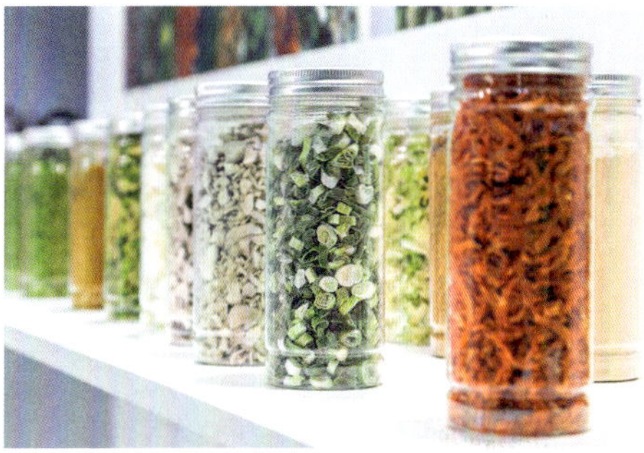

Viele Sättigungsbeilagen gewinnen dadurch, dass Sie diese mit angebratenen Zwiebeln „abschmelzen". Braten Sie einfach eine in grobe Ringe geschnittene Zwiebel in etwas Fett an und geben Sie diese über das Kartoffelpüree oder den Getreidebrei. Tierisches Fett wie Butter, Schmalz oder ausgelassener Speck ist natürlich super im Geschmack, es geht aber auch mit einem Spritzer einfachen Pflanzenöls.

TIPPS AUS EINER BROSCHÜRE FÜR DIE MANGELVERSORGUNG NACH DEM KRIEG:

WICHTIG BEIM ESSEN

- Beklagen Sie sich nicht darüber, was Sie an Zutaten nicht bekommen haben.
- Erzählen Sie nicht, was im Essen ist, bevor es alle probiert haben und es mögen.
- Loben Sie Ihre Kochkünste im Vorfeld, das regt den Appetit an und steigert die Vorfreude.
- Würzen Sie weniger tolle Speisen intensiv und servieren Sie diese mit Stolz.
- Reden Sie nie über die Kosten bevor alle aufgegessen haben.
- Wenn unerwartet Gäste mit verpflegt werden müssen, dann verlängern Sie das Essen. Wasser in der Suppe binden Sie mit etwas Mehlschwitze, Sie können aber auch schnell noch Reis oder Nudeln kochen oder Brot dazu reichen. Fleisch schneiden Sie dünner, so dass es für alle reicht und geben es auf die Teller, damit sich nicht einer zwei Scheiben nimmt und der letzte bekommt keine mehr. Legen Sie statt Vorlegelöffel normale Esslöffel in die Schalen und bei Suppe nehmen Sie einfach eine kleinere Kelle.
- Sprechen Sie bei Tisch nur über angenehme Dinge.

Ihre Stimmung wird über die Tage unterschiedlich sein. Wenn Sie einen guten Tag haben, dann kochen Sie etwas Schlichtes, und wenn Sie einen schlechten Tag haben, dann kochen Sie „Soul-Food", das die Stimmung aufhellt. Eine einfache Tasse Brühe aus einem Brühwürfel haucht einem durchgefrorenen Körper sofort Wärme und Wohlbefinden ein. Ein Grog aus heißem Wasser, Zucker und etwas Rum aus dem Notvorrat weckt ebenso die Lebensgeister. Und wenn das alles nicht verfügbar ist, dann hilft auch eine heiße Tasse Tee oder Milch mit Honig.

REZEPTE

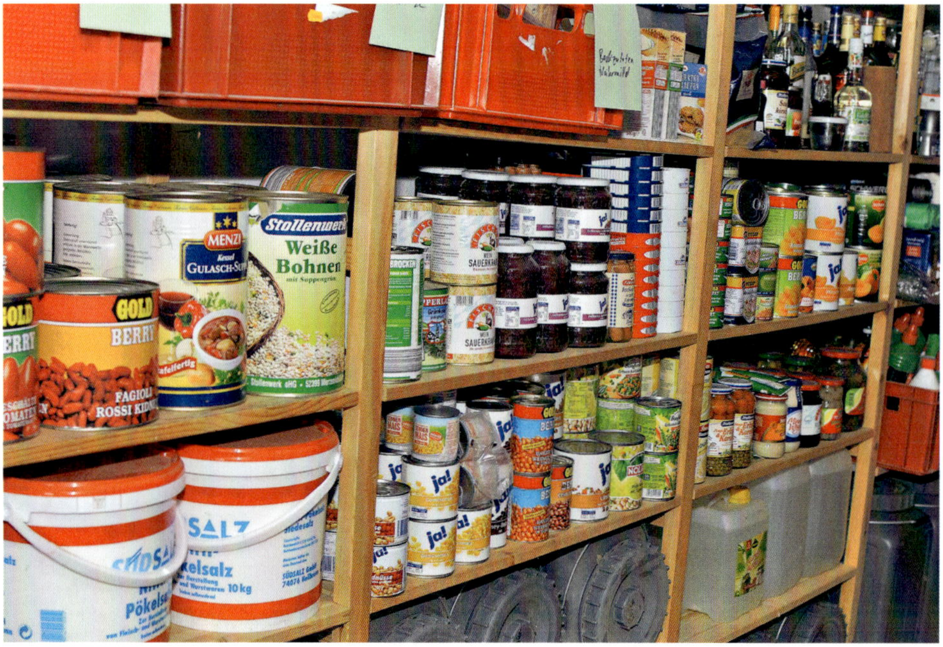

Zu einem Krisenbuch gehört auch eine Rezeptsammlung. Damit Sie wissen, wie Sie aus dem Vorrat das Meiste und Beste herausholen. Leider wird Ihnen nicht all das, was Sie im normalen Leben zur Verfügung haben, in der Krise auch so zur Verfügung stehen. Die Rezepte sind daher bewusst einfach gehalten und benötigen nur wenige Zutaten.

Dass dabei keine kulinarischen „Geschmacksexplosionen" herauskommen, ist natürlich auch klar. Es geht in dieser Situation zunächst darum, nicht nur satt zu werden, sondern auch lange satt zu bleiben. Hier haben sich seit Jahrhunderten „Arme-Leute-Rezepte" bewährt. Ihrer eigenen Fantasie bleibt es überlassen, die magere Kost mit dem aufzuwerten, was die Natur oder der Vorratsschrank zu bieten hat. Diese Rezepte sind daher nur ein Grundgerüst, an dem Sie sich entlang hangeln können.

GRUNDLAGEN DES HALTBARMACHENS

Ein Vorrat ist gut, besonders, wenn dieser vor einer Krise angelegt wurde und man darauf zurückgreifen kann. Eine Krise kann aber deutlich länger dauern, als die vom BBK vorgesehenen 14 Tage. Und auch in einer Krise wird es teilweise einen Überfluss an bestimmten Lebensmitteln geben, aber immer nur kurzfristig. Diese vor dem Verderb zu schützen und haltbar zu machen ist die hohe Kunst der Krisenvorsorge und geht schon in den Bereich Selbstversorgung und Autarkie über.

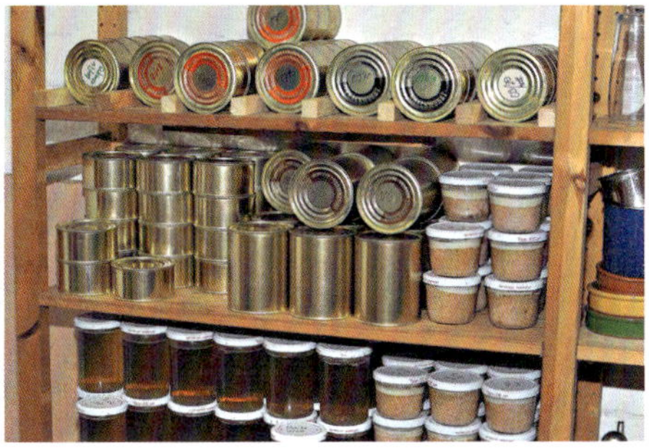

Wie die aktuelle Corona-Krise zeigt, haben die Menschen einige Szenarien gar nicht auf dem Radar: Beispielsweise kaufen sie stapelweise Tiefkühlpizza, und vertrauen darauf, dass die Stromversorgung nach wie vor sichergestellt ist. Einen Plan B zu der Tiefkühltruhe gibt es nicht. Aber was passiert, wenn die Truhe plötzlich ausfällt? Bei anderen Szenarien kann es vorkommen, dass durch Stromausfall die modernen Ställe nicht mehr betrieben werden können und große Mengen Fleisch aus Not-Schlachtungen anfallen. Oder der Herbst ist mit einer Obstschwemme gesegnet, oder es gibt ein super Pilz-Jahr und so weiter.

Einige der nachfolgend aufgeführten Möglichkeiten lassen sich nicht für jeden anwenden. Wer beispielsweise in einem Mehrfamilienhaus zur Miete wohnt, hat nicht unbedingt die Möglichkeit, große Mengen an Kartoffeln einzukellern. Wer sich aber im Vorfeld einige Zutaten und Ausrüstungsgegenstände beschafft hat, der kann seinen Vorrat ständig wieder auffüllen und spart außerhalb der Krise beim Einkauf von frischen Lebensmitteln mit nur noch kurzem MHD viel Geld.

Einfrieren

Wenn der Strom noch vorhanden ist, dann ist Einfrieren eine gute Möglichkeit, Nahrung haltbar zu machen. Nicht nur die langfristige Lagerung, sondern auch die kurzfristige ist bequem und ohne weitere Hilfsmittel möglich. Bei der langfristigen Lagerung geht es darum, einzelne Produkte einzufrieren, um sie dann später zu kochen. Beispielsweise Beeren oder Gemüse, aber auch Fleisch oder Fisch. Frieren Sie die Stücke möglichst im Ganzen ein, denn so halten Sie sich mehr Möglichkeiten offen. Aus einem Stück Schweinenacken können Sie beispielsweise einen Spießbraten im Ganzen machen, aber auch Steaks schneiden oder kleine Stücke für Pfannengyros verwenden.

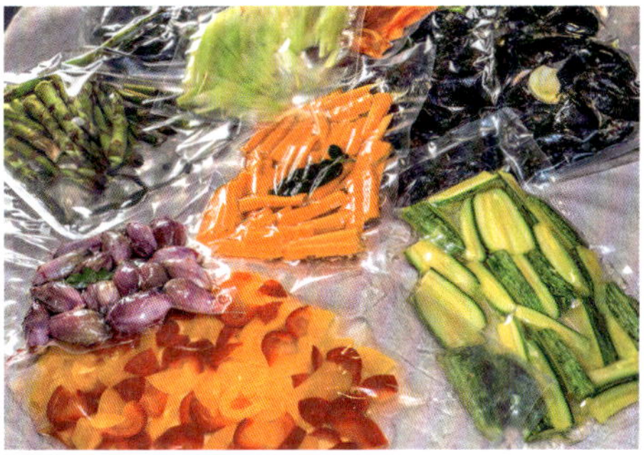

Bei der kurzfristigen Lagerung frieren Sie fertige Gerichte ein. Es gibt immer Gerichte, die in großen Mengen besser und schmackhafter zu kochen sind und vom erneuten Erhitzen geschmacklich profitieren. Ich denke da an Rouladen, Sauerkraut, Chili con Carne oder Erbsensuppe. Diese bereiten Sie in großen Portionen zu, dann essen Sie einmal davon, dann noch einmal am nächsten Tag und die anderen drei oder vier Portionen frieren Sie ein. Hierbei ist ein Vakuumierer hilfreich, aber nicht zwingend notwendig. Die sauber verschlossenen Portionsbeutel müssen Sie nur noch in heißem Wasser auftauen und dabei gleichzeitig erhitzen und schon haben Sie schnell ein schmackhaftes Essen auf dem Tisch.

Ein Nachteil bzw. Risiko sollte beim Thema Einfrieren nicht verschwiegen werden: Wenn der Strom ausfällt, dann haben Sie noch maximal 24 Stunden Zeit, bevor der Inhalt beginnt aufzutauen, und Sie stehen dann vor großen Mengen Nahrung, die Sie irgendwie haltbar machen müssen – ohne Strom. Die beste Methode ist Einsalzen, denn das funktioniert problemlos (siehe Seite 101). Sie sollten daher für jede Truhe mindestens 25 kg Salz einlagern. Das Einsalzen funktioniert natürlich nur mit ungekochten Lebensmitteln und nicht mit Tiefkühlpizza oder fertig gekochtem Essen.

Für eingefrorene Früchte kommt Einkochen oder Marmelade in Frage (siehe Seite 102). Das verbraucht aber Energie und Zucker.

Sollte der Strom ausgefallen sein, dann ist es wichtig, dass Sie die Truhe so wenig wie möglich öffnen, um die Kälte drinnen zu halten. Aus vielen Krisenszenarien der jüngeren Vergangenheit – z. B. aus dem Jugoslawien-Krieg – ist bekannt, dass der Strom rationiert wird und einige Stunden am Tag zur Verfügung steht. Das sollte reichen, um die Truhe kalt zu halten. Im Normalbetrieb läuft der Motor ja auch nicht ununterbrochen. Stellen Sie die Truhe auf maximale Kühlleistung, damit sie möglichst kalt ist und wenn der Strom wieder anspringt auch so weit kühlt wie nur irgend möglich – wer weiß, wann der Strom wieder für wie lange ausfällt.

WISSEN:

Um zu erfahren, ob die Kühltruhe in Ihrer Abwesenheit aufgetaut ist, füllen Sie eine Plastikflasche zur Hälfte mit Wasser, lassen sie frieren und stellen sie kopfüber in die Truhe. Das Eis befindet sich dann oben. Sobald die Truhe auftaut, fällt das Eis nach unten und zeigt Ihnen an, dass etwas nicht in Ordnung ist. Dieser Trick bietet sich in Friedenszeiten auch bei längeren Urlauben etc. an.

Trocknen

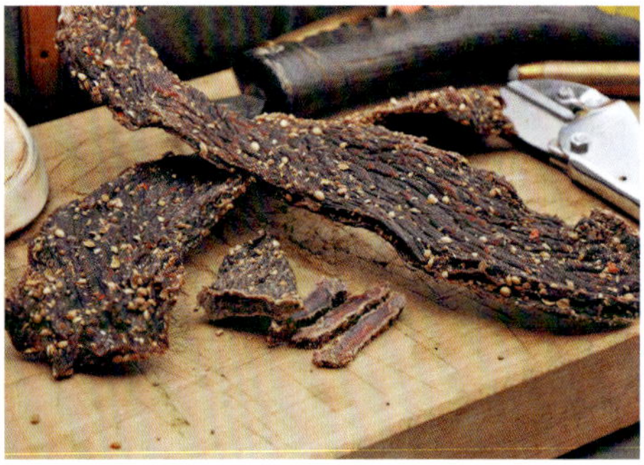

Trockenfleisch

Eine einfache Methode, um Nahrung haltbar zu machen ist diese zu trocknen. Für Kräuter geht das ganz einfach ohne Hilfsmittel, es reicht ein sonniger Tag. Einfach in Bündeln in die Küche oder in den Schatten hängen und trocknen lassen. Bei Früchten wie Äpfeln oder auch bei Pilzen geht das genauso gut, einfach in Scheiben schneiden, auf lange Schnüre fädeln und trocknen lassen. Je wasserhaltiger und dicker die Früchte oder Gemüse sind, desto höher muss die Temperatur sein, damit die Stücke trocknen, bevor sich Schimmel oder anderer Verderb ausbreiten kann.

Fleisch zu Trockenfleisch zu verarbeiten ist in Deutschland nur mit Hilfsmitteln wie einem Dörrautomaten möglich. Das verbraucht aber eine Menge Energie und sollte nur in Ausnahmefällen gemacht werden. Für Fleisch ist Einsalzen (siehe nachfolgend) oder Einkochen (siehe Seite 102) besser geeignet.

Vakuumieren

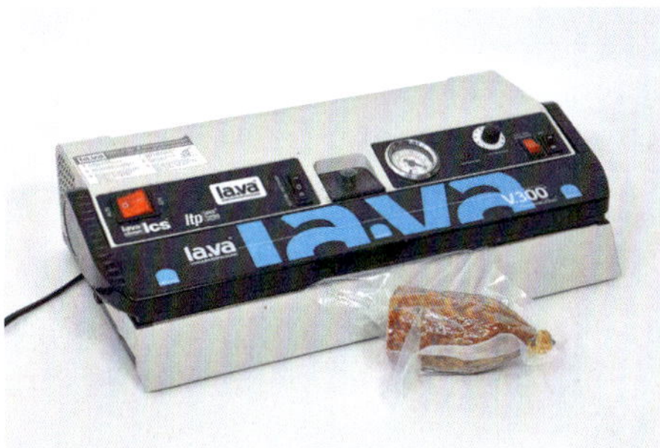

Bei vielen Lebensmitteln wie Käse oder Wurstwaren lässt sich die Haltbarkeit durch Vakuumieren deutlich verlängern. Auch wird das Packmaß zum Einfrieren deutlich reduziert. Sie brauchen aber einen Vakuumierer, die passenden Tüten und natürlich Strom, was die Einsatzmöglichkeiten während einer Krise einschränkt. Praktisch ist ein guter Vakuumierer, wenn Sie beispielsweise Gewürze in größeren Mengen kaufen und dann immer nur die benötigte Menge abnehmen und die Tüte wieder verschließen möchten.

Auch für den Vorrat in einem Fluchtrucksack ist eine zusätzliche stabile Vakuumtüte nicht verkehrt. Denken Sie daran, Tüten mit trockenen Lebensmitteln immer sauber und dicht an der Schweißnaht aufzuschneiden, um die Tüten dann erneut verwenden zu können.

Einsalzen

Das Einsalzen ist eine der ältesten Konservierungsmethoden. Eingesalzenes Fleisch in Fässern war in der Vergangenheit die Nahrung auf allen Segelschiffen. Sie brauchen lediglich ein sauberes Fass oder einen Steinguttopf und Salz. Schneiden Sie das Fleisch – Fisch geht auch – in faustgroße Stücke und geben Sie unten in das Gefäß eine 5 mm dicke Schicht Salz. Dann stopfen Sie das eingesalzene Fleisch dicht an dicht in das Gefäß, wieder eine Schicht Salz und weiteres Fleisch, bis es gefüllt ist. Eine gute Schicht Salz bildet den Abschluss. Wenn Sie ein Gärgefäß mit Beschwerungssteinen nutzen, umso besser. Dann drücken Sie die Steine nach unten und setzen den Deckel auf, mit Wasser in der Rinne schließen Sie das Gefäß luftdicht ab. Sie können aber auch lebensmittelechte Weithalsfässer mit Schraubdeckel nutzen. In ein bis zwei Tagen sollte sich eine Lake bilden, die immer über dem Fleisch stehen muss.

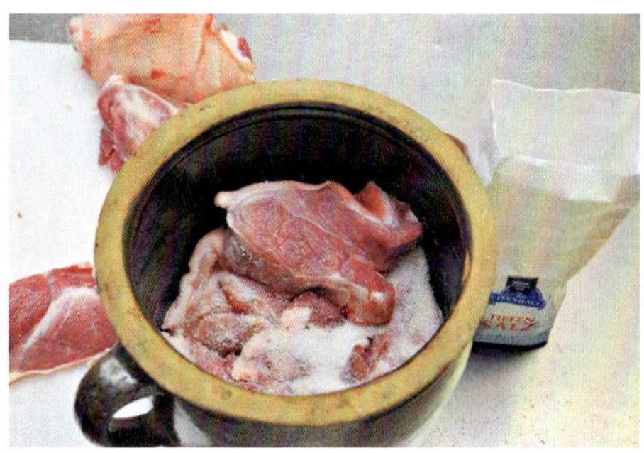

Beim Einsalzen von Fleisch gibt es nicht „zu viel“ Salz

Sollte das Fleisch nicht genug Eigenlake bilden, dann kochen Sie Wasser mit so viel Salz auf, dass auch im kochenden Wasser noch ein Rest ungelöst verbleibt. Nach dem Auskühlen gießen Sie die Lake mit dem Salz in den Topf, bis die Lake über dem Fleisch steht. Verschließen Sie das Gefäß möglichst luftdicht.

Denken Sie daran: Es gibt hier nicht zu viel Salz. Selbst wenn alles in das Fleisch eingedrungen ist, muss noch genug Salz vorhanden sein. Salz ist billig, und es gibt keinen Grund, nicht genug davon zu Hause zu haben. Ein 25-kg-Sack geht für unter 20 Euro über den Ladentisch. Damit können Sie Fleisch im Wert von einigen Hundert Euro retten.

Zur Verwendung nehmen Sie mit einer sauberen Gabel so viel Fleisch, wie Sie benötigen, und achten darauf, dass die Lake weiterhin komplett das Fleisch bedeckt. Das Fleisch muss vor dem Kochen mehrfach mit frischem Wasser gewässert werden, um das Salz auszuwaschen. Das ist der einzige Nachteil des Einsalzens, denn es verbraucht relativ viel Trinkwasser vor der Weiterverwendung. Nach dem Wässern können Sie es wie frisches Fleisch verwenden, also braten, schmoren oder kochen.

Einkochen

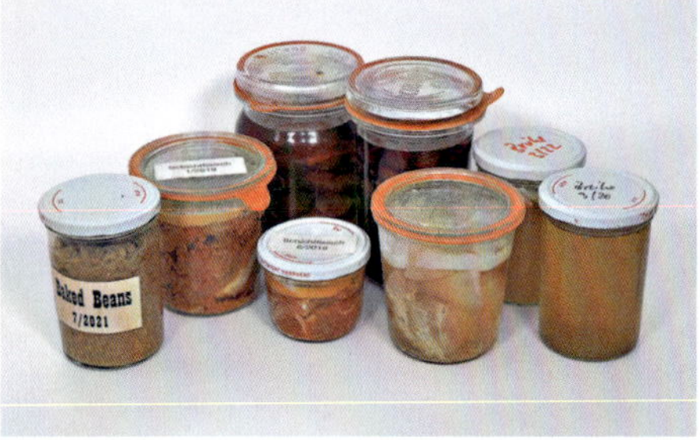

Einkochen ist eine recht alte Konservierungsmethode, die besonders durch die Firma Weck bekanntgemacht wurde. Das Einwecken wurde so zum Synonym fürs Einkochen. Einweckgläser gibt es in jedem alten Haushalt, meist auf dem Dachboden verstaut und verstaubt. Zum Reaktivieren brauchen Sie lediglich frische Gummiringe, die Gläser halten hundert Jahre. Sie können aber natürlich auch neue Gläser von Weck kaufen, diese sind mittlerweile stapelbar und noch einfacher zu handhaben. Die dritte Möglichkeit ist Gläser mit Twist-Off-Deckel zu verwenden. Diese werden in der Industrie fast ausschließlich verwendet, und finden in Privathaushalten immer mehr Verwendung.

Marmeladen und Konfitüren sind gute Möglichkeiten, um die Früchte des Sommers zu konservieren. Allerdings brauchen Sie dazu entweder Gelierzucker oder zumindest normalen Zucker, der bei der Konservierung hilft. Durch den hohen Zuckergehalt ist es möglich, auch kleinere Mengen herzustellen und etliche Tage aufzubewahren.

Bei Früchten sind keine Mikroorganismen vorhanden, wie bei Fleisch, die gefährlich werden könnten. So können Sie Früchte in einer Zuckerlösung bei geringeren Temperaturen und kürzerer Zeit einkochen, als das bei Fleisch der Fall ist.

Bei Fleischkonserven, egal, ob in Dosen, in Weck- oder Twist-Off-Gläsern, müssen Sie immer die Gläser zwei Stunden in sprudelnd kochendem Wasser sterilisieren. Es geht darum, die Sporen der Keime abzutöten, dafür ist eine gewisse Mindestenergie und Haltedauer der Einkochtemperatur notwendig, die der Konserve zugeführt werden muss.

Möchten Sie Fleisch einkochen, dann ist es am einfachsten, wenn Sie dieses zuvor durch einen Fleischwolf drehen, mit Pfef-

ÜBERSICHTSTABELLE FÜR EINKOCHZEITEN BEI EINEM GLAS MIT 1 LITER FASSUNGSVERMÖGEN

Lebensmittel	Temperatur in °C	Einkochzeit in Minuten
Äpfel	100	20
Apfelmus	100	20
Aprikosen	100	10
Birnen	100	30
Blumenkohl	100	110
Bohnen	100	120
Bohnen, groß	100	90
Erbsen	100	120
Erdbeeren	85	25
Gurken	85	25
Heidelbeeren	85	30
Johannisbeeren	90	25
Kirschen	100	20
Mirabellen	85	30
Pfirsiche	100	20
Pflaumen	100	10
Preiselbeeren	90	25
Renekloden	85	30
Rhabarber	85	25
Sellerie	100	110
Spargel	100	90
Stachelbeeren	85	20
Tierische Produkte (Fleisch, Brühe, andere Lebensmittel wie Fertiggerichte)	100	120
Tomaten	90	30
Tomatenmark	90	30

fer und Salz abschmecken und das „Gehackte“ anschließend in die Gläser füllen. Geben Sie etwas Wasser dazu und füllen Sie die Gläser nicht höher als bis eine gute Daumenbreite unter den Rand. Da sich die Masse beim Kochen ausdehnt, kann es ansonsten vorkommen, dass diese durch die Deckeldichtung nach außen gedrückt wird und der Deckel nicht mehr dicht schließt.

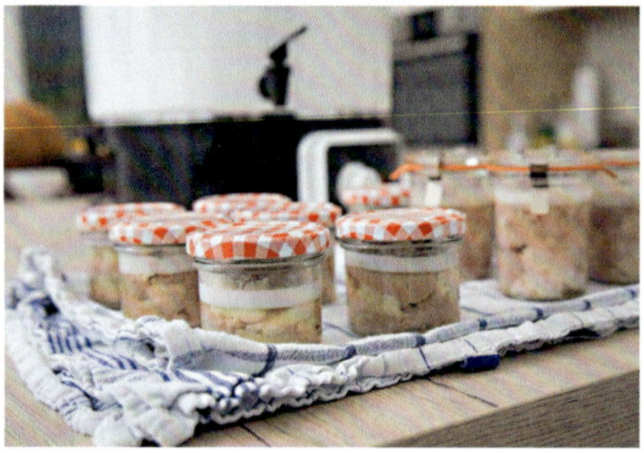

Beim Einkochen von Fleisch müssen Sie diverse für den Menschen gefährliche Erreger abtöten, was nur dann sicher gewährleistet ist, wenn die Konserven über zwei Stunden in sprudelnd kochendem Wasser sterilisiert werden. Und selbst dann ist diese als „Kesselkonserve“ klassifizierte Konserve nur ein halbes Jahr im Keller haltbar bzw. sicher. Gehen Sie in einer Krisensituation kein Risiko ein, und kochen Sie alle Konserven mit tierischen Produkten grundsätzlich mindestens 120 Minuten bei 100 °C ein.

Beim Einkochen in Weck-Gläsern müssen Sie die dazugehörigen Klammern aufsetzen, damit der Deckel so lange festgehalten wird, bis das entstandene Vakuum diesen fest anzieht. Auf keinen Fall sollten Sie dem Fleisch Mehl oder ungekochte Zwiebeln zufügen, denn das kann dafür sorgen, dass die Konserven schlecht werden.

Zum Einkochen Ihres Wunschlebensmittels stellen Sie die Gläser aufrecht in einen Einkochtopf und geben so viel Wasser dazu, bis die oberen Gläser gerade überspült werden. Dann erhitzen Sie den Topf, bis das Wasser kocht. Ab dann zählt die Zeit. Sollte zwischenzeitlich Wasser verdampft sein – das ist je nach Wetterlage unterschiedlich – gießen Sie kochendes Wasser nach, damit die Temperatur nicht zu stark abfällt und das Wasser im Topf nicht aufhört zu kochen. Ist die Zeit abgelaufen, dann entnehmen Sie die Gläser vorzugsweise mit einem Weck-Glasheber und stellen diese einzeln zum Abkühlen zur Seite. Ein untergelegtes doppelt gelegtes Geschirrhandtuch verhindert, dass die Gläser beim Kontakt mit dem kalten Tisch springen.

Bei richtig zugekochten Gläsern knackt der Twist-Off-Deckel nach einigen Minuten und wölbt sich nach innen. Sollte das nicht der Fall sein, verbrauchen Sie die Konserve direkt. Ein Twist-off-Glas sollte beim Öffnen knacken. Ist das nicht der Fall, entsorgen Sie die Konserve. Ein Weck-Glas können Sie am nächsten Tag von der Klammer befreien und dabei testen, ob der Deckel von selber hält. Dann ist das Glas akkurat verschlossen. Auch hier gilt: Wenn der Deckel nur noch locker aufliegt, dann ist die Konserve nicht richtig verschlossen und Sie sollten diese sofort verbrauchen. Alles, was Sie später im Regal unverschlossen vorfinden, müssen Sie entsorgen.

Verdorbene Fleischkonserven enthalten das Botulismus-Toxin, das sich auch durch Erhitzen nicht abbauen lässt! In einer Krisensituation können Sie sich eine Lebensmittelvergiftung nicht leisten.

UNIVERSALREZEPT: EINKOCHEN VON FLEISCH, HIER HACKFLEISCH

Das einfachste Rezept zum Einkochen besteht aus Hackfleisch als Grundsubstanz, was dann als Corned-Beef oder als Frühstücksfleisch bezeichnet wird. Dieses Rezept ist nicht die Krönung der Kulinarik, aber dafür können Sie den Inhalt auf viele Arten weiterverwenden, entweder als Brotaufstrich oder als Basis für Hackfleischsaucen oder für andere warme Fleischgerichte.

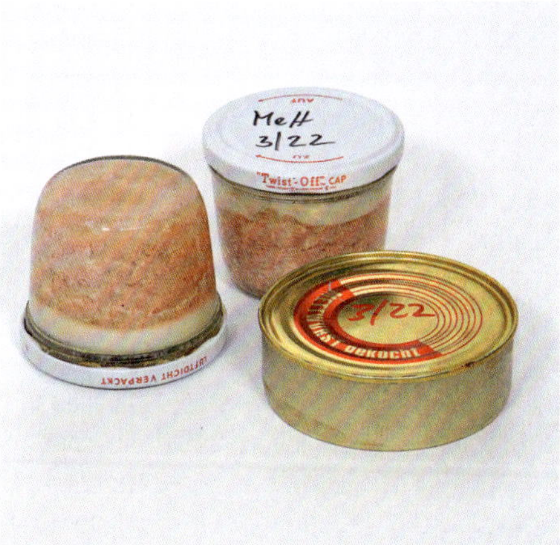

Zutaten

1 kg Hackfleisch, Schwein, Rind oder gemischt (was verfügbar ist), nach Möglichkeit mind. 30 % Fett
Wasser oder Brühe nach Bedarf
pro kg Masse:
20 g Salz
3 g Pfeffer
Aspikpulver, falls vorhanden, geht aber auch ohne

So wird's gemacht

Geben Sie das Hackfleisch in eine Schüssel und kneten Sie Pfeffer und Salz unter. Wenn Sie das Fleisch selbst durch den Fleischwolf lassen, dann schneiden Sie das Fleisch vorher in Streifen und mischen Salz und Pfeffer vor dem Wolfen unter.

Drücken Sie das Fleisch in saubere Sturz-Gläser, vorzugsweise mit einem Volumen von 230 oder 435 ml – es gehen aber auch alle anderen sauberen Gläser mit Twist-Off-Deckel oder Einmachgläser mit Gummi. Füllen Sie das Hackfleisch möglichst ohne Lufteinschlüsse bis höchstens eine Daumenbreite unter den Rand in das Glas. Beim Einkochen dehnt sich die Masse aus und würde sonst aus dem Deckel quellen, was einen sicheren Verschluss verhindert.

Jetzt gießen Sie etwas Wasser oder Brühe auf das Fleisch, aber ohne dass das Glas voller wird als bis zur besagten Daumenbreite unter dem Rand, bei einem kleinen Glas reicht meist ein EL. Mit einer Stricknadel oder Schaschlikspieß stechen Sie von oben die Luftblasen an, damit diese entweichen können und sich dort ebenfalls Wasser befindet. Wenn Sie es als Brotaufstrich essen möchten, hilft ¼ TL Aspikpulver bei einem 435-ml-Glas, damit der Fleischsaft geliert.

Schrauben Sie die Gläser zu und stellen Sie diese in einen Topf mit einem gefalteten Tuch auf dem Boden, damit die Gläser nicht klappern. Es muss kein Einkochtopf sein, jeder Topf, in den die Gläser passen, ist geeignet. Wenn Sie nur sechs Gläser einkochen wollen, dann brauchen Sie keinen großen Einkochtopf, in den 50 Stück passen. Sie müssen lediglich aufrecht stehen und dürfen nicht umfallen. Gießen Sie so viel Wasser dazu, bis die Gläser knapp bedeckt sind und bringen Sie das Wasser zum Kochen. Sobald das Wasser kocht, zählt die Zeit, und zwar bei Fleisch und Fleischprodukten immer 120 Minuten, ganz gleich, wie groß die Gläser sind. Sollte das Wasser zwischenzeitlich verkochen, dann müssen Sie kochendes Wasser nachgießen, damit der Topf nicht aus dem Kochen kommt.

Ist die Zeit um, nehmen Sie die Gläser aus dem Topf und stellen sie auf ein doppelt gelegtes Handtuch mit dem Deckel nach oben, damit sie auskühlen können und nicht durch Kontakt mit der kalten Tischplatte springen. Der Inhalt sollte noch einige Minuten nachkochen, was Sie an den Blasen sehr schön sehen können. Nach einige Minuten knacken die Deckel und wölben sich nach innen – ein untrügliches Zeichen, dass das Vakuum im Glas erreicht ist. Nach dem völligen Auskühlen, am besten am nächsten Tag, beschriften Sie die Gläser und räumen sie an einen dunklen, kühlen Ort. Dort halten sich diese Konserven mindestens ein halbes Jahr. Der Deckel muss beim Öffnen knacken, dann ist der Inhalt noch in Ordnung, sollte er sich leicht öffnen lassen, ist der Inhalt meist verdorben.

Auf diese Weise kochen Sie auch Fertiggerichte wie Spaghettisaucen, ganze Fleischstücke oder Brühe ein, immer bei sprudelnd kochendem Wasser für 120 Minuten.

UNIVERSALREZEPT: FRÜCHTE EINKOCHEN

Früchte werden einfach sauber und, je nach Art ohne Stein/Kern oder geschält, in Stücke geschnitten eingeschichtet. Darauf kommen etwas Zucker, Gewürze und Wasser.

Zutaten für 1 Glas mit 1 Liter Inhalt als Anhalt

Äpfel, geschält, Kerngehäuse entfernt und in Stücke geschnitten
1 EL Zucker
1 Nelke
1 Msp. Zimt
Wasser zum Auffüllen

So wird's gemacht

Füllen Sie die Gläser mit den Apfelstücken, je kleiner das Glas, desto kleiner sollten die Stücke sein. Dann geben Sie je nach Größe des Glases Zucker dazu, Nelken und/oder Zimt und gießen Sie bis eine Daumenbreite unter dem Rand mit Wasser auf. Kochen Sie die Früchte nach den in der Tabelle (siehe Seite 103) angegebenen Zeiten und Temperaturen ein. Bei Äpfeln 20 Minuten bei 100 °C.

Nehmen Sie die Gläser nach der Einkochzeit aus dem Topf und lassen Sie diese auf einem untergelegten Handtuch abkühlen. An Weckgläsern belassen Sie die Klammern auf jeden Fall noch einen Tag. Danach können Sie diese entfernen und prüfen, ob die Deckel fest sitzen und sich ein Vakuum gebildet hat.

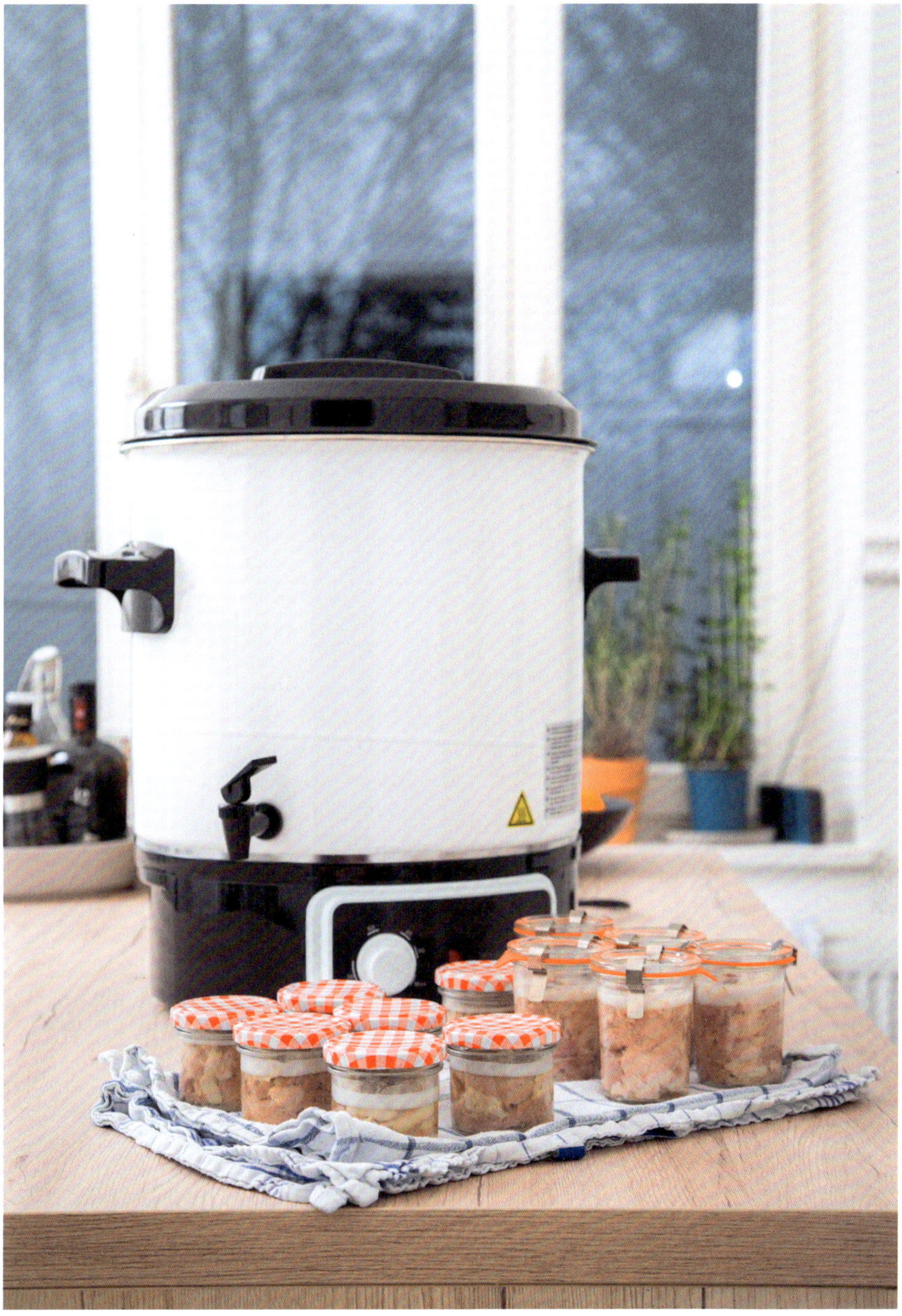

Schweinefleisch im eigenen Saft mit einem Einkochautomaten eingekocht

Räuchern

Das Räuchern von Lebensmitteln ist ebenfalls eine alte Art der Konservierung. Sie wird hauptsächlich für Fleisch und Fisch verwendet. Sie brauchen allerdings einiges an Ausrüstung, zumindest einen Räucherschrank, und etwas Erfahrung, damit Sie die wertvollen Lebensmittel nicht verderben. Wenn Sie das Verfahren in normalen Zeiten nicht ausgiebig geübt haben, ist eine Krise der schlechteste Zeitpunkt dafür. Kalt geräucherter Schinken muss vor dem Räuchern einige Tage und Wochen gepökelt werden und anschließend einige Wochen reifen.

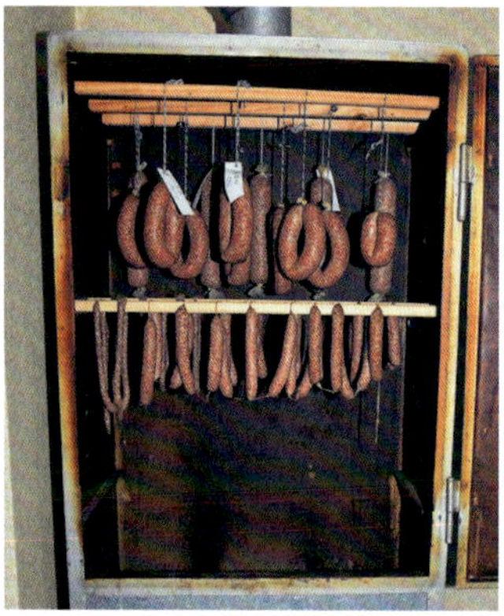

Räucherschrank zum Kalträuchern von Wurst und Schinken

Bei Fischen, die heiß geräuchert werden, ist das Verfahren ähnlich, aber Sie benötigen dafür einen Räucherschrank, der in der Lage ist, 80 °C heißen Rauch zu produzieren. Wenn Sie diese Möglichkeiten nicht haben, dann sollten Sie Fische anders zubereiten oder einen Angler Ihres Vertrauens bitten, diese für Sie zu räuchern.

Das Räuchern ist nicht einfach und eine Anleitung würde hier den Rahmen sprengen, wenn Sie das Thema interessiert, sollten Sie sich mit entsprechender Literatur eindecken.

Einkellern

Früher wurde viel Gemüse im Keller gelagert, man nannte das auch Einkellern. Damals war das Haus nicht zentralbeheizt, sondern große Teile wurden überhaupt nicht geheizt. Der Keller war zur Lagerung von Gemüse und Kartoffeln gedacht und nicht als Hobby- oder Hauswirtschaftsraum. Der Boden bestand aus gestampftem Lehm oder gelegten Ziegelsteinen und hatte direkten Kontakt zum gewachsenen Erdboden. Somit war er kalt und feucht, aber frostfrei. Hier hielten sich Kartoffeln, Kohlköpfe, Zwiebeln, Karotten oder Sellerie bis in das Frühjahr frisch. Äpfel wurden in speziellen Gestellen gelagert, wo der Herr des Hauses jeden Sonntag die faulen entfernte.

Sollten Sie über solch eine Keller verfügen, dann ist es nun Zeit diesen wieder in seinen ursprünglichen Zustand zu versetzen. Also zu entrümpeln, den gewachsenen Boden freizulegen und Holzregale aufzustellen. Kartoffeln werden direkt auf die Erde geschüttet und Karotten in einer Holzkiste in Sand eingegraben. Schichten Sie je eine Lage trockenen Sand, dann eine Lage Karotten, wieder Sand und wieder Karotten ein, bis die Kiste voll ist. Die Karotten und Kartoffeln sollten Sie direkt vom Bauern beziehen, denn die gewaschenen und ggfs. behandelten Karotten und Kartoffeln aus dem Supermarkt verderben sehr schnell und sind zum Lagern nicht geeignet.

WISSEN:

Alle anderen Vorräte haben in diesem Keller(raum) nichts verloren, denn Papierschachteln verschimmeln und Dosen rosten.

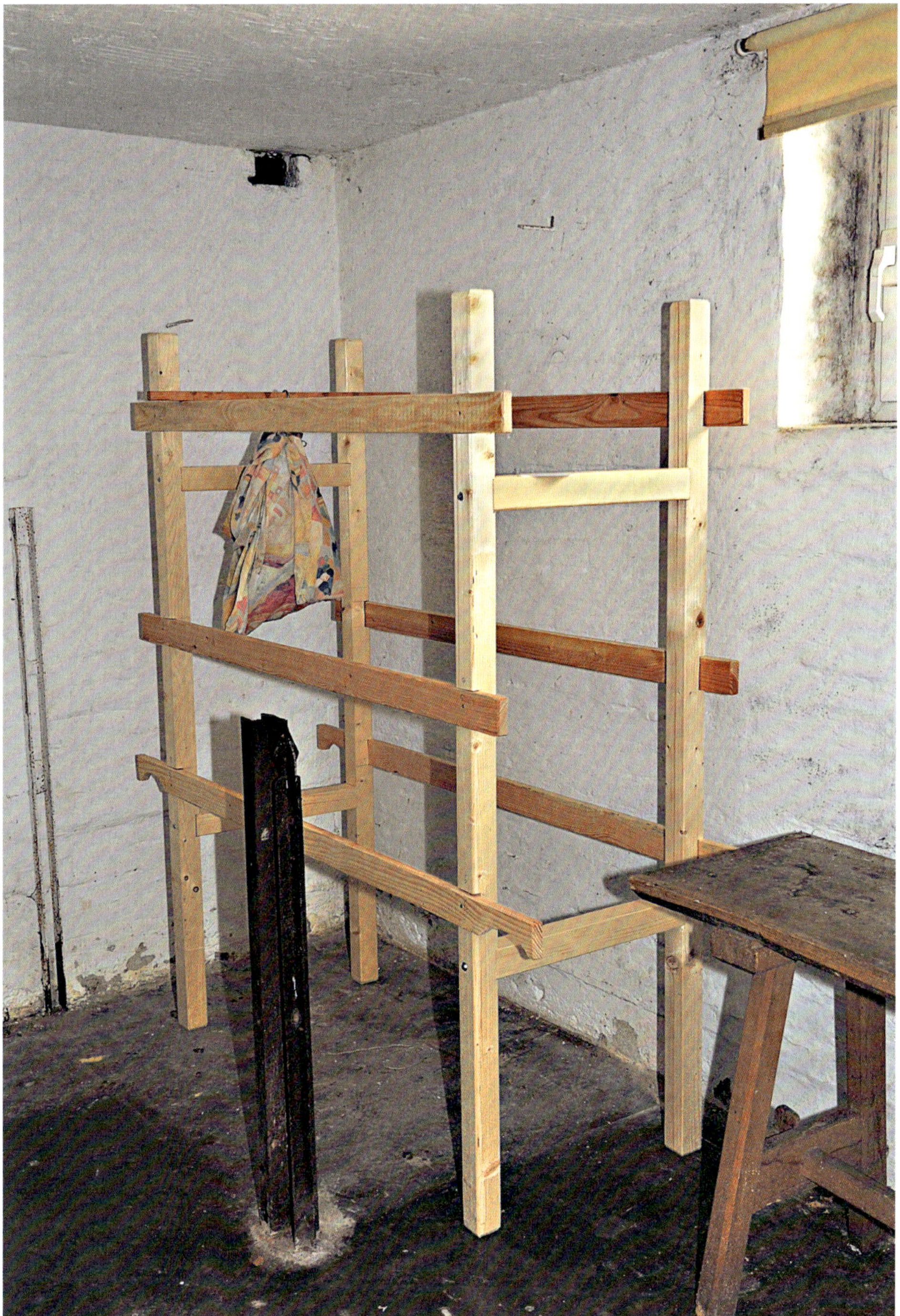

Idealer Kellerraum mit Lüftungsloch zum Einkellern von Kartoffeln

Einsäuern

Sauerkraut ist ein deutsches Nationalgericht, früher hatte jeder Selbstversorger im Keller ein Sauerkrautfass, in dem der Überschuss des Sommers eingesäuert wurde. Nun halten sich Kohlköpfe – richtig gelagert (siehe „Einkellern" Seite 108) – durchaus bis in das Frühjahr, aber Sauerkraut ist trotzdem ein leckeres Gemüse, und darum sollten Sie einen Teil des Kohls einmachen. Sie brauchen einen Gärtopf aus Steingut mit einem Deckel, der in einer Wasserrinne liegt und so luftdicht abgeschlossen ist.

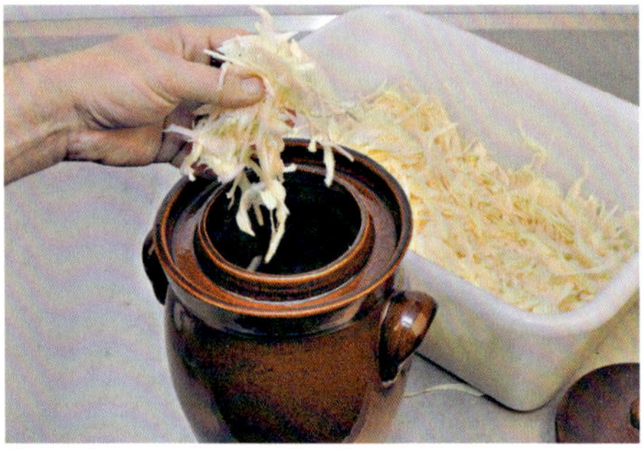

Sauerkraut vor dem Einsäuern

Die Herstellung ist denkbar einfach:
Schneiden Sie den Kohl in feine Streifen, das geht gut auf einem Krauthobel, mit einer Aufschnittmaschine oder auch mit der Hand. Dann nehmen Sie etwa 20 Gramm Salz pro kg Kraut und schichten zunächst eine fingerdicke Lage Kraut in den Topf. Dann geben Sie etwas Salz dazu und fangen an, das Kraut mit einem Holzstößel zu stampfen. Dann kommt wieder Kraut und Salz dazu, im Anschluss stampfen Sie das Kraut wieder fest.

Nach einiger Zeit fängt das Kraut an zu „quatschen", weil Wasser austritt. Stampfen Sie weiter, bis der Topf gut gefüllt ist und Flüssigkeit über dem Kraut steht.

Geben Sie einige zurückbehaltene große Blätter und anschließend die beiden Abschlusssteine auf das Kraut. Der Deckel wird aufgelegt und die Rinne mit Wasser gefüllt.

Stellen Sie den Topf für drei bis fünf Tage in die warme Küche, bis Sie das Sauerkraut riechen können und der Topf blubbert, weil Gase durch die Wasserrinne nach außen treten. Stellen Sie nun das Kraut in den kalten Keller, bis nach zwei bis drei Wochen die Milchsäuregärung abgeschlossen ist. Jetzt hält sich das Kraut einige Wochen und Monate, Sie müssen nur immer schauen, dass sich genügend Wasser in der Rinne befindet.
Vermeiden Sie, jeden Tag eine Portion zu entnehmen, füllen Sie lieber Ihren Wochenbedarf auf einmal ab und drücken Sie die Steine wieder auf das Kraut. Sollten sich Kahmhefen (brauner Belag) bilden, schöpfen Sie diese ab. Zur Not nehmen Sie das Sauerkraut aus dem Topf und kochen es ein.

Rohes Sauerkraut als Salat versorgt Sie mit jeder Menge Vitamin C, weshalb es auf langen Seereisen ebenfalls roh gegessen wurde, um so die gefürchtete Mangelkrankheit Skorbut zu verhindern.

Saft und Wein

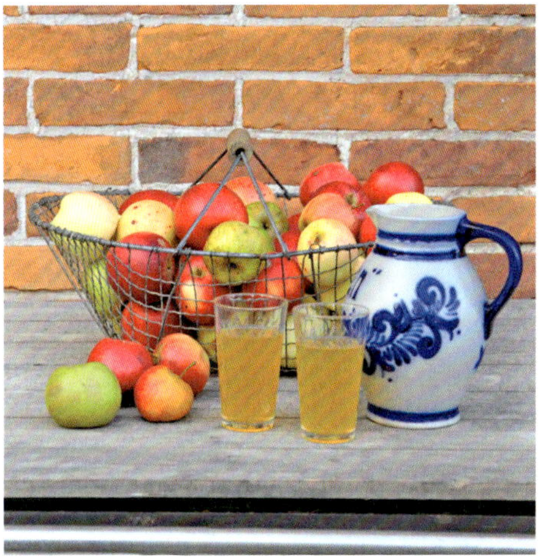

Saft und in der Folge auch Wein ist eine weitere Möglichkeit, um Früchte haltbar zu machen. Für Saft benötigen Sie entweder einen Dampf-Entsafter, dann ist der Saft allerdings gekocht, oder eine Saftpresse, dann bleibt der Saft roh. Wer diese Dinge noch nicht im Vorfeld für die Selbstversorgung beschafft hat, der sollte in seinem Umfeld fragen, denn viele alte Haushalte haben aus der Zeit nach dem Zweiten Weltkrieg noch Kelterpressen und Glasballons für die Weinherstellung, diese sind meist mit etwas Liebe und Zuneigung wieder einsatzbereit zu bekommen.

Den kaltgepressten Saft, beispielsweise von Äpfeln und Birnen, müssen Sie pasteurisieren, damit er sich hält. Das hört sich kompliziert an, ist es aber nicht: Nehmen Sie einen Einkochtopf, füllen Sie den Saft hinein und erhitzen Sie ihn auf 80 °C. Dann füllen Sie diesen in saubere Flaschen ab, verschließen sie und legen die Flaschen auf die Seite, damit der heiße Saft den Verschluss desinfiziert. So abgefüllt hält sich der Saft etwa 1,5 Jahre.

Aus kaltgepresstem Apfelsaft können Sie auch Apfelwein herstellen. Äpfel bringen genug natürliche Hefen mit, so dass der Saft nach einigen Tagen von selber anfängt zu gären. Als Utensilien brauchen Sie lediglich einen Gärballon aus Glas. Besser und einfacher lassen sich Plastikfässer handhaben, die in der Erntezeit in Baumärkten angeboten werden. Verschlossen werden die Behälter mit einem Gärverschluss, wobei das eingefüllte Wasser das Kohlendioxid aus dem Gärbehälter entweichen lässt, den Essigfliegen aber den Zugang verwehrt.

Die Äpfel werden üblicherweise im Oktober gepresst und die Gärung ist gegen Weihnachten abgeschlossenen, so dass Sie den Wein probieren können. Ziehen Sie den Wein von der Hefe ab und mit einem luftdichten Verschluss hält er sich bis zum nächsten Weihnachten. Dieser Apfelwein ist der bekannte „Äppelwoi“, er ist eher herb im Geschmack und besitzt einen Alkoholgehalt von 5–6 Vol.-%. Heute steht er unter dem Namen „Cidre“ wieder hoch im Kurs und mausert sich zum neuen „In-Getränk“.

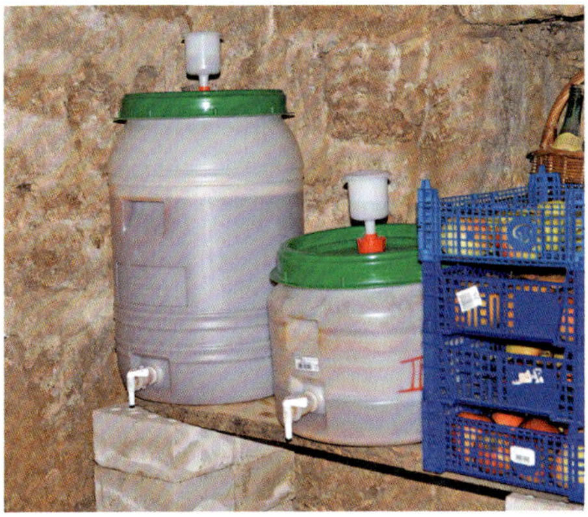

Gärender Apfelwein im Keller

Butterschmalz, Schmalz und andere Fette

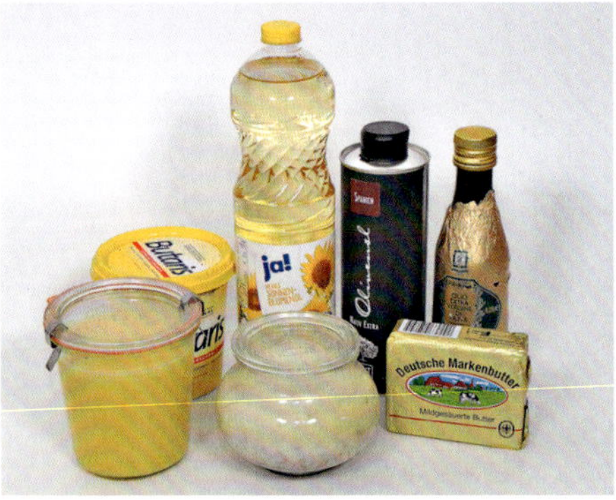

Fett haltbar zu machen ist besonders wichtig, denn Fett ist ein Energieträger erster Güte. Fangen wir beim Einfachsten an: Flüssige Fette wie Sonnenblumen- oder Olivenöl bieten für das Selbermachen wenig Raum, denn diese Öle kaufen Sie für Ihren Vorrat, vorzugsweise in lichtdichten Flaschen oder Blechkanistern (siehe „Fett und Öl“ Seite 62). Bei Butter und Schmalz ist das jedoch anders.

Ist Butter im Angebot, dann können Sie diese entweder einfrieren, oder Butterschmalz daraus machen. Butter ist ein Gemisch aus Fett, das in kleinen Tropfen vorliegt, Milcheiweiß und Wasser. Dieses Gemisch hält sich nicht ewig. Besser ist es, wenn Sie die Butter in einem Topf schmelzen und auf kleiner Flamme köcheln lassen, bis sie aufhört zu dampfen. Dann ist das Wasser verdampft und das Eiweiß hat sich entweder als Schaum abgesetzt oder ist zu Boden gesunken. Schöpfen Sie nun den Schaum mit einer Schaumkelle ab. Gießen Sie das Butterschmalz durch ein mit einem Tuch ausgelegtes Sieb in saubere Gläser und verschließen Sie diese noch heiß mit dem Deckel. Dieses Butterschmalz ist ideal zum Braten und hält sich ewig. Im Handel heißt dies „Butaris“ und kostet drei bis viermal so viel wie Butter. Hier lohnt sich das Selbermachen, wenn Butter im Angebot ist.

Für Schweineschmalz nehmen Sie entweder die Flomen, das ist die Fettlage aus dem Schweinekörper, die über den Nieren liegt, oder andere fette Abschnitte wie Rückenspeck, der zur Zeit sehr billig ist, weil die Kunden lieber mageres Fleisch haben wollen. Schneiden Sie das Fett in erbsengroße Würfel, geben Sie etwas Wasser in einen Topf und die Speckwürfel dazu. Erhitzen Sie langsam, denn das Wasser soll die Hitze übertragen, bis das erste Fett geschmolzen ist, und dann verdampfen. Mit der Zeit ist das gesamte Fett geschmolzen und das Wasser verdampft. Dann bräunen die „Grieben“ noch etwas und es wird für Sie Zeit, dass Sie das Schmalz umfüllen. Gießen Sie das Fett in Steinguttöpfe oder kleine Gläser. Die Grieben bleiben über und sind ein leckerer Brotaufstrich. Wichtig ist, dass Sie das Schmalz nicht salzen, denn Salz löst sich nicht in Fett und bleibt auf dem Boden des Topfes zurück und versalzt die Grieben. Beim Abkühlen sollten Sie den Steinguttopf ab und zu rütteln, damit sich das Schmalz gleichmäßig abkühlt und eine glatte Oberfläche bildet, ansonsten zieht sich die Mitte nach unten.

Mit diesem Schmalz können Sie braten oder backen, es ist schneeweiß und bringt auch noch Geschmack in Bratkartoffeln und andere Gerichte. Nehmen Sie den Wochenvorrat aus dem Topf und verschließen Sie diesen wieder mit einem Deckel oder Frischhaltefolie. Auch aufgebundenes Butterbrotpapier ist geeignet. So hält das Schmalz locker ein halbes Jahr.

EINFACHE REZEPTE FÜR DEN VORRAT

Nachfolgend finden Sie einige Rezepte mit Dingen aus Ihrem Vorrat oder mit Lebensmitteln, die Sie in einer Krise immer noch billig und sicher bekommen können. Hierbei ist Improvisation gefragt, wie überall bei der Krisen- und Arme-Leute-Küche. „Man nehme, was man hat" ist die Devise. Bei den Rezepten mit Hackfleisch können Sie auf das selbst eingekochte Fleisch oder auf Konserven mit Schmalzfleisch zurückgreifen.

BACKKARTOFFELN

Wenn Sie einen Herd oder Ofen ohne Backfach besitzen, auf dem Sie nur einen Topf erhitzen und nicht backen können, beispielsweise einen Werkstattofen, auf den man einen Topf stellen kann, aber eben keine Hitze rundumm, sondern nur von unten, dann können Sie auch herrliche Backkartoffeln machen, die nicht viel Aufmerksamkeit erfordern. Wichtig sind ein schwerer Topf und grobes Salz (es geht auch mit feinem Salz oder einfach nur Sand).

ZUTATEN PRO PERSON

1 Grillkartoffel (zwischen 250 und 300 g das Stück)
Quark oder Leberwurst zum Essen
grobes Salz für den Topf

So wird's gemacht

Waschen Sie die Kartoffeln, von der Größe einer Grillkartoffel und betten Sie diese in dem Topf auf eine fingerdicke Schicht grobes Salz bzw. Sand. Dann füllen Sie die Zwischenräume mit weiterem Salz, so dass die Kartoffeln mindestens zu zwei Dritteln im Salz liegen. Das Salz sorgt dafür, dass die Hitze überall gleichmäßig die Kartoffel erreicht, auch wenn die Hitze nur von unten kommt. Wenn Sie mehr Salz zur Verfügung haben, dann decken Sie die Kartoffeln komplett damit zu. Das Salz können Sie mehrfach wiederverwenden. Nach wenigstens einer Stunde sollten Sie mit einer Gabel eine Kartoffel testen, ob diese schon weich ist. Hier müssen Sie testen, denn die Umstände können sehr stark variieren, je nach Dicke der Kartoffel und Heizleistung des Ofens.

Mit Butter, Kräuterquark oder Leberwurst sind die Kartoffeln ein Genuss, aber auch einfaches Salz tut es zur Not. Übriggebliebene Kartoffeln können Sie schälen und als Bratkartoffeln weiterverarbeiten. Diese Zubereitungsart verbraucht kein Wasser und nutzt die Wärme, wenn der Ofen ohnehin brennt.

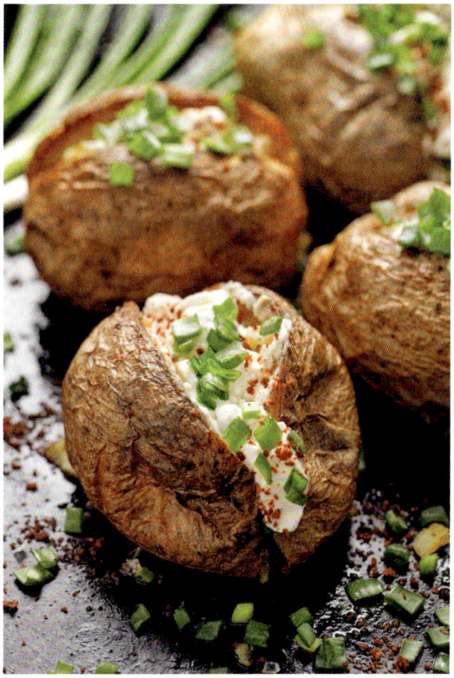

Backkartoffeln

BRATÄPFEL

Bratäpfel sind ein herrlicher Nachtisch im Winter, aber auch als kleine Leckerei zwischendurch, wenn man vor dem Kamin sitzt. Sie können bei der Zubereitung auch Kinder einbinden und so die Langeweile vertreiben.

Zutaten pro Person

1 Apfel, Boskoop ist gut geeignet
1 TL gehackte Nüsse
1 TL Rosinen
1 TL Honig
Zucker und Zimt zum Bestreuen
Vanillesauce zum Essen

So wird's gemacht

Die einfachste Methode ist, das Kerngehäuse auszustechen und mit Rosinen, Nüssen oder Schokolade zu füllen – was eben da ist. Alternativ gehen auch angeröstete Haferflocken. Etwas Honig macht es noch leckerer.

Falls Sie einen Kamin besitzen oder einen Küchenofen, bei dem Sie die Feuerluke öffnen können, dann stellen Sie die Äpfel in einer feuerfesten Form in der Brennkammer direkt vor das Feuer. Wer basteln möchte, der fertigt sich aus einer leeren größeren Konservendose einen Apfelbräter. Ansonsten kommen die Äpfel in eine feuerfeste Form in den Backofen.

Drehen Sie den Apfel ab und zu, damit er von allen Seiten braun wird. Sobald er in sich zusammenfällt und die Haut aufplatzt, bestreuen Sie ihn mit Zucker und Zimt und servieren ihn mit Vanillesauce, für die Erwachsenen mit Eierlikör. Gezuckerte Kondensmilch geht auch, diese können Sie auch mit etwas Vanille-Aroma anreichern.

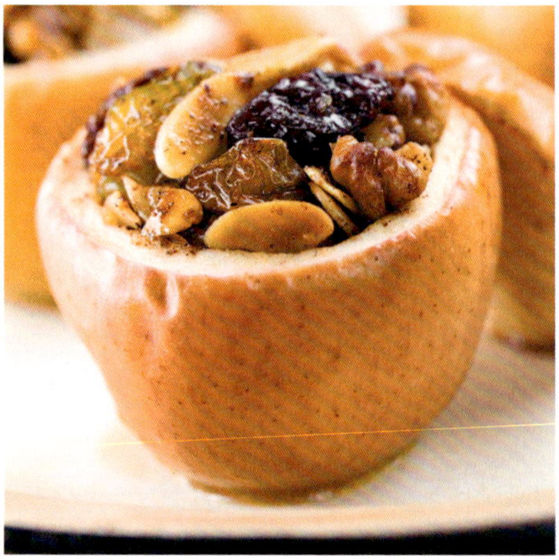

Bratapfel

BROTSUPPE MIT KÄSE

Ein einfaches, aber gehaltvolles Gericht, um altes Brot und trockenen, alten Käse zu verarbeiten.

Zutaten für 4 Personen

2 Liter Wasser oder Brühe
trockenes Toastbrot, etwa ein halbes, oder die gleiche Menge anderes Weißbrot oder Brötchen
200 g trockenen Käse
Pfeffer, Salz, Muskat
zum Servieren: Croutons oder angeschwitzte Zwiebelringe

So wird's gemacht

Erhitzen Sie 2 Liter Wasser, dazu geben Sie etwa ein halbes Toastbrot, in kleine Würfel geschnitten, und kochen alles so lange, bis sich das Brot aufgelöst hat.

Reiben Sie 200 g harten, trockenen Käse dazu und lassen ihn schmelzen.

Schmecken Sie mit Pfeffer, Salz und Muskat ab und servieren Sie dazu entweder getoastetes Brot oder Croutons.

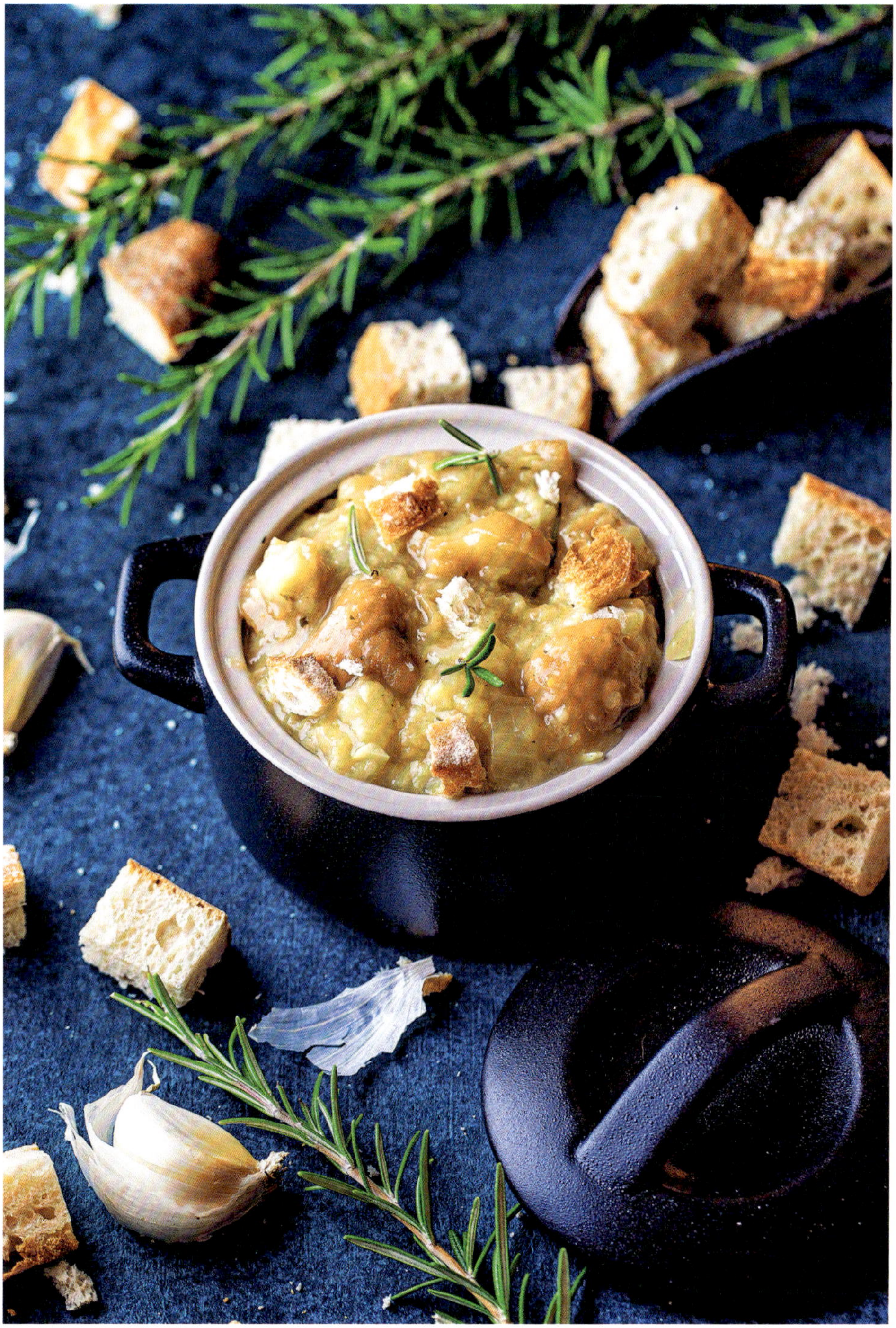

Brotsuppe mit Käse

ZWIEBELSUPPE

Eine französische Zwiebelsuppe ist schnell gemacht, billig und lecker. Sie brauchen lediglich etwas Fett, jede Menge Zwiebeln, in grobe Ringe geschnitten, Brühe, einen Schuss Riesling oder jeden trockenen Wein – zur Not geht auch Apfelwein –, Pfeffer, Salz und etwas Zucker. Zum Überbacken eine Scheibe Toast und etwas geriebenen Käse.

Zutaten für 4 Portionen als Vorspeise

500 g Zwiebeln
1–2 Knoblauchzehen (nach Geschmack)
750 ml Gemüse- oder Fleischbrühe
200 ml (1 Glas) Weißwein, gerne ein trockener Riesling, aber es geht auch Apfelwein
Butter zum Braten
Zucker
Pfeffer und Salz
Muskat

ZUM ÜBERBACKEN:

4 Scheiben Toast oder altes Baguette
4 EL geriebener Käse (Gouda, Raclette), hier eignet sich auch angetrockneter Käse vom Stück.
1–2 Knoblauchzehen

So wird's gemacht

Schneiden Sie zunächst die Zwiebeln in dünne Ringe. In einem Topf schmelzen Sie die Butter und braten die Zwiebeln und den kleingehackten Knoblauch mit etwas Zucker an, bis diese glasig und leicht hellbraun sind.

Löschen Sie mit dem Wein ab und geben Sie die Brühe dazu. Schmecken Sie mit Pfeffer, Salz und Muskat ab und lassen Sie die Suppe 15 Minuten köcheln, bis die Zwiebeln weich sind, aber noch ganz leicht Biss haben.

In der Zwischenzeit stechen Sie das Toastbrot so aus, dass es gut in die Suppenterrinen passt. Toasten Sie das Brot in einer leicht gebutterten Pfanne mit ein oder zwei zerdrückten Knoblauchzehen.

Die Abschnitte vom Brot können Sie kleinschneiden und mit Butter als Croutons ebenfalls in der Pfanne toasten. Dazu schmelzen Sie etwas Butter und geben die beiden angeknackten Knoblauchzehen dazu. In der Butter braten Sie die Croutons, bis diese hellbraun und knusprig sind und geben diese in eine separate Schüssel, damit sich die Gäste davon nehmen können, wenn der Toast auf der Suppe gegessen wurde.

Zum Anrichten geben Sie die Suppe in vier Schalen oder Terrinen, geben darauf das getoastete Brot und darauf den Käse. Im Ofen bei Oberhitze schmelzen Sie den Käse.

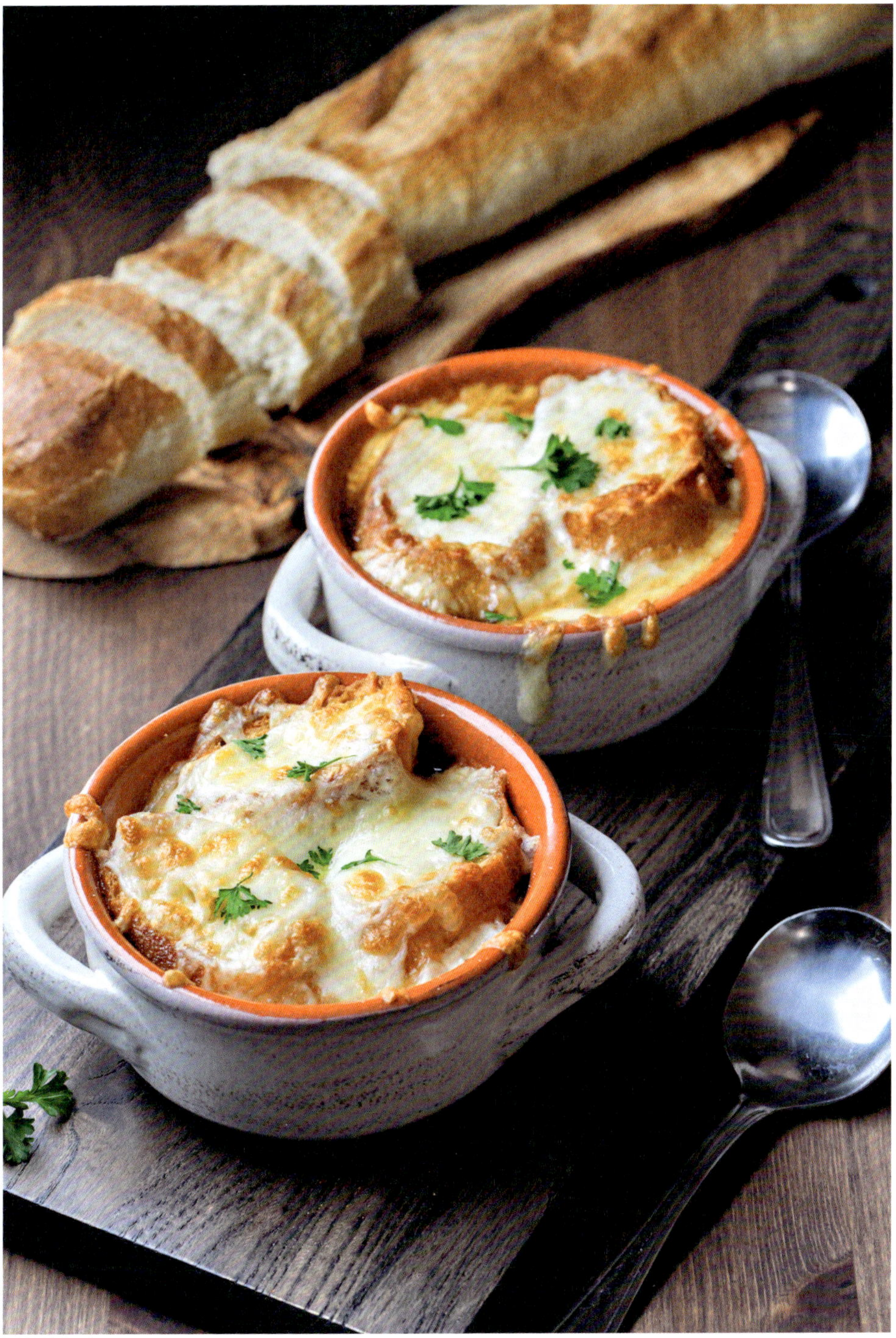

Zwiebelsuppe

BRÜHKARTOFFELN

Damit die Kartoffeln als Beilage mal anders schmecken, sollten Sie Brühkartoffeln versuchen.

Zutaten für 4 Personen

1 kg Kartoffeln
Brühe zum Kochen, Kartoffeln sollten gerade so bedeckt sein
frische Kräuter zum Garnieren, wie Petersilie oder Schnittlauch

So wird's gemacht

Schneiden Sie die Kartoffeln in pflaumengroße Stücke und kochen Sie diese anschließend für 30–45 Minuten in einer Brühe. Sie können auch einen Teil Karotten in Stücke schneiden und mitkochen. Die Kartoffeln schmecken umso besser, je gehaltvoller die Brühe ist.

Zum Servieren mit reichlich Petersilie oder Schnittlauch bestreuen. Sie können auch Suppenfleisch vom Rind mit Suppengemüse weichkochen und dann die Kartoffeln die letzte halbe Stunde in der Brühe mitkochen.

Um die Brühe nicht zu verschwenden, können Sie diese mit Mehl andicken und als Sauce zu den Kartoffeln essen.

TIPP:

Sind keine frischen Kräuter verfügbar, dann geht auch das Grün von ausgekeimten Zwiebeln, oder was am Wegesrand so an Kräutern steht.

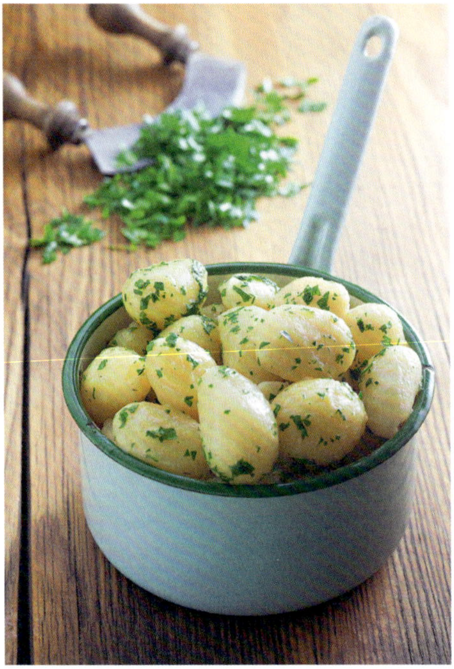

Brühkartoffeln

CHILI

Eine klassische Bohnensuppe ist für die jüngere Generation nicht so vertraut wie ein klassisches Chili con Carne. Es sättigt und vermittelt als typisches Partygericht ein wenig Normalität. Es hält sich auch außerhalb des Kühlschranks einige Tage und wird durch das Aufwärmen besser. Lagern Sie verschiedene Sorten Bohnen ein, vorzugsweise kleine Dosen, denn Sie brauchen fünf oder sechs Dosen, bei großen Dosen würde das eine sehr große Menge ergeben.

Das Gericht geht eher nach der Methode: „Man nehme, was man hat und was einem schmeckt". Grundlage ist Fleisch, vorzugsweise Rind, auch aus der Dose. Dann Zwiebeln, die angebraten werden, und etwas Knoblauch. Dazu kommen Dosentomaten und verschiedene Dosenbohnen wie Kidneybohnen, Wachtelbohnen, Weiße Bohne oder fertige Mischungen wie Chilibohnen oder Baked Beans. Weiterhin Tomatenmark aus der Dose oder Tube und natürlich Chilipulver oder Chiliflocken.

Sie können noch einen süßen Ketchup oder eine BBQ-Sauce dazugeben, ansonsten auf jeden Fall etwas Zucker.

Zutaten für 6–8 Personen

500 g Hackfleisch (gerne auch mehr, wenn es sein muss auch weniger)
500 g Zwiebeln, gewürfelt
3 Paprikaschoten, gewürfelt
1 große Dose Kidney-Bohnen, abgegossen
1 große Dose weiße Bohnen
1 große Dose Tomaten oder 1 Liter passierte Tomaten
2 kleine Dosen Baked Beans
2 kleine Dosen Chili-Beans
1 kleine Dose Mais, abgegossen
2 Dosen Tomatenmark
Pfeffer und Salz
Zucker
Paprikapulver
Cayenne-Pfeffer oder Chili-Flocken für die Schärfe
Knoblauch nach Geschmack (1–3 Zehen)
Öl zum Braten

So wird's gemacht

Braten Sie in einem ausreichend großen Topf das Hackfleisch an und zerkrümeln Sie es dabei. Dann nehmen Sie das Fleisch heraus und braten die Zwiebeln und kurz danach den Knoblauch und die Paprika an.

Schieben Sie die Zwiebeln zur Seite und braten Sie das Tomatenmark ebenfalls an. Geben Sie das Fleisch zurück und dann löschen Sie mit den Tomaten ab und kochen den Bodensatz los. Jetzt kommen die Bohnen dazu und Sie können schon einmal würzen mit Zucker, Pfeffer, Salz, Paprikapulver und Cayenne-Pfeffer oder Chili-Flocken. Denken Sie daran, dass ggf. nicht jeder so scharf isst wie Sie, und würzen Sie daher nicht besonders scharf, es wäre schade, wenn die Mitesser das Chili nicht essen können, das ist Lebensmittel-Verschwendung.

Lassen Sie das Chili aufkochen, bis auch die großen Bohnen durcherhitzt sind und die Flüssigkeit etwas sämig wird. Jetzt erst kommt der Mais dazu, damit dieser knackig bleibt. Vor dem Servieren sollten Sie noch einmal abschmecken, meist fehlt Salz und Zucker.

Am Tisch kann sich jeder das Chili selber noch mit Chilisauce nachschärfen. Das ist besser, denn Schärfe rausnehmen geht nun einmal nicht.

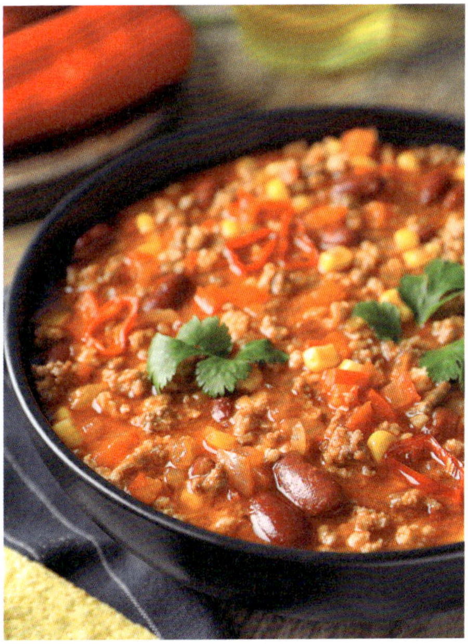

Chili

KARTOFFELSALAT

Ein guter Kartoffelsalat mit einem Rührei ist eine vollständige Mahlzeit, wenn Sie dann auch noch etwas Speck anbraten und in den Salat geben, werden Sie extra Fleisch fast nicht vermissen.

Zutaten für 4 Personen

1 kg Kartoffeln
1 Zwiebel
1 Liter Brühe oder nach Bedarf etwas Öl und Essig
1 EL Senf
Pfeffer und Salz
frische Kräuter nach Jahreszeit, z. B. Schnittlauch
angebratene Speckwürfel, wenn vorhanden

SO WIRD'S GEMACHT

Kochen Sie Pellkartoffeln aus einer festkochenden Sorte, pellen Sie diese möglichst heiß und geben Sie die in Scheiben geschnittenen Kartoffeln in eine Sauce.

Für die Sauce geben Sie heiße Brühe, fein geschnittene Zwiebelwürfel, Essig, Öl und Senf in eine Schüssel, mischen gut durch und schmecken mit Pfeffer, Salz und Zucker ab.

Mischen Sie die Kartoffelscheiben gut, aber vorsichtig unter. Denken Sie daran, dass die Kartoffeln viel von der Sauce aufsaugen und schütten Sie gegebenenfalls noch heiße Brühe nach.

Angebratene Speckwürfel oder Schnittlauchröllchen machen sich gut dazu. Der Salat sollte lauwarm gegessen werden. Sie sollten daher beim Schälen und Zubereiten keine Zeit verlieren.

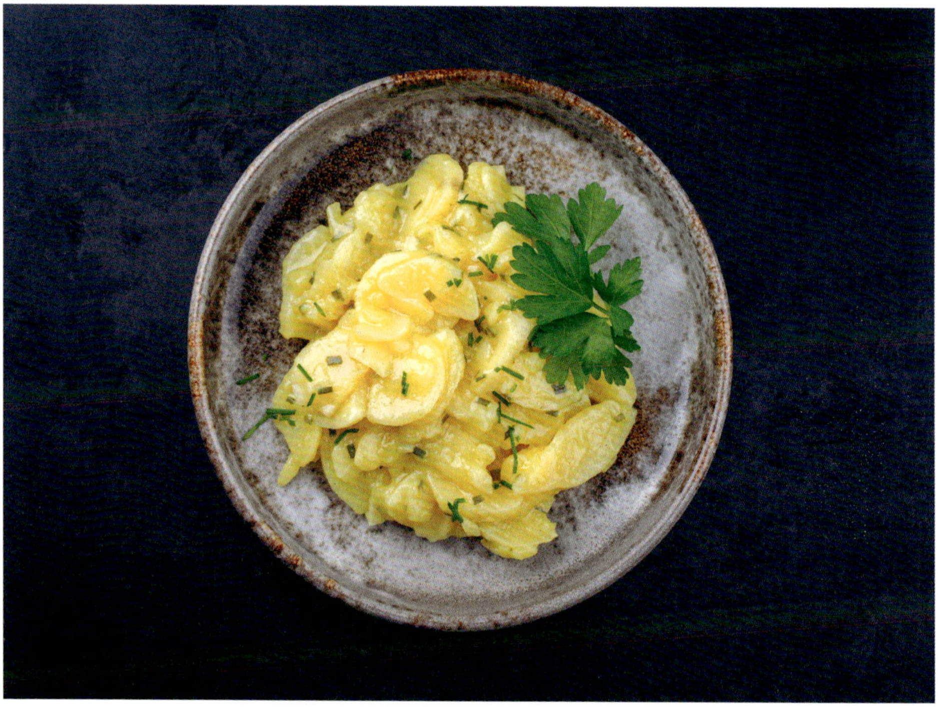

Kartoffelsalat

ERBSENSUPPE

Eine gute Erbsensuppe, besser Erbseneintopf, isst man mit der Gabel. Mit viel Fleisch und Würstchen drin, herzhaft abgeschmeckt mit angebratenen Zwiebeln, Speckwürfeln und viel Majoran. Sie können die Erbsensuppe aber auch ohne Fleisch zubereiten. Sie ist dadurch nicht unbedingt weniger gehaltvoll. Sie ist eine vollwertige Mahlzeit und lässt sich auch draußen im Stehen essen. Genau deshalb ist sie auch beim Militär oder auf der Jagd so beliebt.

Sie wärmt durch und nährt gewaltig. Sollte sie zu dickflüssig geworden sein, können Sie diese einfach mit Wasser wieder verdünnen. Erbsensuppe brennt leicht an, Sie müssen daher vorsichtig heizen und viel rühren.

Der Aufwand lohnt sich erst bei großen Mengen, daher ein Rezept für 10 Personen. Getrocknete Erbsen gehören auf jeden Fall in einen Notvorrat.

ZUTATEN FÜR 10 PERSONEN

750 g Erbsen (getrocknet), über Nacht eingeweicht, gelbe geschälte Erbsen werden viel schneller weich, sind aber etwas teurer
1 kg Schweinenacken, gewürfelt, oder Kasseler-Koteletts, aber auch Eisbein oder andere fette Stücke
250 g Rippenspeck
5 Zwiebeln, gewürfelt
2 Tassen Porree, in Ringe geschnitten
1 Tasse Sellerieknolle, gewürfelt
1 Tasse Karotten, in Scheiben geschnitten
Pfeffer und Salz
Majoran und scharfer Senf zum Abschmecken
etwas Fett zum Anbraten
5 Liter Wasser oder Brühe zum Aufgießen, evtl. mehr

So wird's gemacht

Erhitzen Sie im Topf das Fett und braten Sie den in Würfel geschnittenen Rippenspeck zusammen mit den gewürfelten Zwiebeln an.
Dann geben Sie den Porree, Sellerie, Karotten, das gewürfelte Fleisch und die Erbsen dazu und füllen mit 5 Liter Wasser

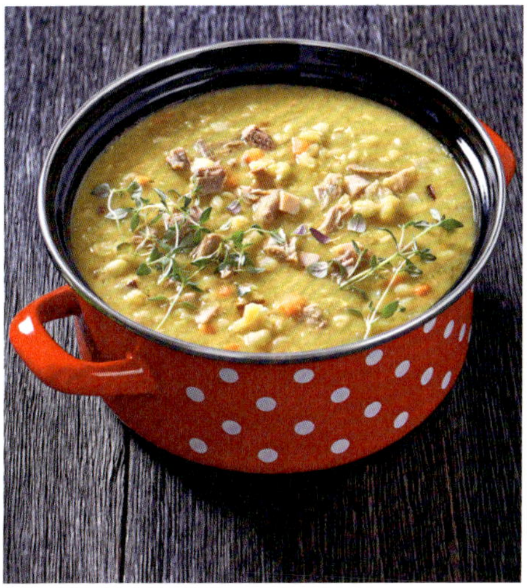

Erbsensuppe

oder Brühe auf. Die Suppe muss mindestens eine Stunde kochen, zwei Stunden schaden nicht.

Mit viel Majoran, Pfeffer und Salz abschmecken und noch eine Viertelstunde weiterkochen lassen.

Als Einlage passen Würstchen.
Diese Menge ergibt pro Person 700 ml, was sehr reichlich ist. Sie können die Suppe durchaus auch auf 15 Personen mit Wasser verlängern.

LINSENSUPPE

Von allen Hülsenfrüchten brauchen Linsen am wenigsten Kochzeit und eignen sich daher auch, wenn das Brennmaterial knapp ist. Linsensuppe wird meist süßsauer zubereitet.

Für die Linsensuppe brauchen Sie eine Grundlage aus guter Brühe oder Fleisch, es geht auch mit Knochenbrühe. Ideal ist Kassler, das dafür wie gemacht ist. Eine Linsensuppe schmeckt – wie alle Suppen aus Hülsenfrüchten – aufgewärmt noch besser. Sie sollten daher ruhig etwas mehr kochen und dann am zweiten Tag noch davon essen.

Wenn Sie sehr viel davon gekocht haben, dann sollten Sie aber ruhig einen Tag zwischendurch aussetzen und etwas anderes als Mittagessen vorsehen. So wird das Essen nicht ganz so eintönig.

Zutaten für 4–6 Personen:

500 g Linsen getrocknet gewogen und eingeweicht, oder zwei große Dosen
500 g Zwiebeln
500 g Kartoffeln (zum Strecken auch mehr)
500 g Suppengemüse (Lauch, Karotten, Sellerie)
100 g Speck
500 g Kassler
Mett-Enden (wenn vorhanden)
Wiener Würstchen (wenn vorhanden)
Pfeffer, Salz
Majoran, Thymian
Brühe zum Aufgießen
Fett zum Anbraten
Zucker und Essig zum Abschmecken

So wird's gemacht

Die Linsen müssen nicht vorab gewässert werden, allerdings verlängert sich dann die Kochzeit. Und Energie ist kostbar, also sollten Sie die Linsen in Wasser wenigstens 2 Stunden einweichen. Gießen Sie Wasser nach, wenn die Linsen alles aufgenommen haben. Hier ist es auch möglich Wasser zu sparen, indem Sie nicht zu viel an die Linsen gießen, sondern nur so viel, wie diese auch aufnehmen.

Braten Sie zunächst das Fleisch in einem Topf an und geben Sie dann die gewürfelten Zwiebeln und das andere Gemüse nach Verfügbarkeit und Saison dazu. Sie können auch das Fleisch weglassen und nur die Zwiebeln anbraten – mit Brühwürfeln, Maggi oder frischen Kräutern sollten Sie eine schmackhafte Suppe hinbekommen, auch wenn Fleisch knapp ist.

Die Kartoffeln sollten mehligkochende sein, weil sich diese schön auflösen und der Suppe eine sämige Konsistenz verleihen. Es geht aber auch mit festkochenden Kartoffeln, die sollten Sie allerdings in mundgerechte Stücke schneiden.

Abgeschmeckt wird die Suppe mit Zucker und Essig, sie sollte leicht süß-sauer schmecken. Wer es süßer oder saurer mag, der sollte am Tisch nachwürzen.
Vor dem Essen können sie eine fleischlose Variante durch angebratene Zwiebelwürfel oder auch Speckwürfel aufwerten. Vor dem Verzehr können Sie noch Würstchen aus Ihrem Vorrat in der Suppe warmmachen. Vergessen Sie nicht, das Wurstwasser mit in die Suppe zu gießen.

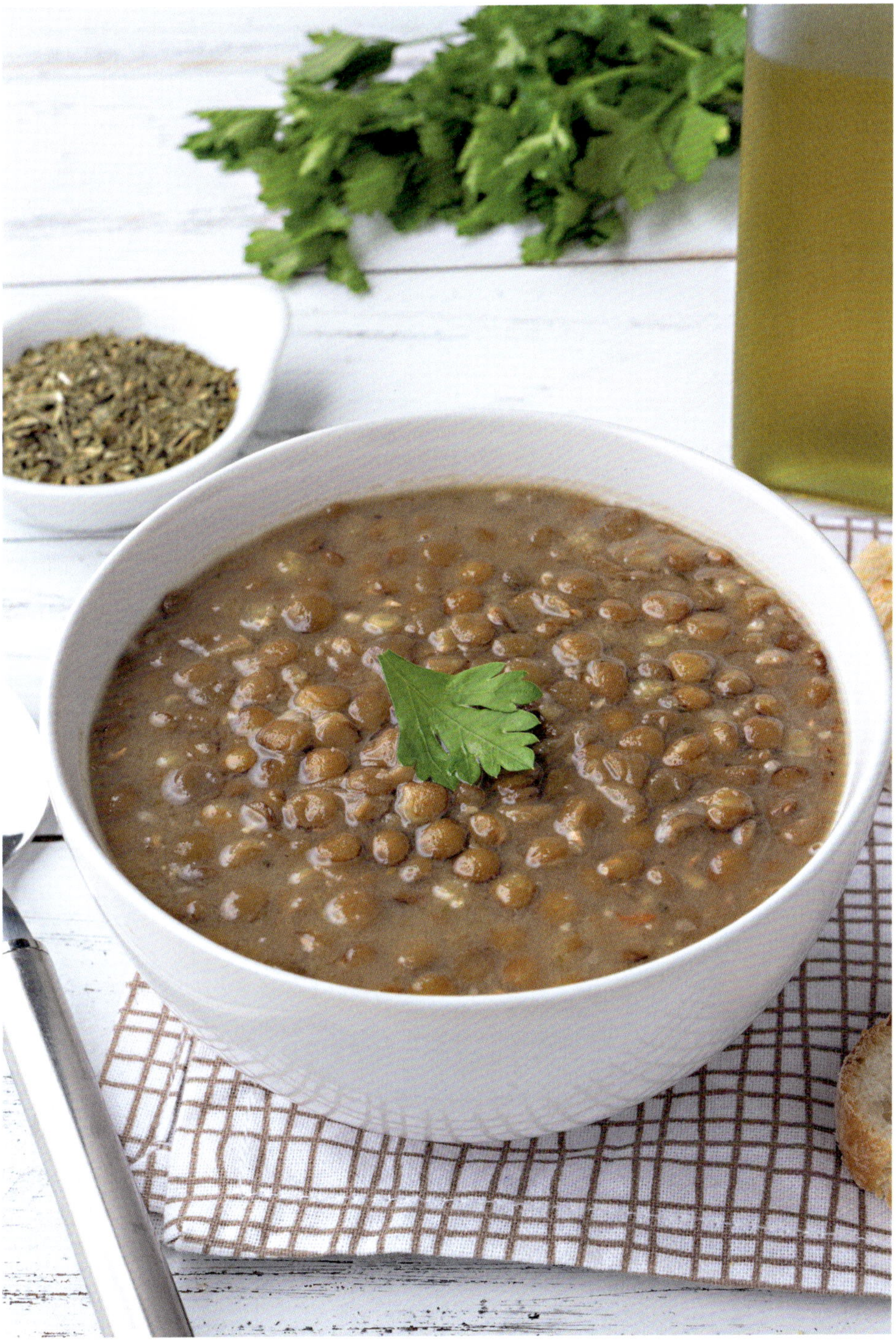

Linsensuppe

KARTOFFELAUFLAUF

Ein Auflauf oder noch besser ein Gratin veredelt die profanen Kartoffeln und macht sie zu einem Hauptgericht, sofern Sie noch etwas Fleisch dazugeben können– es geht auch Wurst oder Frühstücksfleisch.

Zutaten für 4 Personen

1 kg Kartoffeln geschält
2–3 große Zwiebeln
250 ml Sahne
500 ml Milch
100 g geriebenen Käse
Fleisch oder Bratenreste, wenn vorhanden

So wird's gemacht

Schälen Sie die Kartoffeln und die Zwiebeln, und schichten Sie alles in Scheiben geschnitten in eine Auflaufform – immer abwechselnd mit ein paar Zwiebelringen und Wurstscheiben oder Speckwürfeln. Würzen Sie jede Schicht mit Pfeffer, Salz und ggfs. Muskat. Dazu kommt Milch oder Sahne und geriebener Käse darüber. Backen Sie die Kartoffeln im Backofen etwa 45 Minuten, wobei Sie zunächst die Kartoffeln garen und zum Schluss den Käse gratinieren. Ob die Kartoffeln gar sind prüfen Sie, indem Sie mit einem Messer hineinstechen.

TIPP:

Bei diesem Gericht lassen sich hervorragend Bratenreste verwerten. Aber auch Brühwurstsorten wie Leberkäse, Jagd- oder Fleischwurst.

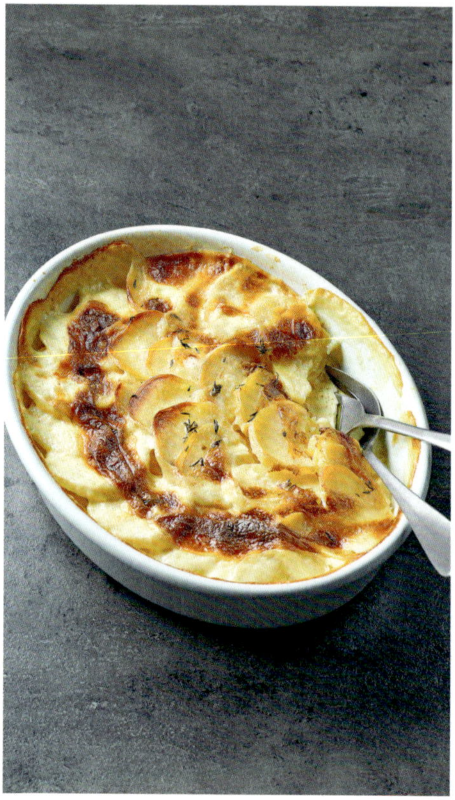

Kartoffelauflauf

REIBEKUCHEN ODER PUFFER

Puffer sind ein sehr beliebtes Kartoffelgericht. Leider benötigen Sie eine Menge Fett zum Braten, was in schweren Zeiten nicht immer zur Verfügung stehen wird. Auch ist es ein Gericht, bei dem man gerne mehr isst, als eigentlich gut ist. Bei einer Mangelversorgung können Sie jeden Puffer auf eine Scheibe Brot legen, denn dann ist das Gericht nicht ganz so fettig und sättigt schneller. Ob Sie den Puffer süß mit Apfelmus oder pikant mit einem Salat aus grünen Bohnen essen, entscheidet der persönliche Geschmack.

Zutaten für 4 Personen:
1 kg Kartoffeln, möglichst große
1 Zwiebel
1–2 Eier
1 EL Mehl
1 TL Salz
Öl oder Schmalz zum Braten

So wird's gemacht

Schälen Sie die Kartoffeln und reiben Sie diese in eine große Schüssel. Drücken Sie die Masse aus, um überschüssiges Wasser zu entfernen.

Reiben Sie anschließend die Zwiebel dazu, geben Sie das Mehl, das Salz und das Ei dazu und verrühren Sie es zu einer flüssigen Masse.

In der Pfanne lassen Sie Schmalz oder Öl heiß werden und geben Kleckse von der Kartoffelmasse hinein. Sobald sie unten braun und knusprig sind, drehen Sie den Puffer um. Die erste Ladung wird meist nichts, aber dann geht es Schlag auf Schlag.

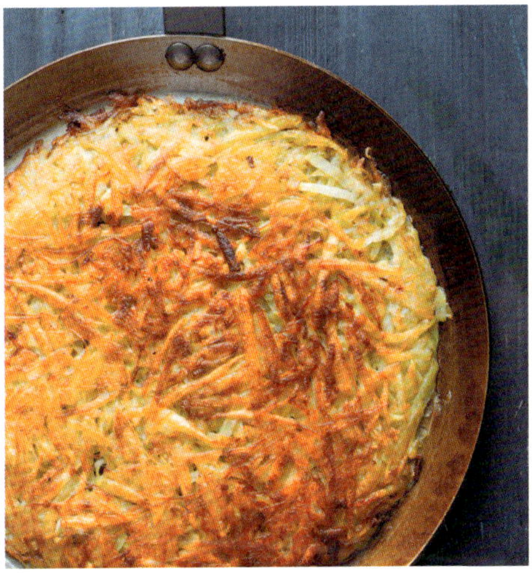

Reibekuchen/Puffer

APFELMUS SELBST MACHEN

Zur Zeit der ersten Äpfel sollten Sie diese nicht nur so verzehren, sondern den Überschuss als Apfelkuchen backen oder als Apfelmus zubereiten. Gerade beim Apfelmus können Sie bei den eher geschmacklich flachen Augustäpfeln mit Zucker und Gewürzen nachsteuern.

Zutaten für 4 Portionen
1 kg Äpfel
100 g Zucker
Wasser zum Kochen
½ TL gemahlene Nelken
½ TL gemahlener Zimt

So wird's gemacht

Für Apfelmus schälen und entkernen Sie die Äpfel und setzen sie mit etwas Wasser auf niedrige Hitze und kochen sie langsam weich, bis sie zerfallen. Wenn Sie die Äpfel mit Schale kochen, dann hilft ein Stabmixer, damit die Schale auch gut zerkleinert wird. Geben Sie Zucker oder selbst gepressten Apfelsaft dazu und schmecken Sie mit Zimt oder Nelken ab. Sie können das Apfelmus in eine Schale füllen und sofort essen, oder kochend heiß in sterilisierte Weck-Gläser füllen und mit Gummiring und Deckel sowie den Klammern verschließen.

Am nächsten Tag, nach dem Auskühlen, entfernen Sie die Klammern und prüfen, ob die Deckel durch das sich bildende Vakuum sicher verschlossen sind.

Durch den konzentrierten Zuckeranteil und bei sauberem Arbeiten ist ein zusätzliches Einkochen nicht notwendig. Wer das trotzdem zur Sicherheit möchte, der kocht bei 90 °C für 30 Minuten ein.

HAFERSCHLEIMSUPPE

Hafer ist unheimlich vielseitig zuzubereiten. Neben Suppen und Breien sind auch Kekse oder andere Gebäcke möglich. Ein typisches Frühstück in den bäuerlichen Haushalten war Haferbrei, der aus Hafergrütze, gekocht in Wasser, besteht.

Für die Kinder wurde die Grütze in Milch gekocht und gezuckert, für die Erwachsenen nur mit Wasser und einer Prise Salz. Das sättigt, ist billig und hält lange vor.

Die Haferflocken, die aus geschälten und gequetschten Körnern bestehen, lassen sich auch als Müsli roh verzehren. Aus den Haferflocken können Sie auch eine Hafersuppe kochen – diese ist auch Schonkost. Noch schonender ist sie, wenn Sie die Suppe durch ein Sieb abgießen und nur den Haferschleim trinken. Gerade wenn es darum geht, Menschen, die längere Zeit gehungert haben, wieder aufzupäppeln, dann ist Haferschleim besser als eine fette Erbsensuppe.

ZUTATEN FÜR EINE PERSON ALS SCHONKOST

250 ml Wasser oder Milch
2 EL Haferflocken
1 Prise Salz
1 EL Zucker
Dosenmilch

So wird's gemacht

Geben Sie die Zutaten in die kalte Milch oder Wasser und lassen Sie die Suppe langsam warm werden und einmal aufkochen – fertig! Denken Sie daran, gut zu rühren, denn wenn die Suppe andickt brennt sie gerne an.

Zum Essen geben Sie etwas Dosenmilch – auch gerne die gesüßte – dazu oder Rübensaft, Ahonrsirup, Apfelmus, Marmelade o. Ä.

Abwandlung:

Für Kinder werden die Haferflocken auch mit Milch gekocht. Etwas Butter darauf und Nüsse und einen Apfel dazu und es ist eine vollwertige Mahlzeit, die alles enthält, was der Mensch braucht.

TIPP:

Verwenden Sie sogenannte Schmelzflocken, die lösen sich komplett auf.

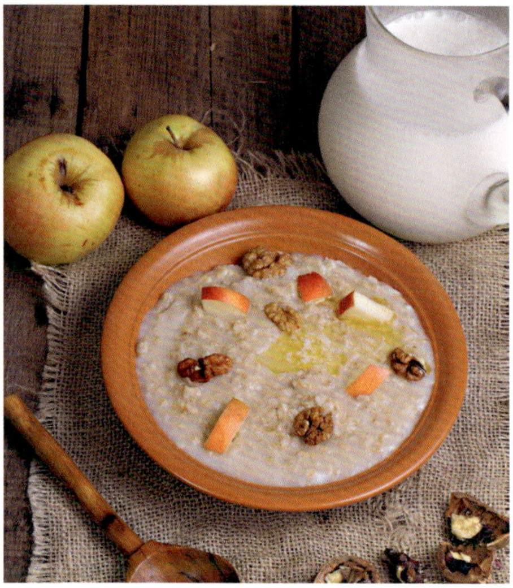

Haferscheimsuppe

SHEPHERDS PIE

Wenn Sie aus „Wenig" „Viel" machen müssen, dann bieten alte Rezepte meist das Gesuchte. Bei der „Shepherds Pie" handelt es sich um einen Auflauf, der mit Kartoffelpüree abgedeckt wird.

Zutaten für 4 Personen

Kartoffelpüree aus der Tüte (3 Portionen) oder eine gleiche Menge übrig gebliebener Brei, geht auch mit Polenta
500 g Hackfleisch
1 Dose Erbsen und Karotten oder frische Karotten und Erbsen
1 Zwiebel
Pfeffer und Salz
Fett zum Braten
Butter für Butterflocken
100 g geriebenen Käse zum Überbacken

So wird's gemacht

Als Grundlage braten Sie Hackfleisch mit Zwiebeln an.

Würzen Sie herzhaft mit Pfeffer und Salz und geben Sie die Masse zusammen mit den Erbsen und Karotten in eine Auflaufform.

Streichen Sie den Kartoffelbrei über das angebratene Fleisch und Gemüse.
Auf die Oberfläche sollten Sie Butterflocken legen und Käse darüberreiben.
Im Backofen ist die Pie nach einer ½ Stunde gut gebräunt und durcherhitzt.

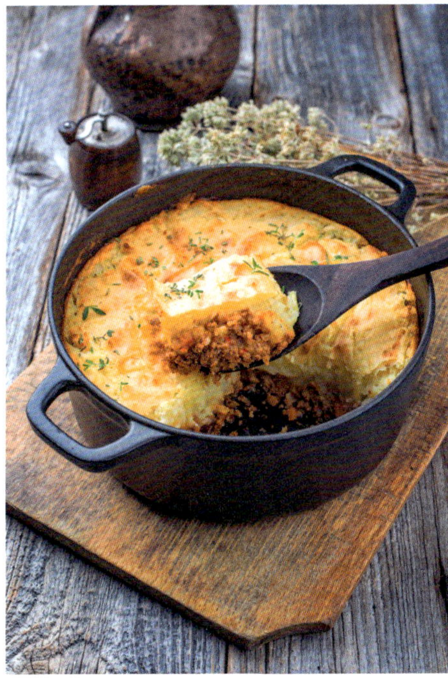

Shepherds Pie

WISSEN:

Sie können als Fleisch auch Wurstreste oder Schmalzfleisch aus Dosen verwenden. Bei Erbsen und Karotten können Sie auch auf Dosen zurückgreifen. Statt des Kartoffelpürees können Sie auch übriggebliebene Polenta oder anderen Maisbrei verwenden – was eben da ist.

SAUER EINGELEGTES GEMÜSE

Eine gute und billige Möglichkeit knackiges Gemüse zu konservieren und auch geschmacklich aufzuwerten ist das saure Einlegen, ähnlich wie Mixed Pickles. Diese isst man beispielsweise zum Abendbrot, wenn es kaltes Brot und Aufschnitt gibt. Es ist denkbar einfach und benötigt kein Kochen. Allerdings Essig oder Gurkenaufguss, und genau deswegen sind diese auch Teil meines Krisenvorrats.

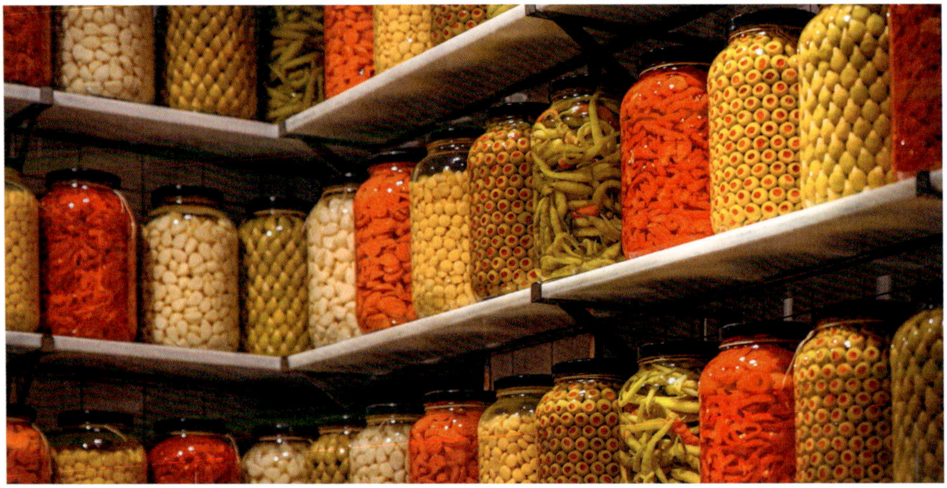

Man kann nie zuviel eingelegtes Gemüse im Haus haben

Zutaten

Gemüse wie Zwiebeln, Weißkohl, Gurken, Paprika, Blumenkohl, Zucchini
Salz
Zucker
Chilipaste
Gurkenaufguß

So wird's gemacht

Nehmen Sie Gemüse wie Zwiebeln, Weißkohl, Gurken, Paprika, Blumenkohl, Zucchini und was der Garten so hergibt. Dieses schneiden Sie in mundgerechte Stücke, den Blumenkohl brechen Sie in pflaumengroße Röschen, und geben alles in eine große Schüssel.
Dort salzen Sie das Gemüse kräftig und reiben es mit einer Chili-Paste wie Sambal Olek oder Harissa ein. Sie können aber auch gemahlene Chilis dazugeben. Wer es süßsauer mag, der gibt noch Zucker dazu. So durchgemischt geben Sie das Gemüse in ein Gefäß, ein Gärgefäß mit Deckel mit Wasserrinne ist ideal, es geht aber auch in einem verschließbaren Plastikeimer.

Jetzt füllen Sie mit Kräuteressig, Apfelessig oder Gurkenaufguss auf. Wenn Sie nur Essig-Essenz eingelagert haben, dann verdünnen Sie diese auf etwa 5–7 % Säure. Der Aufguss muss über dem Gemüse stehen.

Das Gemüse ist nach ein bis zwei Tagen verzehrfertig, da es nicht vergärt oder fermentiert, sondern nur vom Essig durchdrungen wird. Im dunklen kühlen Keller hält es sich einige Wochen. Sie können auch immer nur so viel entnehmen, wie Sie für eine Mahlzeit brauchen.

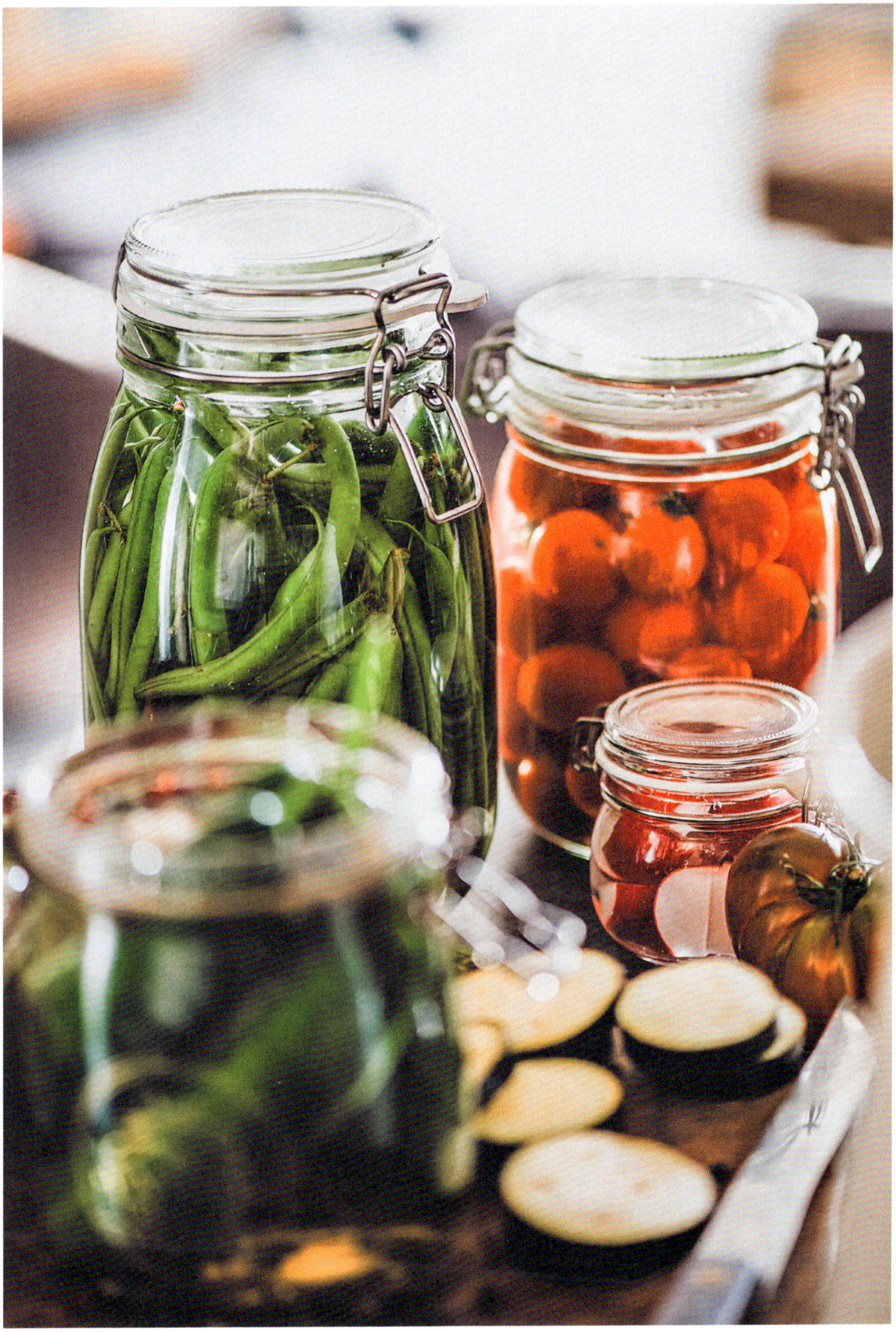

Sauer eingelegtes Gemüse

BOHNEN MIT SPECK À LA BUD SPENCER

Die Völlereien der beiden Filmhelden sind legendär, und Bohnen direkt aus der Pfanne sind dabei der Hit. Nun gibt es kein Original-Rezept, aber so bereite ich die Bohnen immer zu, wenn es mal schnell gehen muss: Es ist auch ein Rezept, das beginnen könnte mit „Man nehme, was man hat". Ich bevorzuge zunächst eine Dose Baked Beans.

Dazu eine zweite Dose, damit die Menge passt, ich nehme Chili-Bohnen. Wer lieber Kidney-Bohnen mag, der muss diese in einem Sieb abspülen, um die schleimige Sauce zu entfernen.

Dann gehört da noch eine Dose Tomaten rein, bei Chilibohnen ist das nicht notwendig, da diese mit Sauce verwendet werden.

Beim Speck sind Sie auch flexibel, wenn Sie welchen haben, dann verwenden Sie ihn, wenn nicht, auch nicht schlimm, dasselbe gilt für Cabanossi.

Zutaten für 2 Portionen

1 kleine Dose Tomaten
1 kleine Dose Baked Beans
1 kleine Dose Kidney-Bohnen (oder Chili-Bohnen, dann kann die Dose Tomaten entfallen)
Knoblauch, Zwiebel, Speck, Cabanossi wenn vorhanden
Pfeffer, Salz, Chili, Thymian, Paprika, etwas Zucker
Fett zum Anbraten

So wird's gemacht

Geben Sie den gewürfelten Speck und die in Scheiben geschnittene Cabanossi in eine große Pfanne und braten Sie diese zusammen mit der gewürfelten Zwiebel an. Dann geben Sie die Dosen dazu und würzen.

Kurz aufkochen und zur Not noch etwas köcheln lassen, das wars.

Dazu passt am besten ein 1.400 Gramm T-Bone Steak, aber es tut auch eine trockene Scheibe Brot.

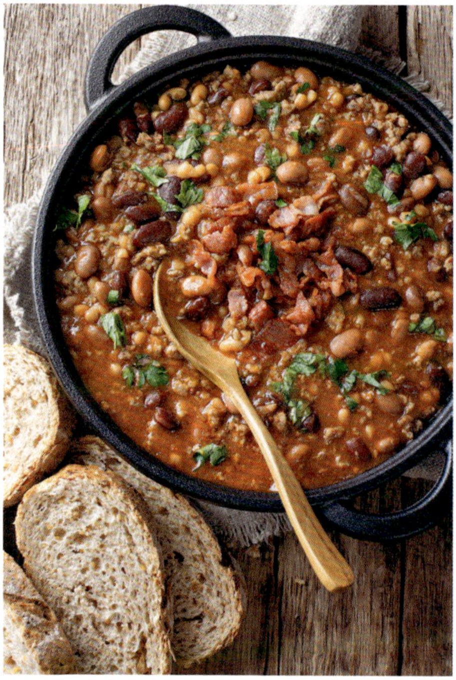

Bohnen mit Speck à la Bud Spencer

BRATKARTOFFELN AUS GEKOCHTEN KARTOFFELN

Bratkartoffeln sind ein typisches Abendessen, wenn es Kartoffeln zum Mittag gab. Hier können Sie wieder die Fantasie spielen lassen und jede Art von Fett zum Braten verwenden.

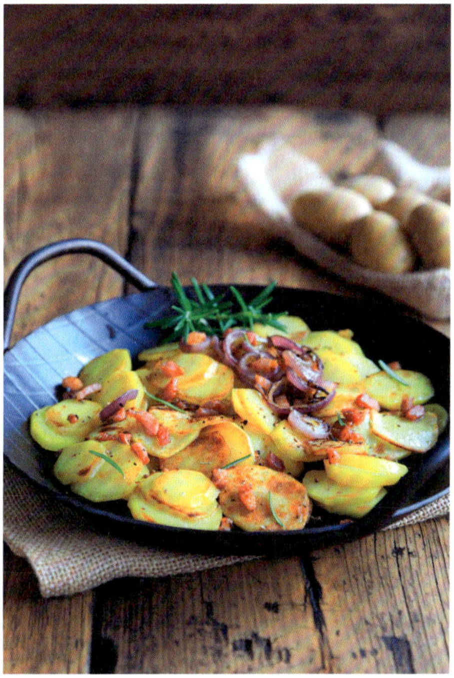

Bratkartoffeln

Nicht nur Öl, sondern auch Schmalz, ausgelassenes Fett oder angebratenen Speck. Früher, als es noch Hausschlachtungen gab, wurde am nächsten Tag das Fett von der Schlachtebrühe abgeschöpft und unter anderem für Bratkartoffeln verwendet. Ganz ohne Fett geht es auch, dann verwenden Sie eine halbe Tasse kalten schwarzen Kaffee, der beim Bräunen hilft: Geben Sie den Kaffee in die Pfanne, dann die Kartoffelscheiben dazu, und erhitzen Sie langsam. Wenn das Wasser verdampft ist, vorsichtig die Scheiben weiter bräunen.

Eine Zwiebel bringt zusätzlich Geschmack. Bratkartoffeln mit Speck und Zwiebeln sind nicht nur einfach zuzubereiten, sie sorgen auch dafür, dass das ganze Haus nach Essen riecht. Der wenige Speck reicht so länger, und gibt dem ganzen Gericht einen „fleischigen" Geschmack, die Zwiebeln bringen zusätzlich Geschmack an die Speise.

Zutaten für 4 Personen

1 kg gekochte Kartoffeln
1 Zwiebel
100 g Speck
Fett zum Braten
Pfeffer und Salz

So wird's gemacht

Die Pellkartoffeln, am besten vom Vortag, schneiden Sie nach dem Pellen in Scheiben und legen diese schön flach in eine große, schwere Pfanne. Besonders knusprig werden sie, wenn Sie jede einzelne Scheibe vorsichtig umdrehen.

Bratkartoffeln aus Pellkartoffeln saugen sehr viel Fett auf, sollten Sie nur wenig Fett zur Verfügung haben, dann nutzen Sie statt der guten alten Eisenpfanne lieber eine beschichtete, denn damit brauchen Sie weniger Fett.

Kurz bevor die Kartoffeln fertig sind, geben Sie die Speckwürfel und etwas später die kleingehackten Zwiebeln dazu und würzen kräftig mit Pfeffer und Salz. Das sind Bratkartoffeln, wie sie in kaum einem Lokal zu bekommen sind. Sie können die Kartoffeln mit Schnittlauch aufpeppen, oder einige Tomaten mit dazugeben.

NO-KNEAD-BREAD

Weizenmehl ist an sich für ein herzhaftes Brot nicht geeignet. Weitaus unproblematischer ist es, der Hefe die Arbeit zu überlassen, und dem Teig wesentlich mehr Zeit zu geben, sich zu entwickeln. Aus diesen Überlegungen heraus ist das No-Knead-Bread entstanden, ein Brot, das nicht geknetet werden muss.

Der Trick daran ist, dass mit wenig Hefe und einer langen Teigführung gearbeitet wird. Der Teig wird dazu mit der Hälfte der üblichen Hefemenge angesetzt, und er wird besonders flüssig gemacht und nur so weit durchgerührt, bis die Mehlnester verschwunden sind. Dann steht der Teig über Nacht im Kühlschrank.

Dieses Brot ist nicht nur herzhaft und hat kaum Hefe-Geschmack, es sättigt auch besonders gut und hält sich etliche Tage.

Zutaten

800 g Mehl Type 550
650 ml Wasser
¼ Würfel frische Hefe oder ½ Päckchen Trockenhefe
1 TL Zucker
1 EL Salz

So wird's gemacht

Mischen Sie das Salz unter das Mehl und lösen Sie die Hefe mit dem Zucker in etwas Wasser auf (Teile des abgemessenen Wassers verwenden). Dann alles in einer großen Schüssel mit einer Teigkarte/Schlesinger/Rührer oder mit der Hand durchrühren, bis keine Mehlnester mehr sichtbar sind.

Den Teig abgedeckt in den Kühlschrank stellen und dort über Nacht, mindestens zwölf Stunden stehen lassen.

Vor dem Backen legen Sie den portionierten Teig vor sich auf die bemehlte Arbeitsfläche. Nehmen Sie eine Seite des recht flüssigen Teiges und falten Sie diese über die andere, beispielsweise von unten nach oben. Dann drehen Sie den Teig um 90°, ziehen den Teig wieder aus und falten ihn erneut. Dann wieder um 90° drehen, falten, und noch mal. Nach insgesamt vier Faltungen ist der Teig fertig und er kann mit der Naht nach unten entweder in einem Topf oder frei geschoben werden.

Zum Backen im Topf heizen Sie einen Gusseisentopf im Backofen auf 250 °C vor, geben den Teig in den Topf, decken den Deckel drauf und backen das Brot etwa 90 Minuten.

Beim frei auf den Boden des Steinbackofens gelegten Brot – man nennt das auch frei geschoben – brauchen Sie eine Hitze von 280 °C, die dann kontinuierlich fällt. Die Brote gehen sehr hoch auf, so dass flache Fladen oder Baguettes besser geeignet sind als hohe, runde Formen. Ritzen Sie mit einem scharfen Messer die Oberfläche an, damit das Brot gut aufgehen kann, schießen Sie die Laibe schnell ein und lassen Sie die Brote bei geschlossener Tür solange backen, bis es vor dem Ofen nach Brot duftet.

Sobald das Brot fertig ist, zieht sich der Rand am Boden zurück, das Brot klingt hohl, wenn man auf den Boden klopft, und die Kerntemperatur liegt bei über 95 °C. Holen Sie das Brot aus dem Ofen und lassen Sie es auf einem Gitter abkühlen.

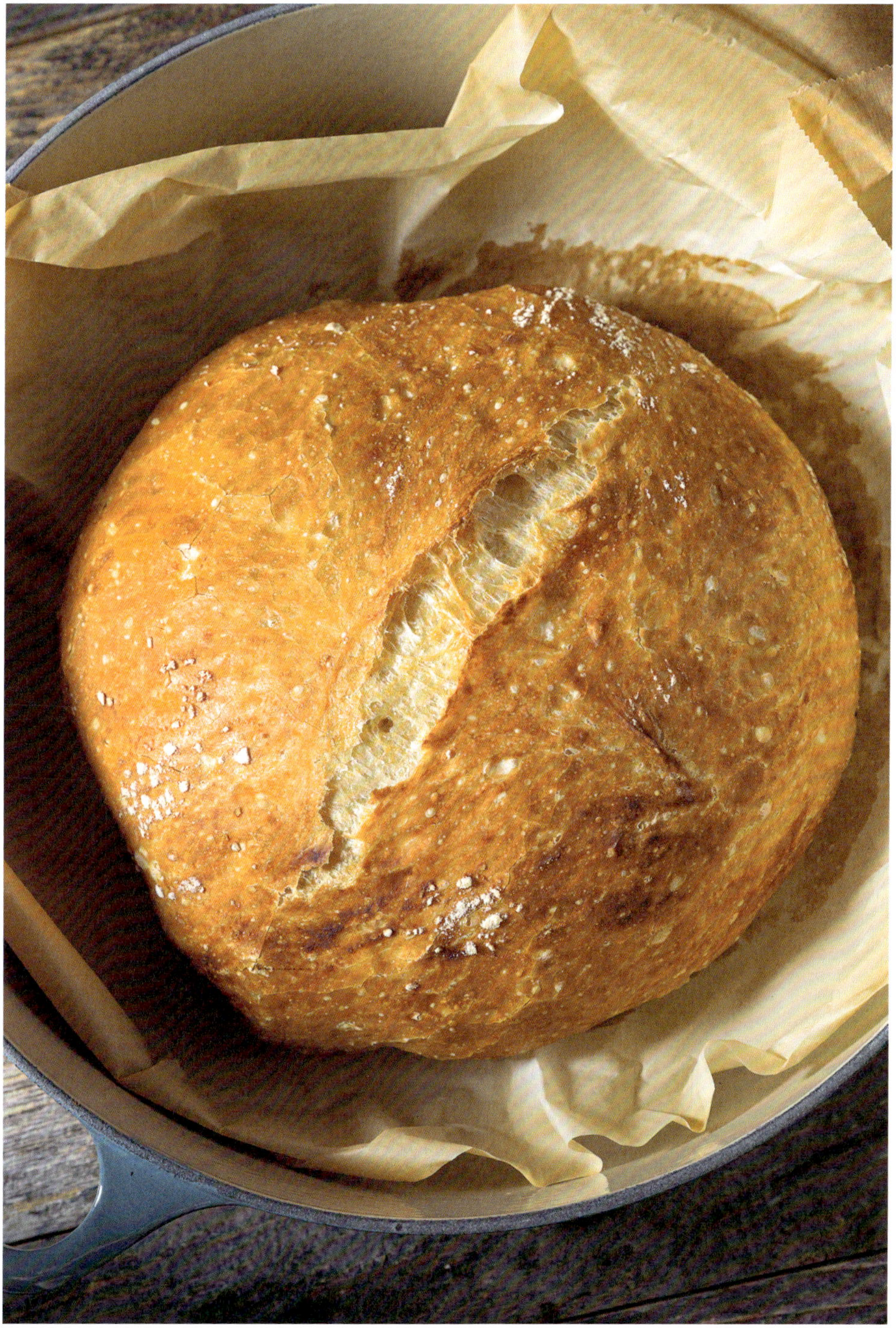

No-Knead-Bread

FLADENBROT

Mehl ist ein typischer „Panik-Kauf“ von unvorbereiteten Menschen. Was macht man aus dem Mehl, wenn man vom Backen eigentlich nicht viel Ahnung hat, aber doch so etwas wie Brot haben möchte? Genau: Fladenbrot. Für die Waldläufer bedeutet das Bannock, das Brot der Wildnis. Das Rezept ist recht einfach, Sie brauchen nur Mehl, Backpulver, Salz, Fett und Wasser.

ZUTATEN FÜR 5–6 STÜCK

500 g Mehl
300 ml Wasser
1 Pkt. Backpulver
1 TL Salz
1 EL Fett (Schmalz, Butter, Öl, was eben da ist)

So wird's gemacht

Zunächst mischen Sie das Mehl mit dem Backpulver und dem Salz und geben dann das Fett dazu. Mischen Sie mit den Händen das Fett unter, so dass das Mehl wieder eine einheitliche „Körnung“ annimmt. Das Fett sollte sehr gleichmäßig verteilt sein.

Dann geben Sie nach und nach das Wasser dazu. Es sollten etwa 300 ml sein, halten Sie aber mehr vor, um die Konsistenz vom Teig einzustellen. Sie können auch eine Flasche Bier nehmen. Kneten Sie den Teig ausgiebig, damit sich alle Mehlnester auflösen und ein geschmeidiger Teig entsteht.

Durch das Kneten wird der Kleber im Weizenmehl aufgeschlossen. Das Ergebnis sollte ein geschmeidiger Teig sein. Wenn Sie mit dem Finger ein Loch hineindrücken, dann sollte der Teig etwas zurückfedern. Das ist schlecht zu beschreiben, aber wenn der Teig eine gleichmäßige geschmeidige Struktur angenommen hat und keine Krümel mehr zu sehen sind, dann sollte es passen. Ist der Teig zu trocken, dann geben Sie noch Wasser dazu. Arbeiten Sie von trocken zu feucht. Es ist leichter Wasser unterzukneten als bei einem zu feuchten Teig weiteres Mehl. Teilen Sie Stücke von der Größe eines Hühnereis ab und rollen Sie diese auf etwa 15 cm aus, das ist die Größe eines Geo-Dreiecks.

Der Fladen wird dann in einer nicht zu heißen Pfanne mit etwas Fett von beiden Seiten gebacken, bis er etwas aufgegangen ist, goldgelb mit einigen schwarzen Stellen. Dann drehen Sie den Fladen und backen auch die andere Seite. Der Fladen darf nicht zu dick sein, sonst können Sie ihn nicht in der Pfanne ausbacken.

Sie können das Fladenbrot mit allen möglichen Dingen anreichern: angebratene Zwiebeln oder Speckwürfel, Früchte, Gewürze etc.

Bannock schmeckt am besten warm aus der Pfanne und wird niemals geschnitten, sondern immer gebrochen, sonst bringt das Unglück. Wenn es sein muss können Sie die Fladen direkt auf der Glut eines Lagerfeuers backen. Ziehen Sie dazu eine Schicht Kohlen aus dem Feuer und legen Sie die gut mit Mehl bestäubten Fladen direkt auf die Glut. Es kann sein, dass er sich dabei aufbläht, das schadet nicht.

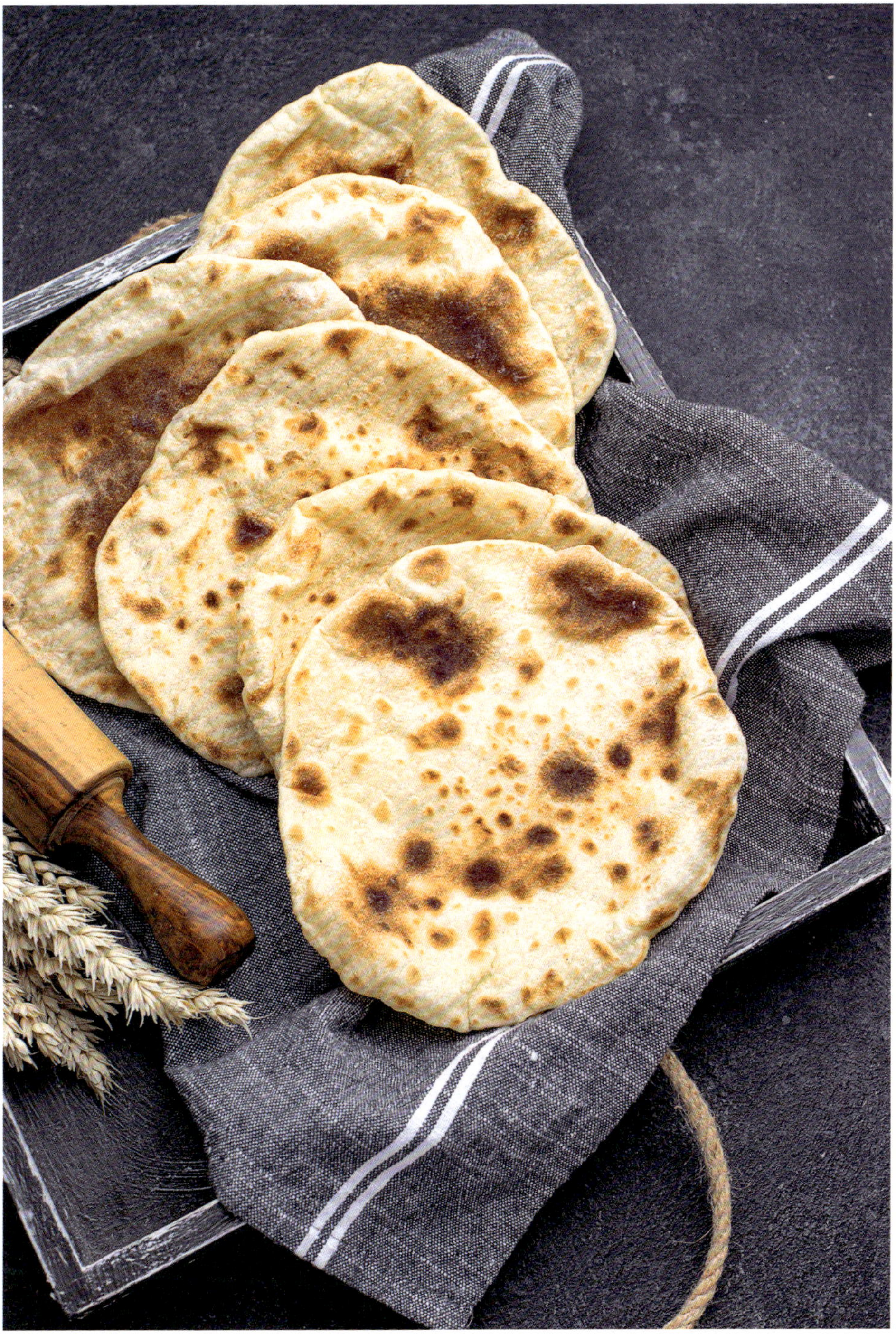

Fladenbrot

PIZZA

Aus dem Mehl können Sie auch Pizza backen, wobei eigentlich echtes Pizzamehl oder Mehl der Type 550 besser geeignet ist. Es geht aber auch mit normalem Mehl Typ 405.

Zutaten für 4–6 Pizzen

500 g Mehl Type 550, geht aber auch mit Typ 405
300 ml warmes Wasser
1 Pkt. Trockenhefe
1 TL Salz
2 EL Öl
1 TL Zucker

Belag nach Geschmack

1 Dose Pizzasauce
200 g Käse
200 g Salamischeiben
1 Dose Thunfisch
Zwiebel
Pizzagewürz

So wird's gemacht

Mischen Sie zunächst alle trockenen Zutaten und das Öl, dann geben Sie das handwarme Wasser dazu und kneten, bis sich der Teig von der Schüssel löst. Nehmen Sie den Klumpen aus der Schüssel und kneten Sie auf einem Tisch weiter, bis der Teig geschmeidig ist und keine Krümel mehr zu sehen sind.

Geben Sie den Teig zurück in die Schüssel, bedecken Sie die Schüssel mit einem feuchten Tuch und lassen Sie den Teig gehen, bis er sich verdoppelt hat, das dauert je nach Temperatur 30–60 Minuten. Dann nehmen Sie den Teig aus der Schüssel, kneten diesen noch einmal kurz durch und teilen ihn in hühnereigroße Stücke, die Sie dann ausrollen und belegen. Sie können aber auch die Menge Teig auf ein normales Backblech geben und dort ausrollen.

Belegen Sie den Teig mit Tomatensauce, Käse, Salami und was der Vorrat noch so hergibt. Thunfisch zum Beispiel oder Zwiebeln. Das Backen hängt davon ab, was Ihnen zur Verfügung steht. Sei es der normale Elektroherd, sei es der Gasgrill oder ein Dutch Oven. Wenn der Boden durchgebacken und der Käse zerlaufen ist, die Zwiebeln die ersten schwarzen Spitzen zeigen und bei sehr heißen Öfen der Teig die ersten Blasen wirft, ist die Pizza fertig.

HEFE-WASSER:

Sollten neben Mehl auch sämtliche Backprodukte wie Frisch- oder Trockenhefe ausverkauft sein, dann gilt es nicht zu verzweifeln. Hefe können Sie ganz einfach selbst ansetzen.

Sie brauchen 100 ml Bier (vorzugsweise den Rest mit der Hefe aus der Weizenbier-Flasche), 1 TL Zucker und 1 EL Mehl. Vermischen Sie alles und lassen Sie es an einem warmen Ort über Nacht stehen. Dann fügen Sie dem Mehl das im Rezept angegebene Wasser zu, es entspricht etwa einem Würfel frischer Hefe oder einer Tüte Trockenhefe, reicht also für 500 g Mehl. Die Flüssigkeit müssen Sie bei der Wasserzugabe natürlich abziehen.

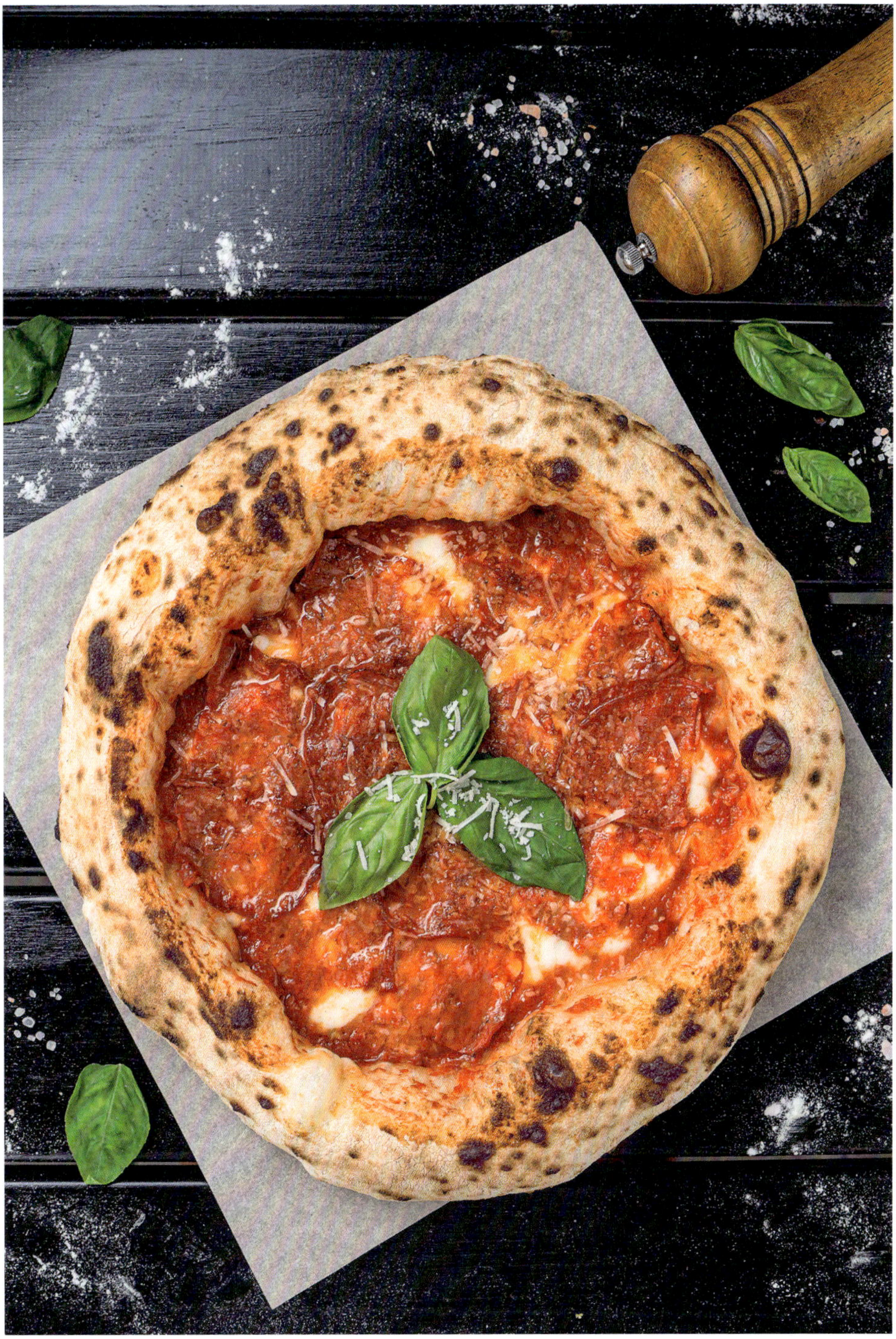

Pizza

SOLEIER

Früher waren Soleier in jeder Kneipe als Imbiss üblich. Meist stand ein großes Glas auf dem Tresen und daneben unter einer schon leicht milchig gewordenen Plastikhaube, der Abdeckung für einen Tortenteller, ein Stapel Frikadellen. Soleier sind eine gute, bewährte und vor allem leckere Möglichkeit, gekochte Eier lange aufzubewahren.

Soleier sind ein toller Snack für zwischendurch und lassen sich gut transportieren und in einem Lunch-Paket packen. Klassisch werden die Soleier aber zum Bier gegessen. Das wird von den alten Kneipengängern auch gerne zelebriert. Dazu wird das Ei gepellt und längs halbiert. Dann entnimmt man das Eigelb und füllt in die Mulde einen Spritzer Öl, Essig, nach Geschmack, Maggi- oder Worcestershiresauce, Pfeffer und Senf. Dann kommt das Eigelb wieder zurück. Gegessen wird das halbe Ei mit einem Bissen.

Zutaten für 10 Eier

1 Liter Wasser
100 ml Essig
50 g Salz
1 Zwiebel grob geschnitten mit der Schale (für die Farbe)
Lorbeer
Pfeffer
Piment
Thymian
Chili, wer mag

SO WIRD'S GEMACHT

Legen Sie die rohen Eier in einen Topf, füllen Sie ihn mit Wasser auf und erhitzen Sie es, bis es kocht. Lassen Sie die Eier noch 15 Minuten kochen, damit sie auch wirklich hart sind.

Gießen Sie das Wasser ab und schrecken Sie die Eier in kaltem Wasser ab, dann lassen sie sich später besser pellen.

Schlagen Sie die Schale der Eier rundum etwas an, damit später die Salzlösung besser eindringen kann. Schichten Sie die Eier in ein Glas- oder Steingutgefäß, das Sie dicht verschließen können. Ein Einkochglas mit angelenktem Deckel mit Schnappverschluss und Gummidichtung ist ideal.

Jetzt kochen Sie die Lake. Wenn das Gefäß 3 Liter fasst, dann kochen Sie auch 3 Liter Lake. Besser etwas Lake weggießen, als zu wenig zu haben. Dazu geben Sie das Wasser in einen Topf, geben die Zutaten für die Lake dazu und kochen alles einmal auf und lassen es noch fünf Minuten sprudelnd kochen.

Sobald die Lake etwas abgekühlt ist, gießen Sie diese über die Eier in das Glas und verschließen es. Die Eier müssen mindestens drei Tage durchziehen. Dann können Sie die ersten Eier entnehmen. Nutzen Sie dafür immer einen sauberen Löffel, um die Lake nicht zu kontaminieren. So halten sich die Eier locker drei bis sechs Wochen. Je seltener Sie das Glas öffnen, desto länger halten sich die Eier.

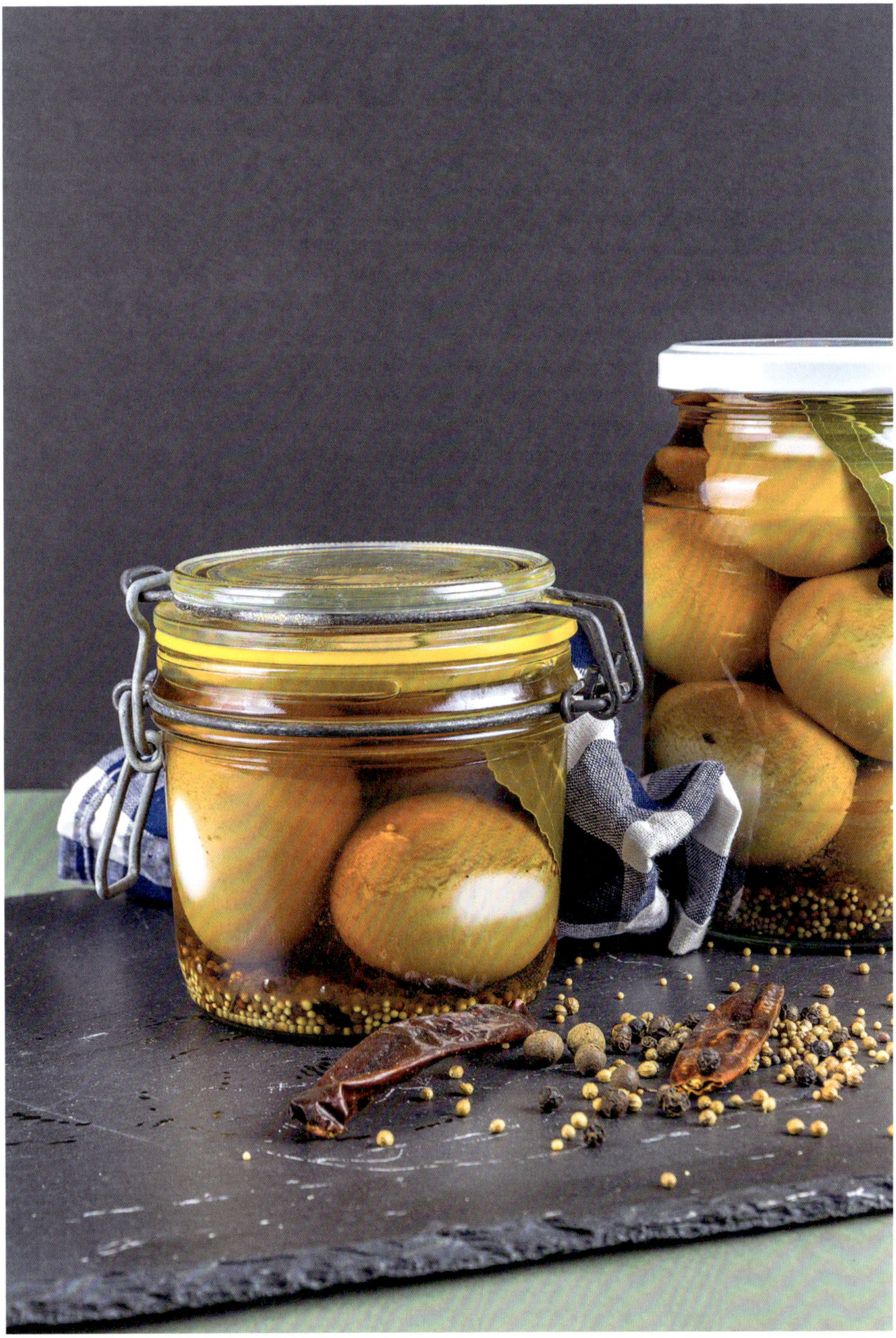

Soleier

CHECKLISTE FÜR DIE KRISENVORSORGE

MACHEN SIE SICH VON IHRER ARBEIT UNABHÄNGIGER

Für viele Menschen ist die abhängige Beschäftigung das einzige Mittel, um den Lebensunterhalt zu bestreiten. Sollte der Arbeitsplatz wegfallen, stürzt der komplette Lebensentwurf in sich zusammen. Jeder versichert sich gegen Arbeitslosigkeit, und das mit einem sehr großen Geldbetrag für die Arbeitslosenversicherung. Wenn die Arbeitslosigkeit ein so gefährlicher Gegner ist, dann ist es erstaunlich, dass kaum ein Mensch ein „Backup" hat. Entweder eine alternative Einnahmequelle (Mieten, Nebenjob), die man bei Bedarf ausbauen kann (bei Arbeitslosigkeit hat man ja auch mehr Zeit!), oder einen Vorrat an Geld, der mindestens drei Monatseinnahmen entspricht und bar im Schrank liegt – nicht auf der Bank oder in Fonds oder ähnlichem.

Eine neue Tätigkeit oder eine Selbständigkeit braucht Zeit für den Aufbau, und wer von heute auf morgen umschwenken muss, der hat erst einmal eine Durststrecke zu überwinden, aber wer jetzt anfängt, der kann in einem Jahr nebenberuflich schon einiges auf die Beine stellen, und kann dann schneller im Fall der Fälle von der neuen Tätigkeit leben.

BAUEN SIE IHRE SCHULDEN AB

Schulden sind generell etwas Negatives, auch wenn uns immer wieder vorgebetet wird, es sei nicht so. Durch das Schuldenmachen wird Konsum vorgezogen, und meist auch mehr konsumiert, als man eigentlich konsumieren würde, wenn man es ansparen müsste.

Wer drei Jahre auf einen Golf sparen muss oder fünf Jahre auf einen Mercedes, der fährt Golf, aber wenn ein Mercedes geleast (sind auch Schulden!) nur wenig mehr kostet als ein Golf, dann fährt man eben schon mit 25 Jahren Mercedes.

Durch die Verschuldung geben Menschen fast ihr gesamtes verfügbares Einkommen aus, es ist keine Luft mehr zum Sparen. Warum auch sparen, wenn man das Auto auch ohne Erspartes fahren kann? Wenn dann etwas Unvorhergesehenes dazwischenkommt, dann ist kein Geld da, und man strapaziert den Dispo.

Was ist die Gefahr bei den Schulden? Die Bank verleiht Geld nur, wenn sie mehr bekommt als die Inflation, sollte die Inflation auf 10 % steigen, dann möchte die Bank statt 5 % plötzlich 12 %, dann steigen die monatlichen Raten, oder die Laufzeit verlängert sich. Da aber die meisten Hauskredite bis zum 60. oder 65. Lebensjahr laufen, kann man da nicht einfach so 15 Jahre dranhängen, weil es nach dem 65. Lebensjahr generell keinen Kredit mehr gibt. Und wer jetzt schon die monatlichen Ausgaben auf Kante genäht hat, der kann nicht einfach mal das doppelte an Rate zahlen. Weiterhin werden sich bei dem hohen Zinsniveau fast keine Menschen mehr ein Haus leisten können, was zu einem massiven Verfall der Immobilienpreise führt.

Beispiel: Das Haus hat 350.000 Euro gekostet, 300.000 Euro sind noch offen, durch die Krise fällt der Wert (Überangebot und geringe Nachfrage wegen teurer Kredite) auf 100.000 Euro. Damit hat die Bank für den Kredit weniger Sicherheit und wird sofort neue Sicherheiten fordern oder wegen der nun veränderten wirtschaftlichen Verhältnisse den Vertrag außerordentlich kündigen und Sie auffordern, das Geld innerhalb von 14 Tagen zurückzuzahlen – ansonsten steht der Zwangsvollstrecker vor der Tür.

Wer Schulden hat ist nicht frei!
Einzige Konsequenz: Raus aus den Schulden, und zwar, solange es noch irgendwie geht. Wenn das nicht möglich ist, Edelmetalle kaufen, die dann in der Krise steigen und Ihnen ermöglichen, die Schulden bei der Bank abzulösen.

❑ REDUZIEREN SIE IHRE AUSGABEN

Jeder Euro, der nicht ausgegeben wird, können Sie zur Seite legen oder zum Tilgen von Schulden verwenden. In einer Krise werden Sie ohnehin mit weniger Geld auskommen müssen, bzw. mit dem Geld können Sie nur noch einen Bruchteil der Waren kaufen. Da hilft es schon jetzt, sich an ein einfacheres Leben zu gewöhnen. Und wenn Sie einen Urlaub ausfallen lassen und stattdessen einen Garten anlegen oder in andere Infrastruktur investieren, dann schlagen Sie zwei Fliegen mit einer Klappe.

❑ KAUFEN SIE LAND

Kaufen Sie Land, denn die machen keins mehr. Land ist endlich, und es gibt weniger in Deutschland, als für die Produktion von Nahrung für alle Einwohner benötigt wird. Besonders gut sind schon vor längerer Zeit angelegte Obstgärten, denn ein Baum trägt nicht im ersten Jahr. Und wenn Sie selber nicht mehr in der Lage sind, Erträge zu erwirtschaften, dann können Sie es immer noch gegen den Zehnten verpachten.

❑ LERNEN SIE, WIE MAN NAHRUNGSMITTEL ANBAUT

Wer in kleinem Stil Pflanzen anbauen kann, der kann das auch im größeren Stil. In der Krise werden Sie mehr Zeit haben, um für die Nahrung zu sorgen. Üben Sie jetzt schon, denn einige Vegetationsperioden Erfahrung schaden nicht. Und lagern Sie jetzt schon samenfestes Saatgut ein, denn das wird in einer heftigen Krise wertvoller als Gold. Hühner oder Kaninchen zu halten muss man auch erst lernen.

Und wenn die Nahrung dann im Überfluss vorhanden ist, müssen Sie auch diverse Möglichkeiten kennen, diese einzumachen und zu konservieren. Gerade bei Fleisch ist das nicht einfach (Hausschlachten) und sollte schon in ruhigen Zeiten geübt werden.

STELLEN SIE DIE WASSERVERSORGUNG SICHER

In unseren Breiten ist Wasser nicht unbedingt ein Problem, es regnet genug, aber das Wasser kann man nicht unbedingt so trinken. Und in einer Krise ist besonders wichtig, nicht noch zusätzlich durch schlechtes Wasser geschwächt zu werden. Wer einen Brunnen besitzt, einen Strick und einen Eimer, der kann auch ohne Strom an das Wasser kommen. Aus einer Brunnenpumpe (Plastikrohr) kann man nur mit Strom oder einer Schwengelpumpe Wasser fördern – und das auch nur bei Plusgraden. Ein richtiger Brunnen funktioniert immer.

Wer Wasser einlagern will, der braucht Micropur-Tabletten, um das Wasser keimfrei zu halten. Wer so an Wasser kommen kann, der sollte sich einen Wasserfilter zulegen, denn das Abkochen von Wasser kostet Zeit und Energie.

HALTEN SIE NACH ALTERNATIVEN ENERGIEQUELLEN AUSSCHAU

Im Moment werden wir zentral mit Wasser, Gas und Strom beliefert. Schaffen Sie sich auf jeden Fall einen Stromgenerator an, der sich einfach in das Hausnetz einspeisen lässt. Dazu sind einige Vorbereitungen notwendig, die ein Elektriker in etwa zwei Stunden erledigen kann.

Als Aggregat kommt nur ein Diesel in Frage, da sich Diesel gefahrloser lagern lässt und leichter zu ersetzen ist. Unter 5 KWh brauchen Sie nicht anzufangen und die billigen Generatoren aus dem Baumarkt taugen nicht für diese Anwendung. Ein Dieselaggregat kostet ab 1.000 Euro aufwärts und ist so groß wie eine Waschmaschine, eine Stunde Strom braucht etwa einen Liter Diesel.

Eine andere Herangehensweise ist auf Strom völlig verzichten zu können, das ist aber nicht unbedingt erstrebenswert, die alten Häuser und Höfe sind da aber leichter zu handhaben als moderne Häuser.

Wer eine Möglichkeit hat, zumindest einen Raum alternativ mit Holz zu beheizen, der kann auch auf Gas verzichten. Wer Petroleumlampen und einen Holzherd besitzt, der kann die Beleuchtung und das Kochen auch ohne Strom aufrechterhalten. Photovoltaik ist für die Versorgung mit Strom nicht ohne weiteres geeignet.

LAGERN SIE VORRÄTE EIN

Wenn die Krise richtig losgeht, passiert alles ganz schnell: Die Grenzen sind zu und die Supermärkte sind in wenigen Stunden leergekauft. Die Banken sind zu und die Geldautomaten geben kein Geld mehr. Die Tankstellen haben kein Benzin und die Apotheken keine Medikamente mehr. In dieser Situation müssen Sie zumindest 14 Tage von dem leben können, was Sie im Keller eingebunkert haben. Ein Sack mit zehn Kilogramm Reis kosten 10 Euro und das sind 100 Portionen, bei einer vierköpfigen Familie sind das 25 Tage einmal am Tag ein voller Bauch.

Sie müssen nicht alles einlagern, ein Grundstock reicht schon aus, und auf dem Land kann man immer etwas dazusammeln. Wichtig ist nur, sich bei dem ersten

Chaos nicht auch noch mit in die Reihe stellen zu müssen, um für die nächsten drei Tage Nahrung zu bekommen. Der Vorrat gibt einem die Freiheit, sich auf andere Dinge zu konzentrieren, wie Sicherheit und ähnliches.

Was ist mit Langzeitnahrungsmitteln? Brauchen wir nicht, die Nahrung wird durchrotiert, und ich gehe davon aus, dass wir in den nächsten drei Jahren – so lange sind die meisten Dauerkonserven haltbar – darauf werden zugreifen müssen.

Kaufen Sie das, was Sie normalerweise auch essen, dann müssen Sie sich im Fall der Fälle nicht erst umstellen, und Sie können den Vorrat im normalen Leben auch durchrotieren. Und wenn Sie überlegen, was Sie jeden Monat in die Altersvorsorge oder Krankenversicherung einzahlen, und dann bedenken, dass ein Jahresvorrat Reis oder Spaghetti nur 35 Euro pro Person kostet, dann gibt es keinen Grund, hier nicht tätig zu werden.

❑ SCHÜTZEN SIE IHR VERMÖGEN MIT GOLD UND SILBER

Auch wenn Aktien, Schiffsfonds oder Lebensversicherungen in den letzten Jahrzehnten zur Vermögensbildung funktioniert haben, hat sich das erledigt. Alles Papiergeld – Schuldgeld, Fiat Money – kann in einer Krise wertlos werden. Kaufen Sie Gold und Silber in kleinen Stückelungen und möglichst anonym und lagern Sie es in Ihrer eigenen Obhut, keine Goldzertifikate (ist Papier und ein Versprechen) und keine Lagerung bei einer Bank im Schließfach (Banken sind im Zweifelsfall geschlossen). Wer das Geld für einige Kilo Gold hat, der hat auch das Geld für einen ordentlichen Tresor. Im Zweifelsfall nimmt man einen Spaten, denn im Garten vergraben ist immer noch besser als bei der Bank – hat Jahrtausende schon funktioniert.

❑ HALTEN SIE SICH FIT

Gehen Sie jetzt noch mal zum Zahnarzt, lassen Sie sich durchchecken, halten Sie einen Vorrat an lebenswichtigen Medikamenten bereit. Kaufen Sie noch eine Ersatzbrille, die muss ja nicht teuer sein. Körperliche Fitness ist nicht schlecht, aber das Abspecken kommt noch ganz von alleine, genießen Sie lieber noch die Zeit, in der es satt zu essen gibt.

❑ SCHLIESSEN SIE FREUNDSCHAFTEN, SUCHEN SIE GLEICHGESINNTE

Die kommende Krise ist allein nicht zu bewältigen, sondern nur mit Gleichgesinnten. Heute sind wir hier, um einen Kern von Menschen zusammenzuführen, die sich schon jetzt in eine gute Ausgangsposition bringen wollen, damit das Unvermeidliche leichter zu bestehen ist. Wir schaffen die Infrastruktur, die sich im Fall der Fälle leicht aufblasen lässt, um auch die Unvorbereiteten mit an die Arbeit zu bekommen, damit sie uns nicht die Vorräte streitig machen. 95 % der Menschheit verdrängt schlechte Nachrichten, aber – wie das Oderhochwasser gezeigt hat – halten die Deutschen auch in der Not zusammen. Wir können die Krise nicht verhindern, aber jetzt schon die Weichen stellen, um möglichst gut vorbereitet in die Bewältigung der Krise einzusteigen.